Nina Winkler

Yoga, das bist du …

YOGA

Selbstbestimmt und gezielt zu mehr Kraft, Beweglichkeit und Gelassenheit

pietsch

Abbildungsnachweis:
Alle Fotos von Justin Healy mit Ausnahme von:
26 (Shutterstock; CHOTE BKK), 32 (Shutterstock; RaoAli7790)
Illustrationen Shuttterstock:
4 (Shutterstock; TWINS DESIGN STUDIO)), 10/11 (Shutterstock; vectortwins), 25 (Shutterstock; Many backgrounds), 36 (Shutterstock; Nina Puankova)

Danksagung der Autorin:
Besonderer Dank von ganzem Herzen geht an meine Familie: Ihr seid mein bester Support und meine größten Lehrer! Ein dickes Danke auch an meinen Programmleiter, Lektor und Freund Niko Schmidt: Die Zusammenarbeit mit dir ist ein Geschenk! Danke Stephanie Orion, dass du mich siehst. Bei meinen Yogaschülerinnen möchte ich mich auch bedanken: Ohne euch gäbe es dieses Buch nicht.

978-3-613-50933-7

1. Auflage 2022

Sie finden uns im Internet unter www.pietsch-verlag.de

Lektorat: Niko Schmidt
Einbandgestaltung und Layout:
grafik & design Kornelia Erlewein
Druck und Bindung: Graspo CZ,
76302 Zlín
Printed in Czech Republic

»Mein Denken wurde von beiden Seiten beeinflusst, von Ost und West.« – *Nelson Mandela*

ÜBER DIE AUTORIN

Nina Winkler ist spezialisiert auf Bewegung: Seit über 20 Jahren ist sie als Redakteurin in diesem Bereich für Magazine und Buchverlage tätig. Mehr als 40 Bücher und zahlreiche Fitness- und Yogakurse auf DVD und online bieten reichlich Gelegenheit, mit der Expertin jederzeit zu üben und sich inspirieren lassen. Ihr liebstes Steckenpferd ist ihr eigenes Programm: In über zehn Jahren hat sie ihr Ausbildungsprogramm AVANTGARDE Yoga entwickelt und gibt ihr Wissen und ihre Erfahrungen weiter. Wer Nina Winkler live erleben möchte, kann sie auf einem ihrer weltweit angebotenen Retreats treffen.

Weitere Infos zur Autorin finden Sie unter www.ninawinkler.de

INHALT

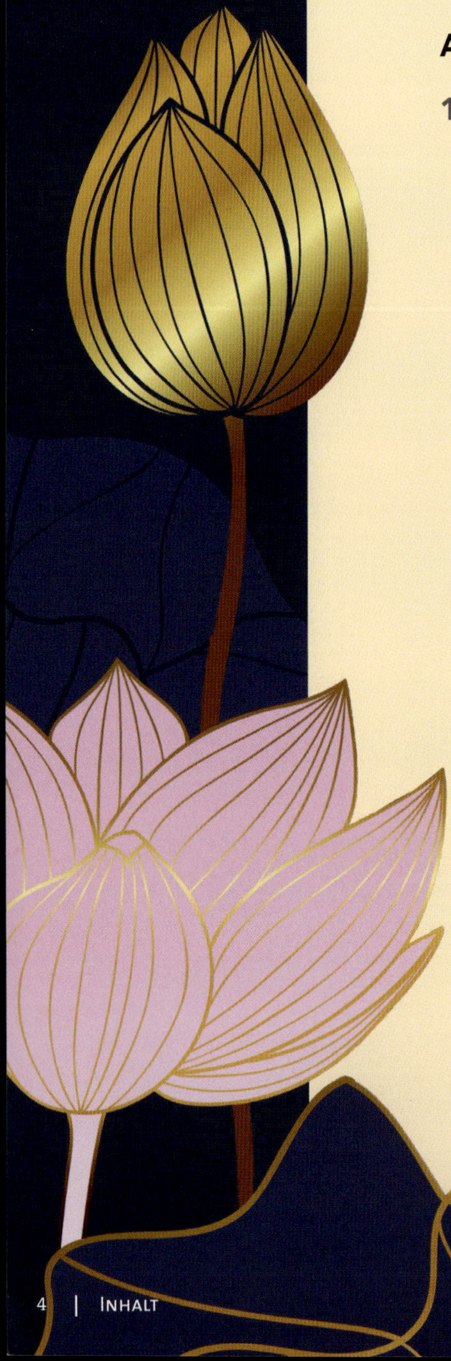

B PRAXIS

VORWORT

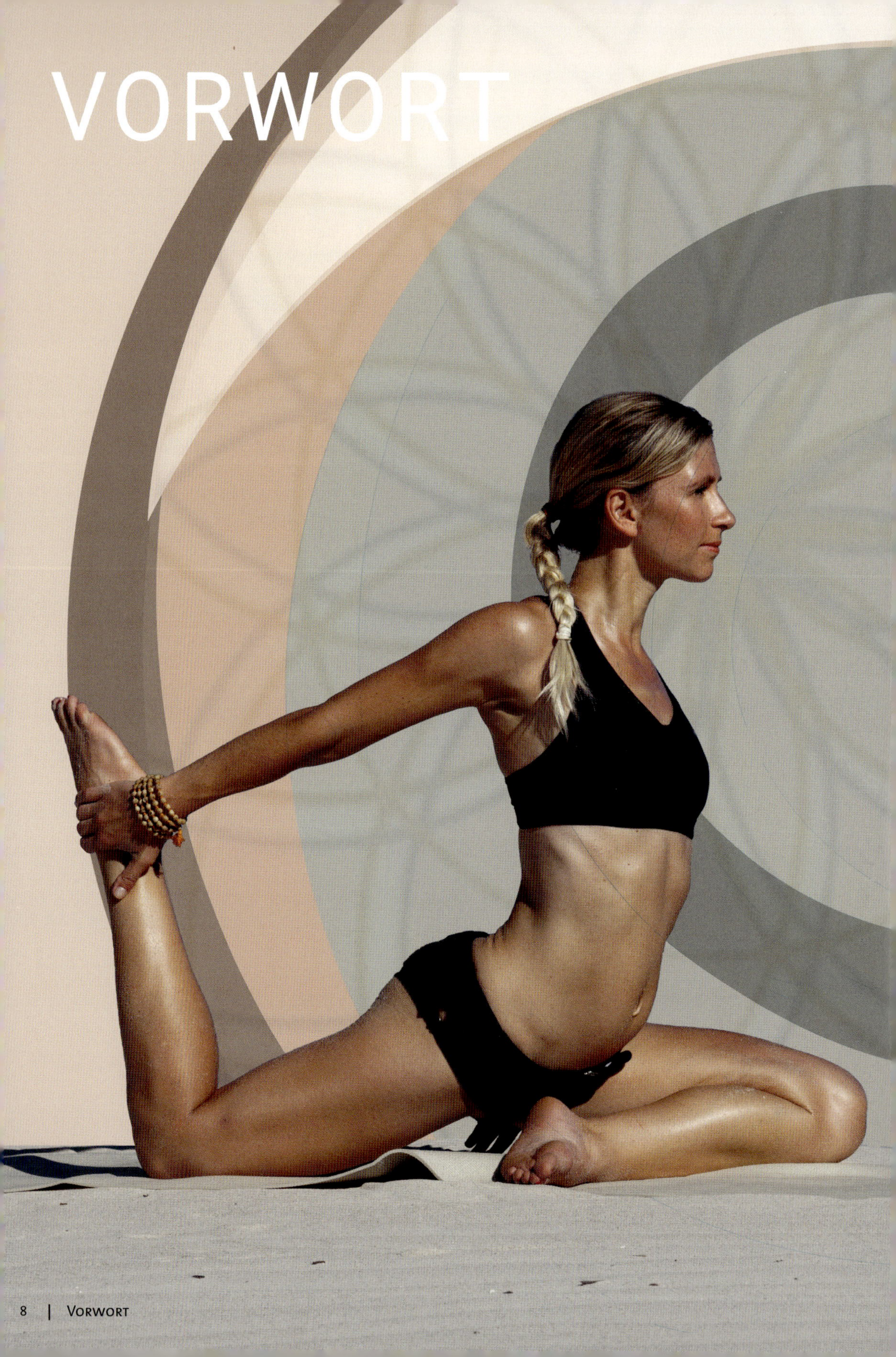

REISE NACH INNEN

Yoga in Indien? Ich fand meinen ersten »inneren Frieden« dort, wo man ihn vielleicht am wenigsten erwarten würde: Mitten in New York, am Broadway.

NEW YORK, irgendwann im Herbst 2003. Ich besuche meinen Freund und flitze im Shopping-Fieber den Broadway runter, will gerade eine Straße überqueren – und zack! – liege ich auf der Straße. Niedergestreckt von einer flotten Radfahrerin. Nach dem ersten Schreck, Knochen sortieren und dem Abklopfen der Kleidung merke ich: Die kenne ich! »Nina?«, fragt die Radlerin ungläubig. »Jani?«, frage ich zurück. Das gibt's doch nicht, da hat mich gerade meine Lieblings-Visagistin aus München in New York mit dem Rad überfahren!
Was für ein Zufall.

Sie hat eine Yogamatte über der Schulter hängen und ich merke, dass ihr der Zusammenstoß zwar unangenehm ist, sie es aber aus irgendeinem Grund so richtig eilig hat. »Kommst du mit zum Yoga, auf den Schreck meine ich?«, fragt sie und ich willige ein. Wir stehen ohnehin schon vor dem Studio, stelle ich fest, und wir betreten es gemeinsam. Drinnen die Überraschung: Es sieht gar nicht so sehr nach Wollsocken aus, wie ich dachte! Das bisschen Yoga werde ich ja wohl gerade noch hinbekommen.

Mein erstes Yogaerlebnis trifft mich dann im wahrsten Sinne des Wortes wie ein Blitz: Hier stehe ich, die Fitnessmaus, die sich für beweglich hält. Neben mir: Jani und etwa 50 andere, superschlanke, toll aussehende Frauen und auch viele muskulöse Männer, die Hosen und Tops mit dem Om-Zeichen in gedeckten Farben tragen. Gefertigt aus organisch angebauter Baumwolle, vermute ich.

Wir stellen uns an den Anfang der Matte, und ein schöner House-Bass schmeichelt sich in einer ganz ordentlichen Lautstärke in meine Ohren. Damit habe ich nicht gerechnet, aber es bleibt kaum Zeit zum Verwirrtsein. Sonnengebete werden zügig durchgeturnt, immer wieder, immer mal wieder anders. Kriegerposition 1, 2 und 3 wechseln sich ab, mal werden die Positionen nur kurz, dann wieder unerträglich lang gehalten, aber immer sind die Moves auf die Musik abgestimmt. Ich komme ins Schwitzen, die Atemfrequenz steigt. Das Tempo ist schnell, es wird leicht dampfig im Übungsraum. Als ich nach etwa 30 Minuten mit nichts Anstrengendem mehr rechne, geht es erst richtig los: Zu einem Beatles-Song sollen wir aus einer Dreiecksposition heraus die Arme unter einem Bein verknoten, dann aufstehen und das Bein ausstrecken – ich komme mir vor wie im Artistikkurs für Profis. Jeder andere im Raum – außer mir – kann die Bewegung ausführen. Wie kriegen die das hin? Gleichzeitig die Balance halten und dann auch noch die Beine spagatartig strecken? Sogar die Männer (etwa 15 sind anwesend) kriegen das teilweise mühelos hin!

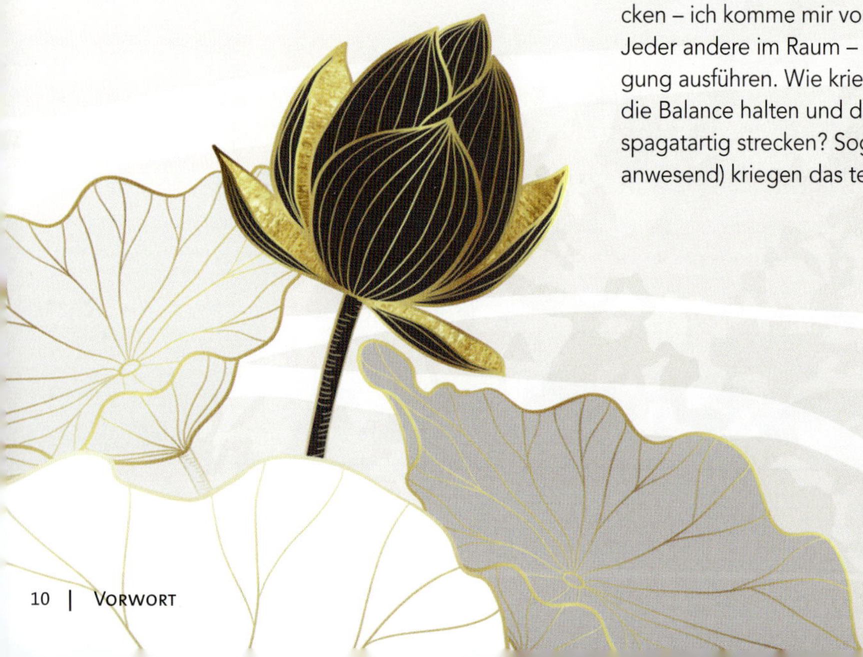

Schlagartig wird mir klar, dass wahrscheinlich sämtliche Broadway-Tänzer hierherkommen, denn das Center liegt direkt am Broadway. Na klar, das sind alles Profis! Und wie elegant die Moves vieler Leute hier aussehen! Ich bin beeindruckt, so viel Anmut und Bewegungspräzision habe ich selten live erleben dürfen. Dann kommt die Lehrerin auf mich zu und hilft mir. Legt ihre Hände auf meine Hüfte, zieht meine Schultern zurück – und schwupps, ist das Bein gestreckt. Genial, ich kann einen Spagat im Stehen! Vor lauter Freude falle ich blöderweise um, als die Lehrerin von mir ablässt. Es folgen noch sechs weitere Kunststückchen, wir balancieren wahlweise auf zwei Händen oder einem Fuß und verrenken uns weiterhin enorm.

Nach einer Stunde und zwanzig Minuten bin ich vollkommen ausgepowert: Das ist definitiv nicht nur die erste, sondern auch die anstrengendste Stretchingstunde meines Lebens. Erschöpft sinke ich nach drei Rädern und der Fisch-Position endlich in die Totenstellung Savasana und entspanne mich. Mit einem Mal rieche ich den angenehmen Duft von Minzöl und spüre sanfte Hände, die meinen Nacken kneten – wie angenehm! Als ich das Center verlasse, macht sich in mir ein Zufriedenheitsgefühl breit. Ich bin so entspannt wie selten, fühle mich muskulär ausgepowert und vom Scheitel bis zur Sohle perfekt gedehnt. Mit Sicherheit gehe ich aufrechter, schwebe fast schon. Ob das dem Weltfrieden geholfen hat? Ich weiß es nicht. Effektiv für Muskeln und Beweglichkeit war es allemal, wie mir mein Körper am kommenden Tag verrät.

Und dieser Körper wollte mehr davon: Zunächst lief ich, vom Ehrgeiz getrieben, die folgenden Wochen jeden Tag in dieses Yogacenter – und bekam massives Yogafieber. Auch in Deutschland machte ich damit weiter, es gab glücklicherweise ein Center in München. Langsam wich der Ehrgeiz dem Frieden, den ich bei der Entspannung fand – und irgendwann, Jahre später, machte ich dann die Ausbildung, um eine Qualifikation in der Hand zu haben. Mittlerweile bilde ich selbst Lehrer aus. Mein Stil heißt Avantgarde Yoga und verzichtet auf das unreflektierte Anbeten von Gurus und Göttern: Eine eigenverantwortliche, vom Schüler bestimmte Entwicklung ist mir dabei wichtig. Ausrichtung, Haltung und Korrekturen stehen im Vordergrund, deswegen findet ihr bei den Asanas in diesem Buch auch immer wieder Hinweise für (angehende) Lehrer.

Ich bin glücklich, dass ich nun den Höhepunkt meiner Yogawelle mit euch reiten darf: Mit diesem Buch, was hoffentlich inspiriert und als Leitlinie im Asana-Dschungel dienen darf. Bei meinen Lehrerausbildungen genauso wie im Alltag. Nicht nur in New York, sondern vor allem an einem ganz anderen, noch viel wilderen Ort: INNEN.

Nina

»Tue es oder tue es nicht. Es gibt kein Versuchen.«
Meister Yoda

A Theorie

1. GURU WAR GESTERN – YOGA, DAS BIST DU

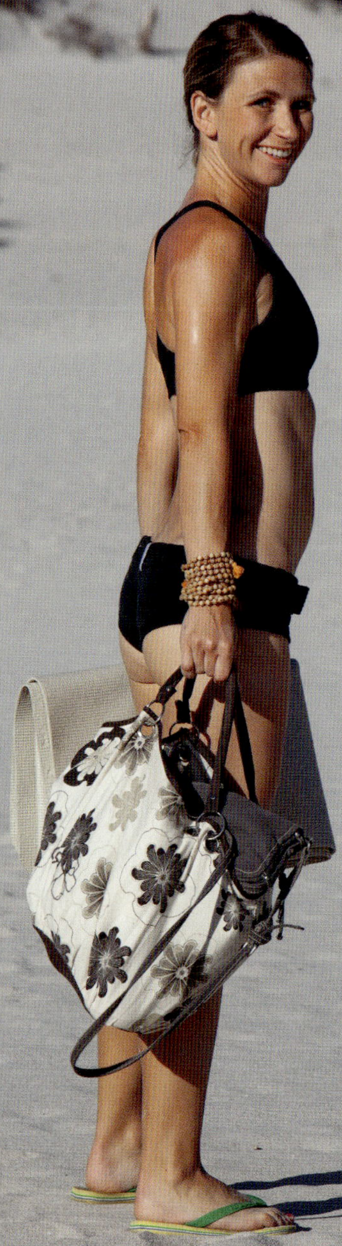

Yoga ist ein Weg, um das Bewusstsein zu verbessern. Die Fähigkeit, sich seiner selbst bewusst zu werden und wie bei einer Zwiebel die vertrockneten Schalen und äußeren Schichten abzuschälen, bis das glänzende, polierte, saftige und potente Innere freigelegt wird. Wer mithilfe des Yoga von außen nach innen reist, kommt der inneren Mitte immer näher. Und was ist ganz innen? Tat tvam asi: **Das bist du.**

1.1 DER NEUE YOGAWEG

YOGA kommt ab sofort ohne unsinnige Traditionen, starre Dogmen und vorgefertigte Muster aus – wenn du es zulässt. Die moderne Basis dafür ist die Freiheit des Querulanten: Der feste Wille jedes einzelnen Übenden, sich wahrhaftig mit sich selbst auseinanderzusetzen, ist die Voraussetzung. Nur dann kann Yoga aus dem Moloch des Konsums und der Machtspiele herauswachsen wie der Lotus aus dem Schlamm und seine wahre Kraft entfalten, die weit jenseits von personalisierten Anti-Rutsch-Kautschukmatten, Schmuck-Malas und artistisch anmutenden *Instagram*-Yogis liegt. Die bislang so oft gepredigten Lehren über Yoga und deren Gurus sollten kritisch betrachtet werden, sowohl der kulturelle Hintergrund als auch der Kontext zu unserem Lebensstil gesehen werden. Die Transformation des Yoga in den westlich geprägten Alltag ist überfällig, denn der Übertrag ist nicht gelungen. Im vollen Bewusstsein der Eigenverantwortung und mit viel Präsenz darf sich also entwickeln, was nötig ist. Ein neuer, undogmatischer Yogaweg mit vielen Weggefährten auf Augenhöhe: Avantgarde Yoga.

Ich möchte nicht nur Yoga an sich, sondern auch meinen persönlichen Weg skizzieren. Durch viel Erfahrung mit unterschiedlichen Yogastilen und Lehrern, aber auch durch mein Wissen aus den Bereichen Bewegung und Alltagstauglichkeit und durch das Durchlaufen verschiedener Lebensphasen in unterschiedlichen Umgebungen wurde mein geliebtes Yoga zunächst zum Spießrutenlauf nach der Entspannung und irgendwann zum Marathon der Unzulänglichkeiten. Nie war die Übungszeit ausreichend vorhanden, nie war meine Übungsausführung perfekt. Ich habe erleben dürfen, wie schwierig sich Yoga gestalten kann, wenn man sich misst: Mit anderen, seinen Lehrern, den Vorgaben aus der Medienwelt. Und dann habe ich angefangen, meine eigenen Vorstellungen zu hinterfragen – und es geschafft, mich nach und nach aus meinem selbst gebauten inneren Gefängnis zu befreien. Wie bereichernd, befreiend und schön es sein kann, wenn man sich auf diesen Prozess der Dekonditionierung einlässt – und sich mehr und mehr davon löst! Wenn man Yoga einfach nur wirken lässt, ganz ohne Zwänge aus kopfgesteuerten Konstrukten. Es würde mich freuen, wenn ich dir nicht nur fundiertes Wissen, sondern auch ein paar Impulse aus meiner persönlichen Geschichte mitgeben kann – und am besten fügst du eigene Impulse hinzu und lässt etwas anderes, Avantgardistisches, Neues daraus entstehen: dein eigenes Yoga.

YOGA ALS HÖHLENGLEICHNIS

Mit einer soliden Basis aus Grundwissen von Bewegung, mit gefestigten persönlichen Werten und viel Mitgefühl für sich und andere darf Yoga also eine nächste Entwicklungsstufe erreichen. Wer sich aus der Kirche bewegt und den Himmel zu seinem Kirchendach erklärt, wird sich unweigerlich mit dem Wetter auseinandersetzen müssen: Statt der Predigt gibt es nun feinfühlige Beobachtungen zur Wetterlage, statt des letzten Abendmahls stehen wild wachsende Beeren und Kräuter auf dem Plan. Vielleicht wird man sich den Vorwurf anhören müssen, man habe der Kirche den Rücken gekehrt – auch wenn man sich eigentlich Gott zugewandt und mit Siebenmeilenstiefeln angenähert hat. Wie bei Platons Höhlengleichnis sollten wir uns umdrehen und erkennen, dass die Schatten eine Ursache hatten – und deren Quellen im Licht betrachtet gleich viel kleiner wirken. Wer Erkenntnis erlangen möchte, der sollte sich umdrehen. Das ist der wirklich schwierige Moment, und hier versuche ich anzusetzen. Das ist mein Verständnis von Yoga. Das nenne ich Avantgarde Yoga: Ein Yoga für den Wendepunkt in deinem Yogaleben.

BLICK HINTER DIE KULISSEN

Eine solide Basis, für egal welche Lehre, ist fundamental. Wer viel über die Hintergründe des Yoga weiß, dazu Bewegung und das Zusammenspiel von Atmung und Energiefluss verbindet, liegt ganz weit vorn. Mit diesen Fähigkeiten ausgestattet, kann man die eigene Praxis in ungeahnte Höhen hinaufschrauben und seine Praxis perfektionieren. Aber körperliches Üben ist längst nicht alles: Man muss den Menschen hinter der Yogapraxis erkennen, um auch geistig und seelisch aufbauend zu üben.

1.2 AVANTGARDE YOGA, DAS ENFANT TERRIBLE DER YOGASZENE

YOGA ist gemeinhin eine kritikfreie Zone, die Yogawelt ist ein Happyland, das wurde mir immer wieder so beigebracht. Göttern ist zu huldigen, Gurus nicht zu widersprechen. Alles, was Teil der Szene ist, muss gut sein – denn schließlich ist es doch Yoga. Aber das stimmt leider nicht.

DREI SCHWERE SCHRITTE ZUM MODERNEN YOGA

Ich möchte einen anderen Ansatz wählen. Ich möchte mehr als die »eine Wahrheit« ans Tageslicht befördern. Ich möchte über gewisse Themen sprechen, die innerhalb der Yogaszene gern verschwiegen oder ausgeblendet werden. Also lasst uns über ein paar Dinge reden.

DIE DUNKLEN SEITEN DES YOGA

Es gibt leider ein paar Schwierigkeiten, mit denen die Yogaszene nicht erst seit gestern konfrontiert ist – die aber leider niemand so direkt ansprechen will, weil Yoga ja auch ein Symbol für friedliches Miteinander, Ahimsa, Gewaltlosigkeit und Hingabe ist. Ich kenne in meinem engsten Kollegenkreis leider auch Yogalehrerinnen, die von ihrem Guru (der eine Weile auch meiner war) sexuell missbraucht wurden. Wer sich mit diesem oft als Tabu behandelten Thema eingängiger befasst, wird schnell feststellen, dass dies kein Einzelfall war und ist. Vielleicht kennen einige die Dokumentation über einen bekannten Lehrer, der in Amerika mit Hot Yoga à la »vom Tellerwäscher zum Millionär« viel Geld gemacht hat und sich nachweislich und nicht selten an seinen Schützlingen vergangen hat. Viele Schülerinnen meinen immer noch, dass sie Vorfälle wie diese nicht melden sollten. Auch eine befreundete Yogalehrerin hat aus falscher Ergebenheit ihrem Guru gegenüber, aus der Angst, in Ungnade zu fallen, schlimme Vorfälle nicht öffentlich gemacht. Hinterfragt wird selten, Kritik geübt eigentlich nie. Das muss aufhören. Bitte habt keine Scheu, diese Dinge öffentlich zu machen: Darüber mit Kollegen und Kolleginnen zu reden, euch jemandem anzuvertrauen. Nur wer Courage zeigt, kann solche Menschen effektiv stoppen!

Dann wäre da noch die Sache mit der kulturellen Aneignung. Sind wir weißen Frauen überhaupt berechtigt, uns die Statuen indischer Götter ins Wohnzimmer zu stellen, Rituale ohne jede Kenntnis über deren kulturellen Hintergrund nachzuahmen oder Mantras zu singen, die komplett aus dem spirituellen Kontext gerissen wurden? Ein schwieriges Thema, da das körperbetonte Yoga, wie wir es kennen, durch kolonialistische Ansätze eigentlich per se dem Yoga mit traditionell hinduistischem Hintergrund entgegensteht. Es darf jeder selbst entscheiden, wie und wo Yoga kulturell zuzuordnen ist und ob man hier, da oder dort kulturelle Aneignung empfindet. Ich sage nicht, dass es das nicht gibt, aber für mich ist Yoga in erster Linie eines: Die spirituelle und freie Alternative zu egal welcher Religion. Nennt es Punk, nennt es Yoga, nennt es uncool: Ist mir nur leider vollkommen egal, denn ich habe diesen Weg zwar mit jeder Menge Inspiration aus der Yogalehre entwickelt, aber nicht mit dem Verstand, sondern mit dem Herzen. Und die Wahrheit des Herzens kennt keine Religion, keinen Staat, keine kulturellen Grenzen und keine Kopfentscheidungen. Es liegt also bei jeder einzelnen Person, wie Yoga interpretiert, geübt, gelebt wird. Ob dein Lehrer ein Imitat oder ein Original ist, erkennst du nicht am *Instagram*-Account: Aber du wirst es sehen, spüren und mit dem Herzen verstehen, wenn du dich in die Hände von jemandem begibst, der seine eigene Wahrheit unterrichtet. Da wären wir auch gleich beim dritten Punkt.

Mit Yoga kann man Geld machen. Yoga ist schon lange nicht mehr für alle da: Klassen sind zum einen nicht überall und schon gar nicht für jeden erschwinglich, zum anderen kosten rutschfeste Matte, die richtige Yogaleggings und das passende Crop Top schon eine Menge Geld. 80 Millionen Dollar Yogaumsatz im Jahr 2019 sprechen eine deutliche Sprache. Klar könnte man auch im ollen Baumwolloutfit mitmachen – aber dann käme man sich bestimmt seltsam vor. Kauft man denn nicht wenigstens ökologisch und fair, wenn die Kleidung von einem bekannten Yogalabel ist? Die Hintergrundrecherche bleibt uns nicht erspart: Wer keine von Kindern hergestellte China-Ware eines patriarchalisch geprägten Labels aus Kanada kaufen möchte, sollte sich auf kleine Labels mit ethischen Grundsätzen einlassen. Und immer wieder hinterfragen: Was esse ich, wie kleide ich mich, für welche Werte will ich stehen und sich folgende Frage stellen: Gehe ich den Quellen meiner Versorgungsreihen auch auf den Grund? Hinsehen lohnt sich nicht nur für dich, sondern auch für alle Personen, die in der Nahrungskette unsichtbar unter dir stehen. Das Internet ist übrigens in puncto Yoga dein Freund: Hier lassen sich Herkunftswege prima nachvollziehen und es gibt tonnenweise kostenfreie Yogastunden, die man (ich empfehle ohne Spiegel) selbst im Jane-Fonda-Outfit nachturnen kann.

HERZ ÜBER KOPF

Die Moral aus der Geschichte? Yoga ist nicht automatisch gut und richtig. Es kommt darauf an, hinzusehen, hinzuhören, zu hinterfragen: Lass dir niemals den Mund verbieten, und wenn sich etwas nicht richtig anfühlt, vertraue deiner Intuition! Herz über Kopf! Yoga soll wieder ein sicherer Space werden, in dem die geistig-seelische, aber auch die gesundheitliche Entwicklung im Vordergrund stehen. Nicht Macht, nicht Geld, schon gar nicht der Guru als Celebrity sollen Antrieb und Zugpferd sein.

Die Übersetzung von Guru ist übrigens »Erleuchtungsprinzip«: Das ist nicht an einen Lehrer gebunden, das kann von überall her inspiriert werden. Ob es dann tatsächlich ein Lehrer, deine Lieblingsmusik oder ein Buch ist, dessen Weisheiten dich auf neue Erkenntnisse stoßen: Die Erleuchtung, der Anstoß zur Entwicklung, der kann von überall herkommen. Guru im herkömmlichen Sinne war also gestern. Heute ist Eigenverantwortung gefragt. In jeder yogischen Hinsicht.

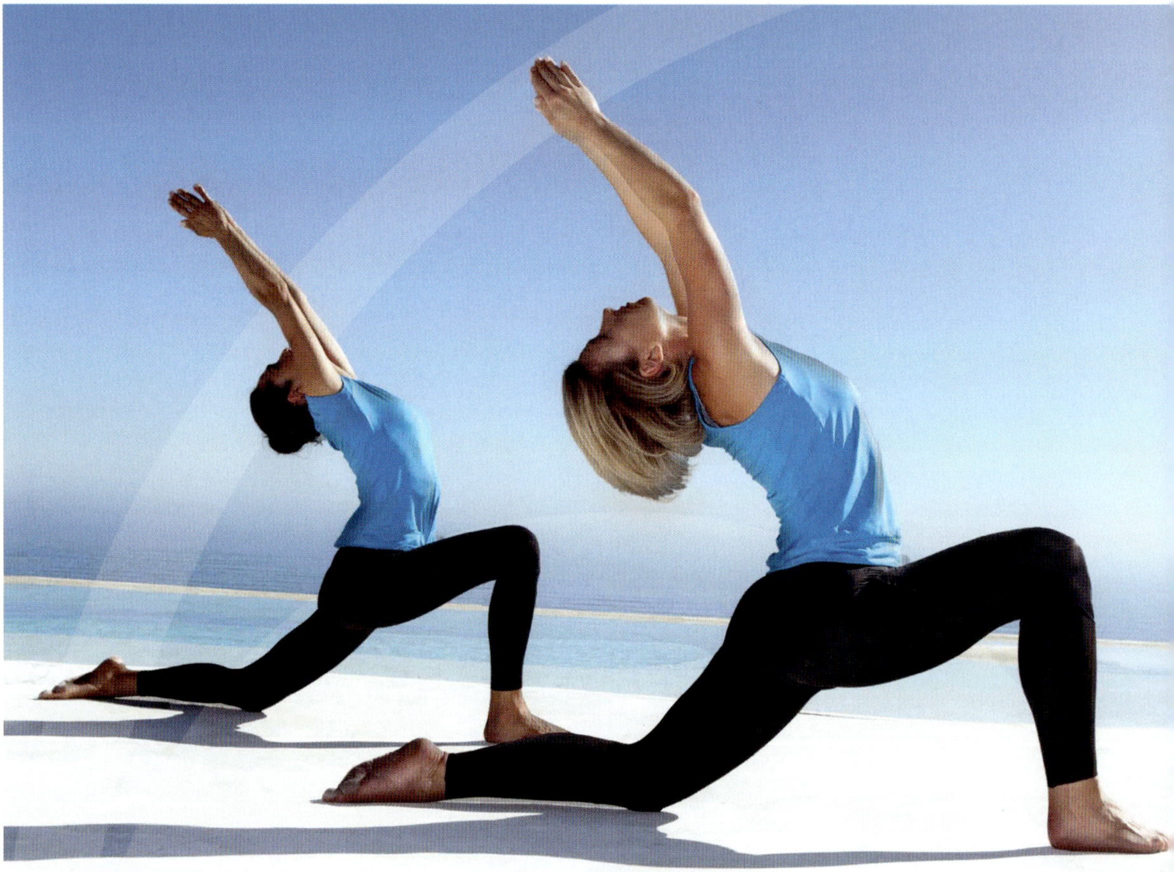

WIE GEHT YOGA?

Die gute Nachricht: Yoga besteht aus verschiedenen Elementen, die man kennen sollte. Körperliche Veränderungen sind für jeden anders wahrnehmbar: Ob körperlich, geistig oder seelisch – jeder hat so seine Baustellen und spürt Yoga auf die eigene Art. Manchmal muss die Yogastunde auch erst eine Weile ins Bewusstsein sickern, bevor man den Zusammenhang herstellen kann. Aber irgendwann dämmert es dem Yogi: Die indische Mädchengymnastik macht was mit mir! Hier ein paar Aussagen meiner Yogaschüler:
»Ich bin immer super entspannt und würde eigentlich gern sofort auf der Matte einschlafen. Nina, stellst du Feldbetten auf?«
»Mein Rücken fühlt sich an wie nach einer Thaimassage: Gedehnt und locker, die Verspannungen sind fast vollständig weg!«
»Ich laufe viel, dehne aber nicht gern. Seit ich Yoga mache, laufe ich schneller. Hängt das zusammen?«

1. Meditation

Mit Meditation ist die Einkehr nach innen gemeint. Das bedeutet, dass du deine Aufmerksamkeit weg vom Außen nach innen lenkst. Schlussendlich bringst du deine Gedanken für eine Weile zur Ruhe, idealerweise zum Schweigen. Hierfür gibt es unterschiedlichste Techniken, die alle in körperlicher Ruhe ausgeführt werden. Menschen, die behaupten, dass sie auch »beim Joggen super abschalten können«, laden bestimmt eine Menge Stress durch ihr Training ab. Meditation ist das jedoch in den wenigsten Fällen. Um optimal meditieren zu können, sollte der Körper im Ruhemodus sein. Das gelingt super, wenn man sehr früh aufsteht und noch etwas schläfrig ist, oder aber nach der Asana-Praxis. Vor dem körperlichen Yoga meditieren wir eigentlich nur, weil es im westlichen Alltag nicht anders ins Konzept passt – und wenn man sich auf die Stille einlässt, kann man das auch so machen, denn der Kopf weiß, dass Yoga eine Auszeit bedeutet, und mit etwas Übung wird der Körper nachgeben und ebenfalls ruhig werden.

DIE EFFEKTE DES YOGA

Wer regelmäßig Vinyasa Yoga übt, darf sich über die folgenden Effekte seiner Praxis freuen:

Verbesserung der Gesundheit.
Durch die fließende Bewegung wird die Durchblutung verbessert. Es werden Muskeln, Sehnen, Bänder und Gelenke bewegt und trainiert. Die inneren Organe erhalten eine Massage und das Immunsystem wird stimuliert. Auch das Herz wird sanft trainiert.

Power im Alltag.
Durch die Atemkontrolle wird die Atmung mit der Zeit tiefer, das Lungenvolumen vergrößert sich. Stress wird auch im Alltag mit tiefer Atmung statt Luftanhalten reguliert, die Hormonlage im Körper wird auf Gelassenheit umprogrammiert. Man fühlt sich energiegeladen und ausgeglichener.

Gute Nacht!
Yoga hilft durch die Aktivierung des Parasympathikus beim Ein- und Durchschlafen. Vor allem relaxte Sessions mit Vorbeugen und sanften Drehhaltungen vor dem Zubettgehen können gut helfen, Schlafstörungen zu verbessern.

Rückgrat aufbauen.
Nicht nur der Rücken profitiert vom Yoga: Durch mobilisierende, stabilisierende, stärkende und dehnende Übungen können Schmerzen spürbar gelindert werden.

Selbstbewusstsein tanken.
Yoga verbessert das Körpergefühl, und wer regelmäßig übt, fühlt sich einfach wohler in seiner Haut. Das sieht man auch: Der typische Yoga-Glow ist ein Strahlen, das von innen kommt. Mentale Stärke ist das Resultat.

Fokus pur.
Wer regelmäßig Yoga übt und dabei auch meditiert, wird sich über die Verbesserung der Konzentrationsfähigkeit und -dauer freuen. Auch geistige Klarheit und eine verbesserte Entscheidungsfähigkeit gehen damit einher.

2. Pranayama
Atemtechniken werden Pranayama genannt und sind eine Wissenschaft für sich. In diesem Buch stelle ich dir ein paar grundlegende Techniken vor; die Atmung ist wichtig, um Energiefluss und Bewegung optimal miteinander zu verbinden. Wer die Atemkontrolle einigermaßen beherrscht, darf sich über schnelle Fortschritte in der eigenen Yogapraxis freuen. Außerdem bestimmt unsere Atmung über gewisse hormonelle Situationen im Körper: Fließt der Atem, kann gleichmäßig Sauerstoff zur Verfügung gestellt werden. Stockt der Atem, hält man die Luft unvorbereitet an, ruft das die Stresshormone Adrenalin und Cortisol auf den Plan. In zu hoher Konzentration können diese Hormone Herzprobleme, Bluthochdruck, Übergewicht und Schlafstörungen fördern. Atemübungen wirken entschleunigend und helfen, Stresshormone abzubauen.

3. Asana
Bewegung im Yoga nennt man Asana. Es gibt unterschiedliche Methoden, seine Übungsabfolge zu gestalten: Zum einen Hatha Yoga. Hier werden Haltungen nach zielführendem Kontext zusammengestellt, was mitunter abrupte Wechsel von Standhaltungen zu Bodenübungen zur Folge haben kann. Einen Bewegungsablauf gibt es hier nicht. Zum anderen gibt es Vinyasa Yoga. Hier werden aus dem Sonnengebet heraus Haltungen zu Sequenzen zusammengefügt, die nicht abreißen, also einen Flow ergeben. Auch Avantgarde Yoga zählt zu dieser Variante. Die meisten Vinyasa-Yoga-Konzepte folgen einem inhaltlichen Prinzip: So sollen beispielsweise in einer Avantgarde-Yoga-Stunde immer Vor- und Rückbeugen, Seitbeugen und Drehhaltungen, Balancehaltungen und Umkehrhaltungen enthalten sein.

1.3 VOM GLAMOUR DES GLÜCKS

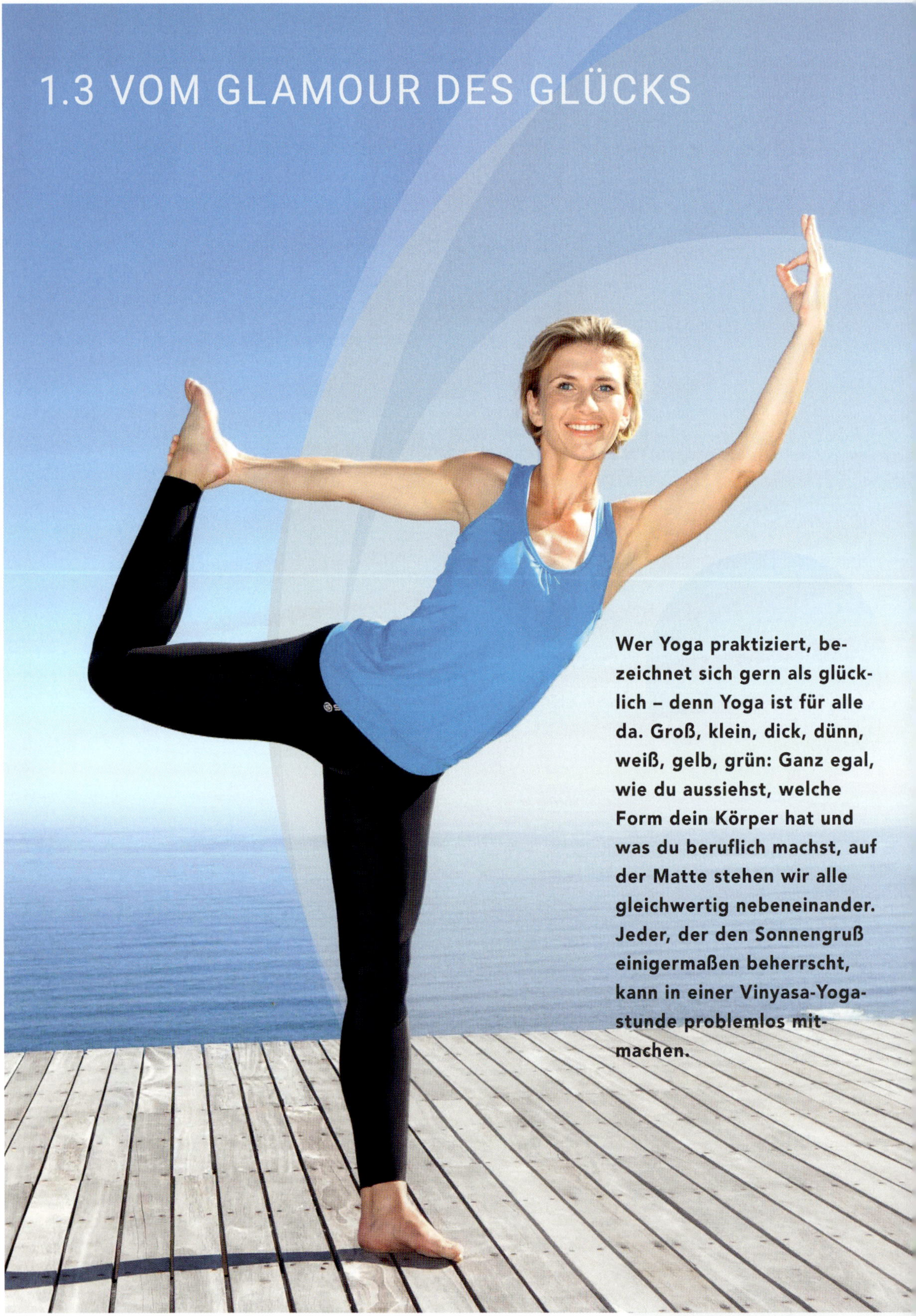

Wer Yoga praktiziert, bezeichnet sich gern als glücklich – denn Yoga ist für alle da. Groß, klein, dick, dünn, weiß, gelb, grün: Ganz egal, wie du aussiehst, welche Form dein Körper hat und was du beruflich machst, auf der Matte stehen wir alle gleichwertig nebeneinander. Jeder, der den Sonnengruß einigermaßen beherrscht, kann in einer Vinyasa-Yogastunde problemlos mitmachen.

WÄHREND einer Yogastunde gibt es unterschiedliche Erfahrungsmomente. Vom großen Glück in komplizierten Handbalancen bis zum kleinen Pech beim Herausfallen aus einer Umkehrhaltung ist alles drin. Alles, was wir hier im geschützten Raum erfahren, bleibt eine Erfahrung unter dem Deckmantel des Yoga. Durch die Savasana-Haltung am Ende der Stunde wird alles relativiert: Nur deine Glücksmomente, diese kleinen, erfolgreichen Schrittchen und Siebenmeilenschritte, die darfst und wirst du mit in den Alltag nehmen. Eine positivere, weniger materielle und friedlichere Einstellung hat bislang noch jeder Yogaübende irgendwann erlangt.

RUNDUM-ERNEUERUNG NACH SIEBEN JAHREN

Innerhalb von sieben Jahren erneuert der Körper komplett alle vorhandenen Zellstrukturen: Das bedeutet, dass wir in der Lage sind, uns innerhalb von sieben Jahren komplett neu zu erfinden. Nicht nur innerlich, auch äußerlich kann sich das bemerkbar machen: Der Körper wird flexibler, die Gesichtszüge weicher, der Geist friedlicher. Insgesamt könnte man sagen, der Glamour des Glücks strahlt dank Yoga durch uns durch – und wenn wir ganz viel Glück haben, blättert etwas davon auf unsere Liebsten ab und weist auch ihnen den Weg Richtung Matte.

VERTRAUE DEINER INNEREN STIMME!

Welche Lebensumstände dich formen, was für einen Lifestyle du führst und wie sehr du an deinem Bewusstsein bereits gearbeitet hast, wird bestimmen, ob und wann du auf den Weg des Yoga kommen wirst. Vielleicht gehst du ihn bereits, diesen Weg. Eines ist gewiss: Er führt dich immer nach innen, zu dir selbst. Wer dir dabei hilft, wie intensiv und in welcher Zeitspanne du diese Zwiebelschalen der Unbewusstheit abschälst, um schließlich deinen innersten Wesenskern zu finden, zu betrachten und wie einen Diamanten zu polieren – das alles hängt von dir selbst ab. Deswegen kannst du dich natürlich nach Lehrern orientieren, dein Wissen erweitern und dich im Internet oder mit Hilfe von Büchern schlau machen.

Die Erfahrung, den Weg des Erlernens, die Lebensprüfungen und die Vertiefungen deiner Lebenslektionen – die wird dir jedoch kein Lehrer, kein Internetwissen und auch kein Buch dieser Welt abnehmen können. Meiner Meinung nach ist es nicht die Lehre, sondern die Erfahrung, die das Erlangen von Weisheit ausmacht. Sieh genau hin, wer dir etwas beibringen will: Wie erfahren und geübt ist die Person selbst, was sagt dein Bauchgefühl? Auch die Chemie zwischen Schüler und Lehrer muss stimmen. Im Zweifel hilft ausprobieren: Schlimmstenfalls hast du eine Yogastunde mehr auf dem Tacho, die vielleicht nicht ganz deinen Erwartungen entsprochen hat – und bestenfalls hast du einen neuen Lieblingslehrer gefunden.

GURU WAR GESTERN

Betrachten wir die Aussagen verschiedener Yogagrößen. Es heißt, wer Yoga lernen will, sollte sich einen Guru suchen – oder sich in Zen-Geduld üben, gemäß dem Motto: »Wenn der Schüler bereit ist, wird der richtige Lehrer erscheinen«.

Stimme ich dem zu? Ein klares Nein an dieser Stelle. Meine erste Erfahrung mit dem Guru-Thema habe ich gemacht, schon lange bevor ich selbst Lehrerin wurde. Es ergab sich, dass die Gründerin einer großen Yogaschule aus den USA in meiner Heimatstadt München einen Workshop hielt. Da ich mich schon länger mit dem Gedanken trug, meine Lehrtätigkeit auf Yoga auszuweiten, meldete ich mich an. Ich saß in ihrer Klasse und sie verlangte eine seltsame Sache von uns, die ich damals eklig fand und auch heute mit meinem angesammelten Wissen im Hintergrund niemals von einer Schülergruppe verlangen würde: »Milk your tongue!« Ich sollte meine Zunge herausstrecken und zusammen mit rund 50 anderen Schülern massieren. Es ging dabei gar nicht um uns, sondern um absoluten Gehorsam, den sie erwartete: In ihrer Position als Ober-Guru wollte sie, dass wir ihr blind vertrauen und einfach das taten, was sie verlangte. Raus aus der Komfortzone – okay, damit konnte ich leben –, aber der hygienische Gedanke ließ mich schaudern. Vom Mund auf die Matte zum multiresistenten Keim und zurück, pfui Spinne!

Das finde ich bis heute übrigens übergriffig: Jeder Lehrer sollte sich als Dienstleister verstehen und versuchen, seinen Unterricht als Geschenk an den Schüler zu gestalten. Wer sich in seinem Yogaunterricht selbst darstellt, seltsame Dinge verlangt, ohne das entsprechend vorzubereiten (man hätte ja auch Zewa und Handgel bereitstellen können), der kann kein guter Lehrer sein. Zumindest kein gut vorbereiteter Lehrer. Doch was macht eigentlich einen guten Yogalehrer aus? Es bedeutet jedenfalls nicht, dass der Lehrer ständig umhergehen und korrigieren muss oder gar die Kontrolle über seinen Unterricht an die Schüler abgibt, ganz im Gegenteil: Es gibt genug Situationen, in denen es gut ist, Haltungen zu zeigen oder den Weg in eine Asana gemeinsam mit den Schülern zu üben. Ich meine mit Selbstdarstellung den Unterricht, in dem der Lehrer durch seine Über-Performance oder Ungewöhnlichkeit den Schülern zwar zeigt, wie eine extreme Asana oder ein Flow aussehen kann – aber nicht im Geringsten beabsichtigt, den Weg dorthin gesund und nachvollziehbar zu gestalten. Sicher ist es schön, an die eigenen Grenzen zu gehen, und das darf man auch – und sogar darüber hinaus, wenn es der eigene Körper erlaubt. Trotzdem sollten reine Asana-Poser und yogische Paradiesvögel keinen Unterricht erteilen und Yoga den Ruf verleihen, gesundheitsschädlich und schwierig zu sein.

EGO UND BEWUSSTSEIN IN BALANCE

Als ich mit Yoga angefangen habe, war ich als Redakteurin angestellt und musste häufiger Models casten. Ein Mädchen, das sich vorstellte, hatte eine unfassbare Ausstrahlung, eine grazile Anmutung und war wunderschön. Sie hatte gerade begonnen, als Yogalehrerin zu arbeiten. Ich lief ihr in den kommenden Jahrzehnte immer wieder über den Weg und kam nicht daran vorbei, ihre Veränderung zu bemerken. Sie wurde immer blasser, unscheinbarer und wirkte irgendwie grau. Sie hörte auf, sich zu schminken und sich die Haare zu färben. Dafür trug sie immer zerschlissenere Klamotten und machte sich offenbar nichts mehr aus weltlichen Dingen. Beim Gespräch mit Lehrern und Mit-Yogis stellte sich heraus, dass sie keineswegs einen beruflichen Absturz zu verzeichnen hatte: Ihre Veränderung wurde von ihr als »Abkehr vom Ego« beschrieben, und das deckt sich ziemlich genau mit dem, was mir später auch beigebracht wurde.

Ehrlich gesagt: Das ist kompletter Bullshit. Du brauchst mit nichts aufzuhören und schon gar nicht »dein Ego töten«, wie es so oft gesagt wird. Ego ist genau das, was dich morgens aufstehen lässt, wenn dein Wecker klingelt. Ego ist das, was dir hilft, dich zu ernähren und was dich mit deiner Umwelt auf einer lebensnahen Basis interagieren lässt. Wenn du also nicht gerade Schönheits-OPs zum Hobby hast und dein Selbstbewusstsein aus *TikTok*-Likes beziehst, ist Ego erstmal nichts Schlechtes. Es geht auch hier wieder um die Balance. Nur wer sichere, satte, tiefe und gut genährte Wurzeln hat, also stabil im irdischen Leben steht, kann auch spirituell wachsen, einen kräftigen Baumstamm mit frischen, geschmeidigen Zweigen und jeder Menge Blattwerk und vielleicht sogar Saat daran ausbilden. Sieh dir den Lebensbaum an: Wenn du ihn umdrehst, sieht er genauso aus. Er ist im Gleichgewicht: Nicht zu kräftig, nicht zu schwach und für jede Lebenslage gewappnet. Darum geht es: Spiritualität ist ein Baustein auf deinem Weg. Andere Bausteine können gleichwertig sein und genauso viel Aufmerksamkeit brauchen. Ein »Falsch« gibt es hier nicht: Fühle hinein, werde der Architekt deines eigenen Universums und schaffe deine persönliche Realität. Fördere das, was du benötigst – und entziehe den Dingen Aufmerksamkeit und Energie, die dir schaden oder nicht guttun. Dann findest du auch deine ideale Ego-Größe, die keinen zweiten Stuhl am Tisch einnehmen sollte, aber genau die richtige Größe hat, um dich realistisch und geerdet durch dein Leben zu führen.

YOGA UND SPORT VERBINDEN GEHT NICHT? UND OB!

Das Warten auf den Lehrer halte ich ebenso für nicht nachvollziehbar. Mein Weg als Yogalehrerin hätte vermutlich anders ausgesehen, wenn ich nach einem Retreat etwa zehn Jahre vor meiner eigenen

Ausbildung nicht auf den Rat einer »Guruji«, einer geliebten Lehrerin, gehört hätte: »Du bist nicht der Typ Yogalehrerin«, hatte sie mir gesagt, und ich habe das geglaubt und meinen Gedanken an die Lehrerausbildung erstmal begraben. Fitness und Yoga stünden sich entgegen, beides zusammen ginge nicht, und ich sei ja viel eher der fitte Typ. Heute würde ich ihr entgegnen, dass Yoga für mich Balance bedeutet: Die goldene Mitte zwischen Anstrengung und Entspannung, die Waage von Körper und Seele. Dieselbe Lehrerin, die mir diese Weisheit mitgab, wollte übrigens einige Jahre später Fitnessübungen für einen straffen Po von mir. Ist das absurd?

Wer dich und deinen Weg respektiert und selbst schon Schritte dieses Prozesses durchlaufen hat, wird dir helfend zur Seite stehen und mehr Freund als Lehrer sein. Eine derartige Person wird dir auf Augenhöhe begegnen und deine ersten, tapsigen Schritte begleiten wie Mutter oder Vater die ihres Kindes. Und genauso verzeihlich, gütig und verständnisvoll sollte die Person sein, wenn dein Entwicklungstempo schneller oder langsamer wird – oder du vielleicht einmal einen Rückschritt erleidest.

ERLAUBE DIR DEINEN EIGENEN WEG!

Für den Prozess des Abschälens der stumpfen Schalen brauchst du dir keine Erlaubnis zu holen, keinen Lehrer zu suchen und keine Nummer in der Warteschleife des Lebens zu ziehen. Du darfst, ganz allein und ohne großes Federlesen, damit beginnen, dich nach innen zu wenden. Anleitung für diesen Prozess kannst du dir natürlich holen, und zwar überall dort, wo es sich gut für dich anfühlt – und bitte nur dort!
Wenn du also einen Lehrer suchst, frag dich zuerst, welche Bereitschaft zur Veränderung du in dir trägst, was dich antreibt und motiviert. Dann nimm es selbst in die Hand und überlege dir, welchen Weg du gehen willst: Mit oder ohne Yogalehrer, mit oder ohne Buch, mit oder ohne Internet. Yoga ist nicht alles – aber alles wird mit Yoga nach und nach klarer und zeigt dir seinen wahren Sinn.

VON YOGI ZU YOGI

Yoga zu unterrichten ist eine schöne Aufgabe, erfordert aber auch sehr viel Gelassenheit und die Fähigkeit, sich selbst emotional regulieren zu können – wenigstens im Übungsraum, besser noch im Alltag. Das ist immer wieder mal eine Herausforderung, je nach Veranlagung und Lebenslage. Aber es ist erfüllend und hilft, die eigene Entwicklung zu festigen.

QUALITÄT FÜHLT MAN

Zertifikate sind hier nichts weiter als Papier. Ein guter Lehrer muss nicht bei irgendeiner Allianz zertifiziert sein, die dafür vielleicht Geld kassiert. Die Qualität des Lehrers bemisst sich an der Wirkung seines Unterrichts auf seine Schüler. Vielleicht lernt der eine, sein aufbrausendes Wesen besser zu kontrollieren, oder er hält seinen Körper an der einen oder anderen Stelle schmerzfrei. Der andere beginnt, sich vegan zu ernähren und seinen Partner achtsamer, liebevoller wahrzunehmen. Yoga drückt sich an unterschiedlichen Stellen aus, und es ist wichtig, für die Ausprägungen offen zu bleiben. Yoga »kann« alles, Yoga »muss« es aber nicht alles!

VON OST NACH WEST: YOGA BRAUCHT DIE (R)EVOLUTION

Schüler, die stundenlang in der Hocke sitzen und ihrem Lehrer lauschen: In Indien mag das funktionieren, aber in der westlich geprägten Welt erscheint mir dieses Bild irgendwie schief. Bereits in meiner eigenen Ausbildung finde ich es seltsam, dass wir westlich erzogenen Yogis mithilfe von seltsamen Konstruktionen wie speziellen »Meditationsstühlen«, die eigentlich nur aus einem Kissen und einer Lehne bestehen, im Lotussitz ausharren sollen. Jedem Yogi, auch wenn er unglaublich beweglich ist, werden spätestens nach zwei Stunden komplett die Beine einschlafen. Noch schlimmer trifft es jene, die sportlich-muskulöse Beine haben, denn ihnen wird in dieser Haltung die Muskulatur abgeschnürt. Muss das sein?

SCHEIN ODER SEIN

Werfen wir einen Blick in die soziale Medienlandschaft. Man bekommt unweigerlich den Eindruck, dass ein richtiger Yogi vor allem eines können muss: Handstandüberschlag mit Flickflack, und richtig viele Likes gibt's dann, wenn man dabei noch den Boden wischt – oder wie? Skurrile Posen, von denen ich noch nie gehört oder gesehen habe, kann ich mit ein paar Klicks immer wieder finden – und ich praktiziere Yoga seit über 20 Jahren. In Büchern und Nachschlagewerken sind diese Haltungen nicht zu finden – aber dafür gibt es ja die sogenannten Tutorials, die darauf hinweisen, mit welchen absurden Vorbereitungsworkshops (die im Zweifel viel Geld kosten) man auf die kopfgesteuerten Brutalitäten der Körpertortur hinarbeiten kann. Das Ergebnis sehe ich in meinem Alltag als Personal Coach: Nicht selten kommen Yogalehrerinnen zu mir, die sich durch die Quälerei ihrer Körper langwierige Verletzungen am passiven Bewegungsapparat (sprich den Knochen, den Bändern und der Wirbelsäule) zugezogen haben und nicht wissen, wie sie das jemals wieder hinbekommen sollen. Der Rat, den ich jedem dieser *Instagram*-Opfer gebe, lautet wie folgt: Übe nur die Haltungen, nach denen dein Körper verlangt und von denen du weißt, dass du die hundertprozentige Bewegungskontrolle während der Durchführung hast!

Das bedeutet nicht, dass die Asana sofort perfekt beherrscht werden muss – aber es sollte sichergestellt sein, dass die Asana jederzeit sicher und verletzungsfrei abgebrochen werden kann oder dass jemand assistiert, der auf Zuruf helfen kann. Handstand? Ja, bitte! Aber nur mit einem guten Aufbau und eventuell mit Hilfestellung, wenn die Haltung sich sonst unbeherrschbar anfühlt. Dasselbe gilt für Flickflack und sämtliche Bewegungsabläufe, die früher Zirkusartisten vorbehalten waren: safety first! Und erst vor die Kamera, wenn die Beherrschung der Abläufe sitzt. Dazu zählen auch vorbereitende Haltungen, die in eine Asana hineinführen und dich aus ihr wieder herausgeleiten.

BALANCE BEDEUTET SICHERHEIT

Viele angehende Yogis denken, dass die Beherrschung von Yoga vor allem Beweglichkeit bedeutet. Aber das stimmt nicht. Zum einen ist Yoga wesentlich mehr als eine Körperbewegungsform, aka asiatische Mädchengymnastik. Atmung und die mit der Atemkontrolle verbundene Bewegungs- und Führungskontrolle des Körpers, aber auch des Geistes, sind Kernpunkte des Yoga. Aber die Körperlichkeit, die Ausführung von Asanas und bestimmten Sequenzen steht immer wieder im Vordergrund, vor allem junger Yogis. Einmal mehr möchte ich es betonen: Die Ausgeglichenheit von Flexibilität und Bewegungskontrolle macht einen erfahrenen, verletzungsfrei lebenden Yogi aus. Die Fähigkeit zu wissen, was man kann, wo die eigenen Grenzen liegen – und die Weisheit, diese Grenzen nicht aus dem Wunsch nach Selbstbestätigung heraus maßlos für ein Foto oder eine coole Story zu überschreiten.

Wer wirklich viel übt, Atmung und Muskulatur gut kontrollieren kann und die Signale des täglich unterschiedlichen Körpersystems wahrnimmt, der kann seine Grenzen nach und nach erweitern. Ganz gefahrlos, ohne auch nur eine Muskelfaser zu riskieren. Manchmal steht der Fortschritt still und manchmal läuft es wie geschmiert: Auch das ist vollkommen normal und zeigt einfach nur das Abbild der äußeren Welt, da wir alle menschlich und somit erfahrungsfähig und lernbereit sind. Hoffentlich.

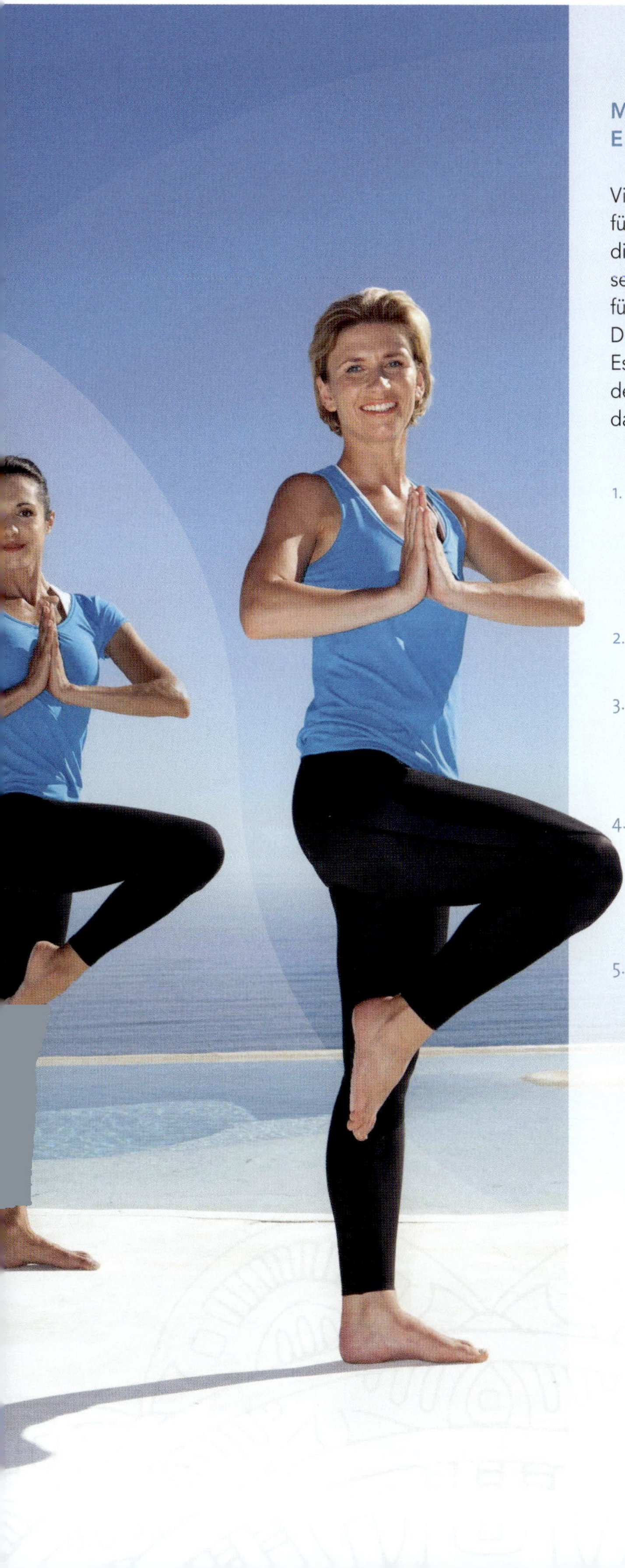

MEIN IDEALES YOGA: EIN SELBSTTEST

Viel wichtiger als die Frage »Was kann ich für mein perfektes Yoga tun?« finde ich also die Frage »Wie kann meine Yogapraxis aussehen, damit sie die perfekte Übungsform für mich und meine Kunden ist?«.
Die Antwort darauf ist leider sehr juristisch: Es kommt darauf an. Stelle dir die folgenden Fragen und schreibe die Antworten darauf nieder:

1. Wie viel Zeit bringst du mit, was willst du an Aufwand investieren? Sei realistisch und ziehe von deiner Antwort 50 Prozent Zeiteinsatz ab, dann bist du in der Realität angekommen.
2. Was ist dein Ziel? Sei so präzise wie möglich!
3. Wann willst du dein Ziel erreicht haben? Setze dir ein zeitliches Limit und verdoppele es, dann bist du in der Realität angekommen.
4. Was hält mich davon ab, die Umsetzung meines Ziels konsequent zu verfolgen? Eliminiere diese Gründe und verändere deine Lage innerhalb einer Woche, wenn es dir ernst ist!
5. Wer unterstützt mich emotional, psychisch und auch physisch beim Umsetzen meiner Yogaziele? Suche und finde einen Lehrer und einen besten Freund für deine Zielsetzung – und verwechsele die beiden nie! Es müssen zwei unterschiedliche Personen sein.

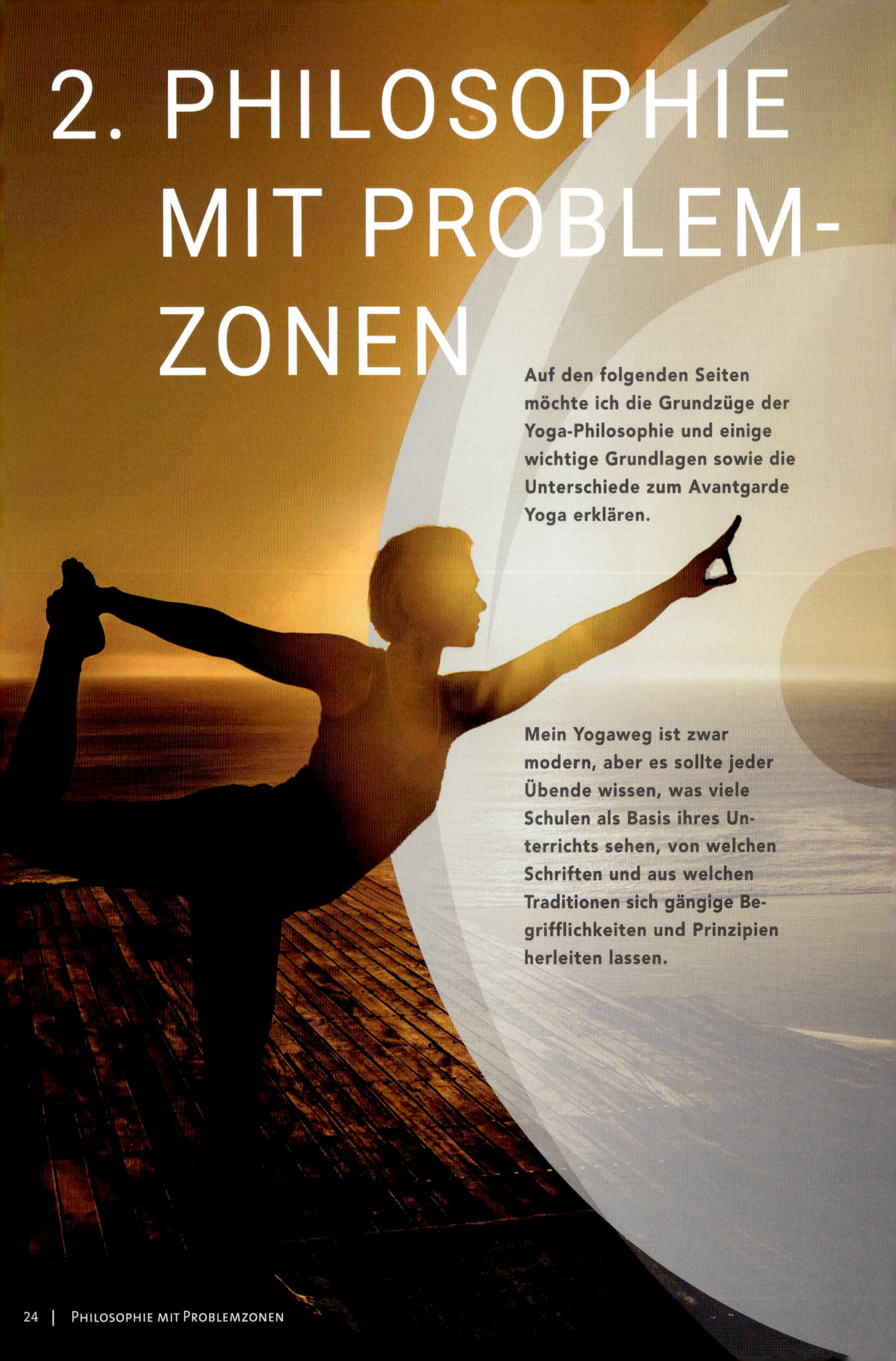

2. PHILOSOPHIE MIT PROBLEM-ZONEN

Auf den folgenden Seiten möchte ich die Grundzüge der Yoga-Philosophie und einige wichtige Grundlagen sowie die Unterschiede zum Avantgarde Yoga erklären.

Mein Yogaweg ist zwar modern, aber es sollte jeder Übende wissen, was viele Schulen als Basis ihres Unterrichts sehen, von welchen Schriften und aus welchen Traditionen sich gängige Begrifflichkeiten und Prinzipien herleiten lassen.

2.1 PRÜFE ALLES, BEHALTE DAS BESTE

DER ANSATZ für Avantgarde Yoga ist undogmatisch: Es ist offensichtlich, dass es heutzutage viele Freigeister gibt, die sich keiner Religion und keinem System unterwerfen wollen. Sie folgen daher den ethischen Prinzipien, die sie durch eigene Erkenntnis als gut und gültig erachten. Das geht mir nicht anders: Meine Kirche ist die Natur, mein Gott braucht keinen Namen und keinen designierten Ort, damit ich die Göttlichkeit in anderen und mir wertschätzen kann. Wahre Spiritualität ist keine an Uhrzeiten gebundene Wahrnehmung einer Tätigkeit, sondern eine integrierte Lebenseinstellung.

JEDE RELIGION KANN INSPIRIEREN

Inspiration kann meiner Erfahrung nach aus allen Religionen kommen – oder auch komplett ohne jede Religionszugehörigkeit entstehen, denn Spiritualität hat kein Siegel, keinen Deckmantel und keine Kennung. Wieso also sollte man sich in ein vorgegebenes Regelwerk pressen lassen und das eigenständige Denken und jegliche Eigenverantwortung für spirituelle Entscheidungen an eine Dachorganisation abgeben? Für mich kommt das jedenfalls nicht infrage, und die Diskussion über Religionen ist nicht weiter meine Baustelle. Das kann aber für jede Person anders sein, denn diese Entscheidungsfindung, die Identitätserkennung und daraus resultierende Selbsterkenntnis ist kein Zustand, sondern ein langwieriger Prozess. Jeder kommt zu seiner persönlichen Entscheidung und lebt mit oder ohne Religion, und das finde ich auch vollkommen legitim. Ich behellige niemanden mit meiner Sicht auf die Spiritualität, möchte aber im Gegenzug auch nicht missioniert werden. Ein Austausch ist natürlich immer möglich, wenn es sich ergibt – aber bitte auf Augenhöhe und ohne den Anspruch, jemandem die eigene Meinung aufzwingen zu wollen. Religion oder eben Nicht-Religion sollte die eigene Wahl sein. Alles andere ist Zwangsausübung. Yoga kennt keine Gewalt und steht für die Befreiung des Geistes.

YOGA HAT VIELE FACETTEN

Ich finde es legitim, sich mit allen Optionen auseinanderzusetzen und zu entscheiden, was einem persönlich richtig und passend erscheint – und das von Zeit zu Zeit zu hinterfragen und für sich selbst vielleicht neu und anders wieder zusammenzusetzen und zu ergänzen. Yoga ist ein spiritueller, lebendiger, flexibler Weg, der sich stetig entwickelt: Der Hinduismus hat Yoga aus der Wiege geholfen, aber mittlerweile ist Yoga meines Erachtens frei von Religion zu betrachten. Wir befinden uns in einer intensiven Phase der Evolution, und es läuft nichts mehr so, wie das noch vor wenigen Jahrzehnten vielleicht der Fall war. Nach meinem Empfinden ist Yoga eine spirituelle Lehre und keinesfalls die Spielart einer Religion. Spiritualität ist als Überbau aller Religionen zu betrachten und somit frei von Einschränkung. Ob ein Yogalehrer also bunte hinduistische Götter oder Bilder seiner Lehrer an einem eigenen Altar aufstellen möchte, ob dort ein Kreuz hängt oder mein Kollege täglich nach Mekka betet – jeder darf glauben und praktizieren, was er möchte. Die gleiche Freiheit nehme ich mir auch. Deswegen mein Rat an dich: »Prüfe alles, behalte das Beste!«

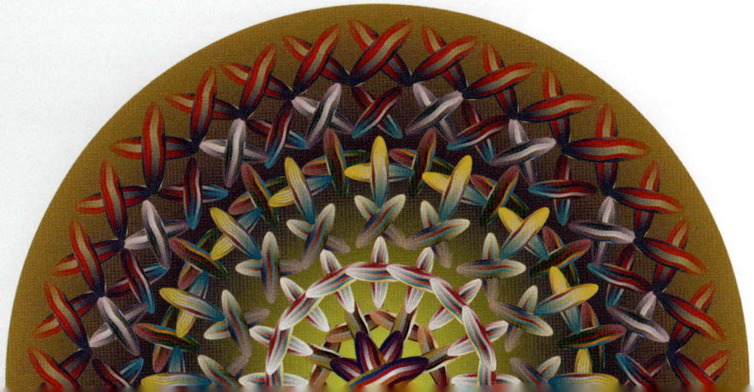

2.2 WOHER KOMMT YOGA?

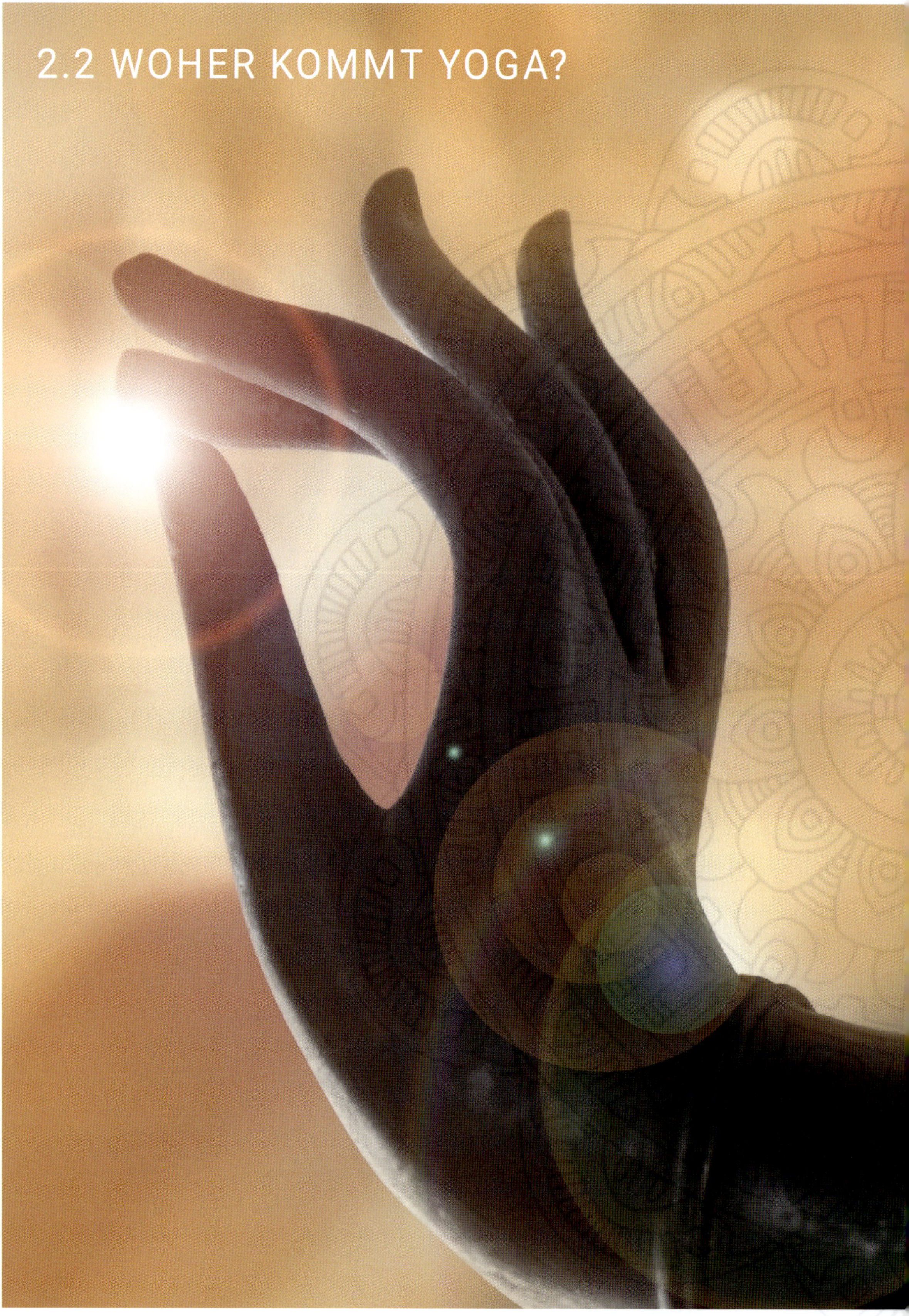

DER URSPRUNG von Yoga wird meistens in Indien verortet. Es gibt jedoch auch eine andere, ungewöhnliche und meines Erachtens sehr interessante Ursprungstheorie des Yoga: Bei dieser wird die Wurzel des Yoga der altägyptischen Hochkultur zugeschrieben. In der Hieroglyphenschrift sind eindeutige Yogahaltungen zu finden, und es gibt Yogalehren, die sich auf das ägyptische Yoga spezialisiert haben. Die Haltungen dienen in dieser Lehre der Aktivierung der Chakren zur Vorbereitung auf spirituelle Initiationsriten und Aufstiegsrituale.

Leider gibt es hierzu wenige und nicht besonders fundierte Schriften. Daher lasse ich diesen Ansatz im weiteren Betrachten außen vor, auch wenn ich mich persönlich intuitiv zu diesem Grundgedanken sehr hingezogen fühle.

GRUNDLAGEN DES INDISCHEN YOGA-WEGS

Betrachten wir den Ursprung von Yoga in Indien: Vor etwa 5000 Jahren entwickelte sich hier die spirituelle Lehre des Yoga mit Auswirkungen auf Wissenschaft, Philosophie und Lebensführung, wie sie bis heute überliefert wird. In diesen Bereichen finden sich unterschiedliche Techniken und Praktiken, die zusammengenommen einen bunten Mix an Werkzeugen liefern, mit denen wir heute im Yoga in Berührung kommen. Die körperliche Bewegung ist nur eines davon.

KÖRPER UND GEIST IM GLEICHSCHRITT

Yoga ist eine der sechs klassischen Schulen der indischen Philosophie und wird als orthodoxes System gewertet. Das Sanskrit-Wort »Yoga« bedeutet so viel wie »Joch« und stammt aus der Sanskrit-Wurzel des Wortes »yui«, was mit »anschirren, zusammenbinden, anjochen« übersetzt werden kann. In vielen Büchern findet sich eine andere Übertragung des Wortes: Es wird gern mit »Einheit« übersetzt. Im Prinzip ist das auch nicht ganz falsch, aber man muss den Sinn des Jochs verstehen: Zwingt man den Geist, wie ein Paar eingejochte Rinder, für eine bestimmte Zeit den Vorgaben des Lenkers zu folgen und unermüdlich und fokussiert nebeneinanderher zu laufen, wird der Acker umgegraben, die Saat gesät. Es passiert also etwas – aber nur, wenn die beiden Rindviecher sich zusammen bewegen und die Aufgabe unermüdlich abarbeiten. Ähnlich verhält es sich beim Yoga: Körper und Geist arbeiten zusammen und fokussieren sich während der Praxis auf ein einziges Ziel, nämlich durch diszipliniertes Voranschreiten in einer Yogasession für möglichst viel Freiheit im Kopf und im Körper in der Zeit des Nicht-Übens zu sorgen.

Das Ziel von Yoga ist immer das Erlangen von Selbsterkenntnis bis hin zur Erleuchtung. Dazu sind die Einheit und die Befreiung von Geist und Körper nötig. Im Vordergrund steht bei allen Techniken die bewusst gesteuerte Verbindung von Gedankenmustern, der Atmung und der jeweiligen Körperhaltung.

DIE URSCHRIFTEN DES YOGA

Nachdem seit seiner Entstehung antikes Veda Yoga nur durch Überlieferung weitergegeben wurde und inneren Fokus zum Hauptziel erklärte, gab es erst viel später schriftliche Überlieferungen. Die meisten indischen Quellen erzählen von Eingebungen, die Gelehrte und Heilige hatten, während sie sich im Himalaya in ihrer Meditation befanden. Ebenso wie Heilige die Ursprache Sanskrit aus dem Kosmos empfangen haben sollen, empfingen sie so auch die Weisheiten des Yoga. Zunächst wurden diese nur durch mündliche Überlieferung weitergegeben; selbstverständlich sind hier auch, je nach Lehrer, persönliche Färbungen und Veränderungen bei der Weitergabe entstanden.

Wie bei einer Religion gibt es zu späterer Zeit auch im Yoga Schriften, auf die sich die grundlegende Lehre stützt. Im Wesentlichen sind drei Schriften zu nennen: Die *Bhagavad Gita*, die *Yoga Sutras* und die *Hatha Yoga Pradipika*.

DER GESANG GOTTES

Rund 500 v. Chr. entstanden die *Upanishaden.* Der interessanteste Teil für Yoga ist dabei die *Bhagavad Gita*, was »Gesang Gottes« bedeutet. Sie ist stark an die hinduistische Götterlehre angelehnt und stellt einen Abschnitt des Heldenepos *Mahabharata* dar, bei dem der Gott Krishna seinem Freund, dem Krieger Arjuna, in seiner wichtigsten Schlacht beisteht und ihm beibringt, selbstbestimme Entscheidungen zu treffen und aus der Opferrolle heraus in ein aktives, eigenverantwortliches Handlungsmodell jenseits der vom Ego getriebenen Entscheidungen zu treten. Das befähigt Arjuna schließlich dazu, sein wahres Selbst zu erkennen. Die *Bhagavad Gita* ist ein langes Gedicht, in dem die höchsten Prinzipien des Yoga beschrieben werden.

WAS BEDEUTET EIGENTLICH »OM«?

Das Om enthält eigentlich drei Laute: Das A, das U und das M. Es bedeutet Anfang und Ende, ein unendlicher Kreis – und gleichzeitig bedeutet es Vergangenheit, Gegenwart und Zukunft. Und Wachzustand, Traumzustand und Tiefschlaf. Das Om ist die Essenz und der Urklang, das ursprüngliche Wort, das alles in sich enthält. Die Laute werden auch auf drei verschiedene Arten gechantet: Das A, das auch für Vishnu steht, mit weitem Mund. Das U steht für Shiva und wird mit Lippen getönt, die ein O formen. Das M steht für Brahma und wird mit geschlossenen Lippen gechantet. Alle Laute zusammen enthalten ein viertes Element, was über die relativen Zustände hinausgeht: Es ist ein transzendierendes, starkes Mantra. Es kommt dabei nicht auf Tonlage und Lautstärke an beim Chanten: Man sagt, dass Sanskrit am ursprünglichen Wort Gottes (wie auch immer »Er« für dich heißen mag) dran ist und daher die Worte auf Sanskrit die ursprünglichste aller Bedeutungen erfassen, die der Schöpfer wirklich benennen wollte. Daher geht es direkt durch die Ohren in die Seele und wir wissen manchmal gar nicht, warum uns ein Chant berührt – aber die Seele kennt die Bedeutung von vielen, vielen Leben vor diesem, aus einer anderen Zeit, von anderem Yoga und vielen Karmarunden zuvor, die deine Seele bestimmt schon gedreht hat. Wenn du an Wiedergeburt glaubst, versteht sich.

ACHT SCHRITTE ZUM YOGAGLÜCK

Eine weitere grundlegende Schrift entstand zwischen 500 v. Chr. und 200 n. Chr. und begründete das klassische Yoga: die *Yoga Sutras* von Patanjali. Hier wird in einem Text, der aus 196 Aphorismen besteht, ein achtgliedriger Pfad beschrieben, auf dem man Bewusstsein erlangt und schließlich die Erleuchtung findet. *Sutra* bedeutet so viel wie »Vers«. Jeder Vers gibt einen Denkanstoß: Insgesamt gibt es vier Kapitel, in denen der Yogaweg vorgestellt wird. Patanjalis Texte wurden und werden vielfach kommentiert und interpretiert und waren die Basis verschiedener Entwicklungen im Yoga. Vor allem die Gesunderhaltung und die Verjüngung des Körpers, aber auch die Aktivierung der Selbstheilung waren Ziele dieser Strömungen, die sich im *Hatha Yoga*, aber auch im Tantra Yoga wiederfinden.

DAS LICHT DES YOGA

Die *Hatha Yoga Pradipika* wurde von Yogi Svatmarama im 14. Jahrhundert geschrieben. *Hatha* bedeutet »Anstrengung«, *Pradipika* wird mit »Leuchte«, »Licht« übersetzt. Das Buchtitel lautet also übersetzt in etwa »das Licht, wie man durch eigene Bemühungen zur Einheit finden kann«, oder kürzer: »Leuchte des Hatha-Yoga«. Hierin werden in vier Kapiteln die Techniken des Hatha Yoga beschrieben:

1. **Asanas:**
   In diesem Kapitel werden die Körperübungen dargestellt.
2. **Pranayama:**
   Atemübungen sind der Kernpunkt des Kapitels.
3. **Mudras:**
   Hierbei geht es um die Kundalini, die Lebensenergie, und um Energieverschlüsse, Bandhas genannt, aber auch um die Mudras, energielenkende Gesten.
4. **Samadhi:**
   Im letzten Kapitel wird der Weg zur Erleuchtung, Samadhi, beschrieben.
5. Die **Hatha Yoga Pradipika** gilt als wegweisend für das moderne Yoga.

2.3 MODERNES YOGA

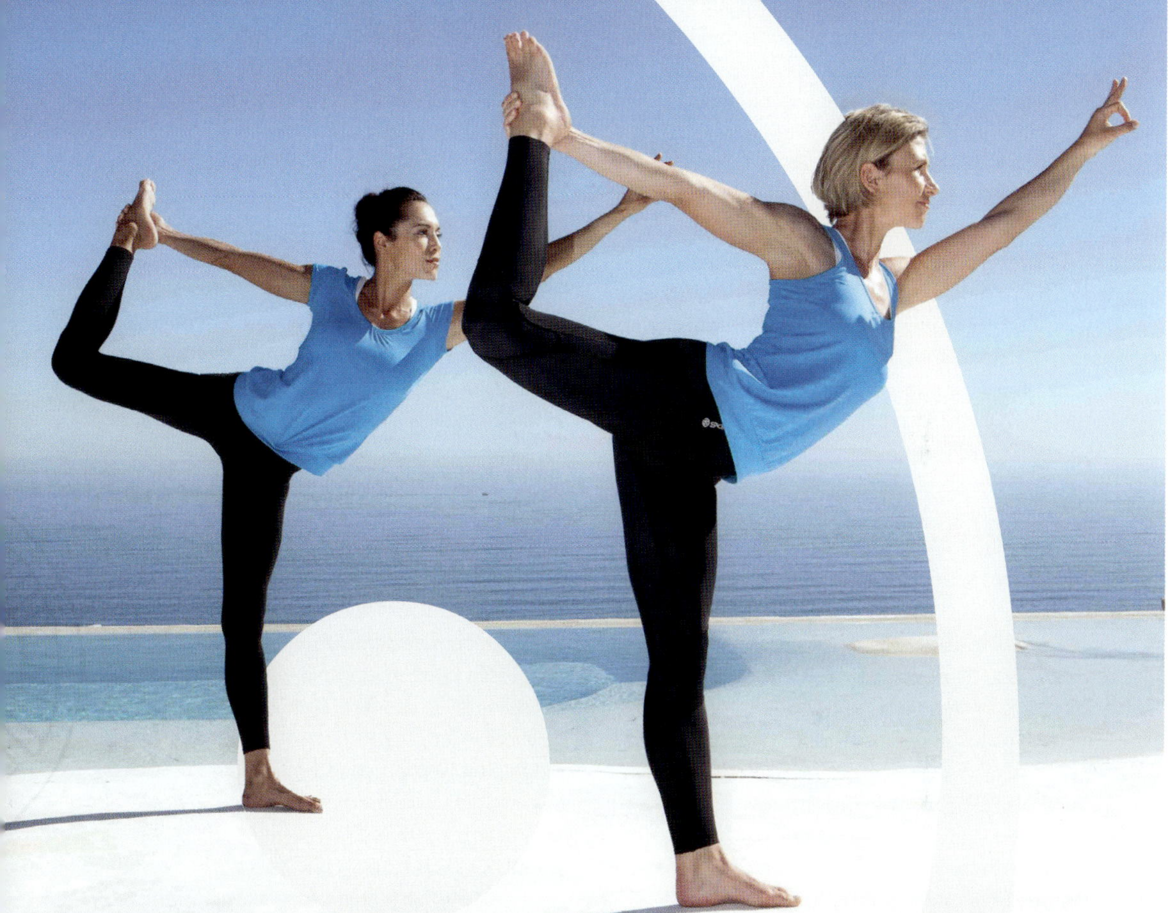

IN DEN WESTEN kam Yoga durch Swami Vivekananda: Er sprach 1893 als erster Hindu vor dem Weltparlament der Religionen über den »spirituellen Osten« und den »materiellen Westen«. Er stellte den Hinduismus als weltoffene Religion vor und betonte, dass eine inklusive Verbindung von Osten und Westen wichtig für gegenseitiges Verständnis sei und ließ als Wege dorthin alle hinduistischen Methoden gelten: Jnana Yoga (»Weg des Wissens«), Bhakti Yoga (»Weg der Hingabe an Gott«), Karma Yoga (»Weg der guten Taten«) und Raja Yoga (»Königliches Yoga«). Seine Rede fand so großen Anklang, dass er in New York die »Vedanta Society« gründete. Durch seinen Auftritt wurde der Weg für weitere Yogagurus geebnet: Paramahansa Yogananda etablierte 1920 sein Programm »Self-realization followship«, ein überwiegend geistiges Programm zur Bewusstseinserweiterung. 1947 eröffnete Indra Devi als erste Yogini ein Studio in Hollywood, Mitte der 1960er-Jahre sorgten die Beatles mit ihrem persönlichen Kontakt zu Maharishi Mahesh Yogi für eine riesige spirituelle Welle in Amerika und Europa. Vor allem die Transzendentale Meditation wurde als Methode zur Bewusstseinserweiterung propagiert, aber auch Drogen wie LSD spielten gesellschaftlich eine große Rolle. Für eine weitere Welle sorgte der Bhagwan Shree Rajneesh, auch als Osho bekannt: Basierend auf Tantra Yoga entwickelte er die »Dynamische Meditation«, die eine Mischung aus traditioneller Technik und moderner Psychologie darstellt. Damit begründete er eine große Gemeinschaft, die von den Anfängen an stark kritisiert wurde und bis heute in der Kritik steht, aber immer noch aktiv ist.

YOGA FÜR ALLE

Yoga Asana, wie es heute praktiziert wird, ist auf Tirumalai Krishnamacharya zurückzuführen. Er praktizierte Yoga bis zu seinen letzten Tagen und starb 1989 mit 101 Jahren. Sein Grundsatz lautete: »Es gibt für jede Person das passende Yoga«. Seine Schüler B.K.S. Iyengar und Patthabi Jois sowie Indra Devi inspirierten viele tausend Menschen und haben dafür gesorgt, dass sich Yoga auch in Europa verbreitet hat. Es gibt mittlerweile so viele unterschiedliche Yogastile, dass es nahezu unmöglich ist, alle aufzuzählen. Im Wesentlichen sollte man die beiden Stile Hatha Yoga und Vinyasa Yoga benennen können, denn hier gibt es einen wesentlichen Unterschied: Im Hatha Yoga werden Übungen systematisch nacheinander ausgeführt, die nicht miteinander zusammenhängen. Es können also Haltungen im Stehen auf Haltungen im Liegen folgen und die Logik der Zusammenstellung hängt sehr stark vom Lehrer ab, ebenso die Fähigkeit, die Schüler nach wissenschaftlichen Gesichtspunkten der Trainingslehre betrachtet aufzuwärmen und verletzungsfrei durch die Praxis zu bringen. Im Gegensatz dazu steht das Vinyasa Yoga, was sich – bei egal welchem praktizierten Yogastil – immer aus dem Sonnengebet ableiten lässt. Diese ist funktionell zum Erwärmen des Körpers bestens geeignet, daher erachte ich Vinyasa Yoga als etwas sicherer.

LEHRER ODER SCHÜLER?

Jeder Mensch ist Schüler, jeder Mensch ist für andere ein Lehrer. So einfach ist das. Jeder Yogi, der sich wissentlich überhöht, als »besser« oder »weiterentwickelt« darstellt, hat grundlegende Prinzipien des Yoga nicht verstanden. Spirituelle Entwicklung geschieht auf Augenhöhe und immer Hand in Hand. Jeder Lehrer, der sein Wissen weitergibt, bekommt Feedback von seinen Schülern und darf selbst auch dazulernen und daran wachsen.

ENFANT TERRIBLE

Das traditionelle Yoga bremst, wenn es um die Umsetzung geht. Viel zu starre und nicht an das moderne, westliche Leben angepasste Regeln fühlen sich unpassend an für unser Zeitalter. Wir haben im Westen weder die spirituell-religiösen noch die traditionell gewachsenen Hintergründe, die es jemandem wie mir erlauben würden, mich mit der hinduistischen Götterwelt oder der Beweglichkeit eines überwiegend ohne Sitzmöbel aufgewachsenen Menschen angemessen zu verbinden. Eigentlich dürfte der Begriff Yoga durch einen anderen, veränderten Begriff ersetzt werden und sich transformieren – genau wie wir Menschen zurzeit den Übergang von einem zum anderen energetischen Zeitalter erleben und sich dadurch vor allem auf spirituеller Ebene viele Dinge verändern dürften, die bisher in Stein gemeißelt waren. Astronomisch betrachtet wandert der Frühlingspunkt innerhalb eines Weltjahres, also innerhalb von etwa 25800 Jahren, einmal durch alle Sternkreiszeichen. Momentan befindet sich die Erde im Wechsel vom Sternbild Fische zum Sternbild Wassermann: Astrologische, esoterische, religiöse und spirituelle Deutungen schreiben dem sogenannten Wassermann-Zeitalter auch die Qualitäten des Sternzeichens zu, nach dem es benannt ist. Offenheit, Verbundenheit und Toleranz sind prägende Wassermann-Qualitäten, welche die Fische-Qualitäten Härte, Rücksichtslosigkeit und Ego nach und nach ablösen sollen.

Der Übergang von einem Sternbild zum anderen ist zeitlich nicht klar definiert und bedeutet spirituell und esoterisch betrachtet immer auch Chaos. Nicht nur auf spiritueller, sondern auch auf gesellschaftlicher, politischer und sozialer Ebene kann Veränderung eingeleitet werden; manchmal verursacht das große Wellen, die vielleicht die positiven Endergebnisse überlagern können. Wie bei einer Raupe, die sich verpuppt, kann im Inneren des Kokons also erstmal eine unübersichtliche Metamorphose-Suppe entstehen, die zunächst noch nicht einmal im Entferntesten an einen Schmetterling erinnert. Trotzdem wird genau dieser eines Tages aus diesem Kokon schlüpfen.
Was bedeutet das für mich und mein Yoga? Ganz einfach: Manchmal kommt Veränderung aus einem intuitiven Impuls heraus, und ich kann verstandesmäßig nicht erklären, wieso ich die Veränderung einleite. Vielleicht führt diese auch erstmal zur Verschlechterung der Gesamtsituation. Ich arbeite beispielsweise an meiner Rückbeuge-Kontrolle der Lendenwirbelsäule. Dafür komme ich nicht mehr in viele Rückbeugen so tief hinein, was sich zuerst wie ein Rückschritt anfühlt. Das Endergebnis ist jedoch so sicher wie der Schmetterling, der nach der Veränderung schlüpft. Zack, klappt der Kopfstand: Nach jahrelangem Scheitern und endlosen Stunden bei gefühlt hundert unterschiedlichen Lehrern. Ganz plötzlich. Denn es war gar nicht die Schulterbeweglichkeit oder die Angst vor der Haltung, die das verhindert hat – sondern die Kontrol-

le über den Rumpfbereich, die ausschlaggebend war. Das verändert zwar nicht die politische Gesamtsituation, aber mein Vertrauen in die intuitive und spirituelle Energie dessen, was größer ist als ich selbst.

YOGA WIRD ERWACHSEN

Yoga hat sich entwickelt und ist aus dem Bestandteil einer Philosophie als spirituelle Unterart herausgewachsen und hat sich selbst transzendiert: Der Erfolg gibt dieser Vermutung recht, denn wer praktiziert Yoga heutzutage, um sich spirituell zu bilden, einen Kontrast zum hektischen, stark materiell geprägten Alltag zu setzen? Es sind Menschen aus Industrienationen, aus der Ersten und Zweiten Welt, die im Überfluss und in der Sattheit schnell vergessen können, wo das Menschsein eigentlich herkommt. Der Hunger nach feinstofflichen Ansätzen, nach spirituellem Halt, ist überall zu merken. Wir brauchen dafür Religion als Regelgeber, als Gesetzestext und Verantwortungsträger schon lange nicht mehr.
Selbstverwirklichung und die Qual der Wahl im Land der unbegrenzten Möglichkeiten sowie im weltoffenen Europa verlangen nach etwas ganz anderem. Es ist eher ein moralischer und ethischer Kompass, nach dem der Westen sucht. Eine Heimat für die Seele mit Anbindung an eine Einheit, die größer ist als wir selbst. Jenseits von Ego und in dem Bewusstsein, das alles miteinander verbunden ist. Hier setzt Avantgarde Yoga an: Mit größtmöglicher Eigenverantwortung und der Offenheit für jede Lebenseinstellung sind wir keine Elite, sondern eher die Waldorfschule des Yogaweges. Lasst uns also die Zwänge eines religiös geprägten Systems abstreifen und im Licht des Yoga anfangen, unseren eigenen, authentischen Weg zu beschreiten. So stellt sich das gute Gefühl ein, die eigene spirituelle Entwicklung bestmöglich zu fördern – und dabei nie allein zu sein, sondern immer von gleichgesinnten Seelen umgeben zu werden.

BÜROJOBS WECKEN BEDÜRFNISSE

Auch der Bedarf nach funktioneller Bewegung steigt zunehmend. Wer lange Zeiten unnatürlich stillsitzend am Schreibtisch verbringt oder sich einem nicht funktionellen Bewegungsmuster folgend in eintöniger Dauerschleife bewegt, wird früher oder später mit körperlichen Einschränkungen und Beschwerden zu tun haben. Das ist normal: Der Körper ist nicht für sitzende Tätigkeiten gemacht, und allein diese Zeilen zu schreiben scheucht mich auf und lässt mich für zehn Minuten durch den Garten streifen. Sitzen ist Gift für die Wirbelsäule. Der Körper schreit mit kleinen Wehwehchen nach Veränderung, nach dynamischen Mustern. Yoga hat nicht den Anspruch, ein Sportprogramm zu ersetzen – aber es deckt zweifelsfrei einige Segmente des wissenschaftlich definierten Fitnessbegriffs ab. Mindestens die Beweglichkeit wird verbessert und, je nach Unterart des Yoga, auch Kraft und Koordination geschult. Ein intensives Herz-Kreislauf-Training an der frischen Luft kann Yoga jedoch nicht ersetzen.

MEINE EIGENE REISE VON INNEN NACH AUSSEN

Wenn ihr das Buch durchblättert, werdet ihr mich in unterschiedlichen Lebensphasen sehen: Auf den Bildern mit den langen Haaren habe ich ein halbes Jahr zuvor entbunden, in dieser Zeit gefühlte 30 Minuten geschlafen und gerade abgestillt. Ich bin zwar dünn, aber auch ausgelaugt – und da ich ein Profi bin, habe ich das mit einem Lächeln für das Fotoshooting übertüncht. Ich wollte unbedingt ein Tattoo zu dieser Zeit, konnte mich aber nicht entscheiden, wo ich das haben will. Keine Stelle schien mir passend. Dann gibt es Bilder mit einem blauen Top, da ist mein Sohn etwa fünf, sechs Jahre alt: Die erste anstrengende Kleinkindphase ist vorbei, ich kann mich endlich wieder auf mich konzentrieren! Die Bilder mit dem schwarzen Top sind aktuell, mein Sohn ist bereits zehn Zentimeter größer als ich. Was ist anders geworden? Zum einen bin ich älter, logisch. Ruhiger und weniger aufbrausend, behaupte ich. Aber auch selbstbewusster und entspannter: Ich bin weniger eitel als vor zehn Jahren und ein paar Kilo schwerer. Ich glaube, das ist die Weisheit, die ich in dieser Zeit angesammelt habe. Übe ich jeden Tag Yoga? Nicht jeden Tag, nein. Aber häufig, so oft es passt, und ich bewege mich gern und viel joggend durch bergige Landschaften. Die wichtigste Veränderung der letzten zehn Jahre war die Erkenntnis, dass Zeit keine unbegrenzte Ressource ist: Schnipp, ist das Leben vorbei – und was nimmst du mit? Waage, Spiegel und Kontostand sind es jedenfalls nicht. Die Liebe hingegen, die wird, glaube ich, in die Seele eintätowiert.

2.4 KEINE RELIGION: ACHT MODERNE YOGASTEPS

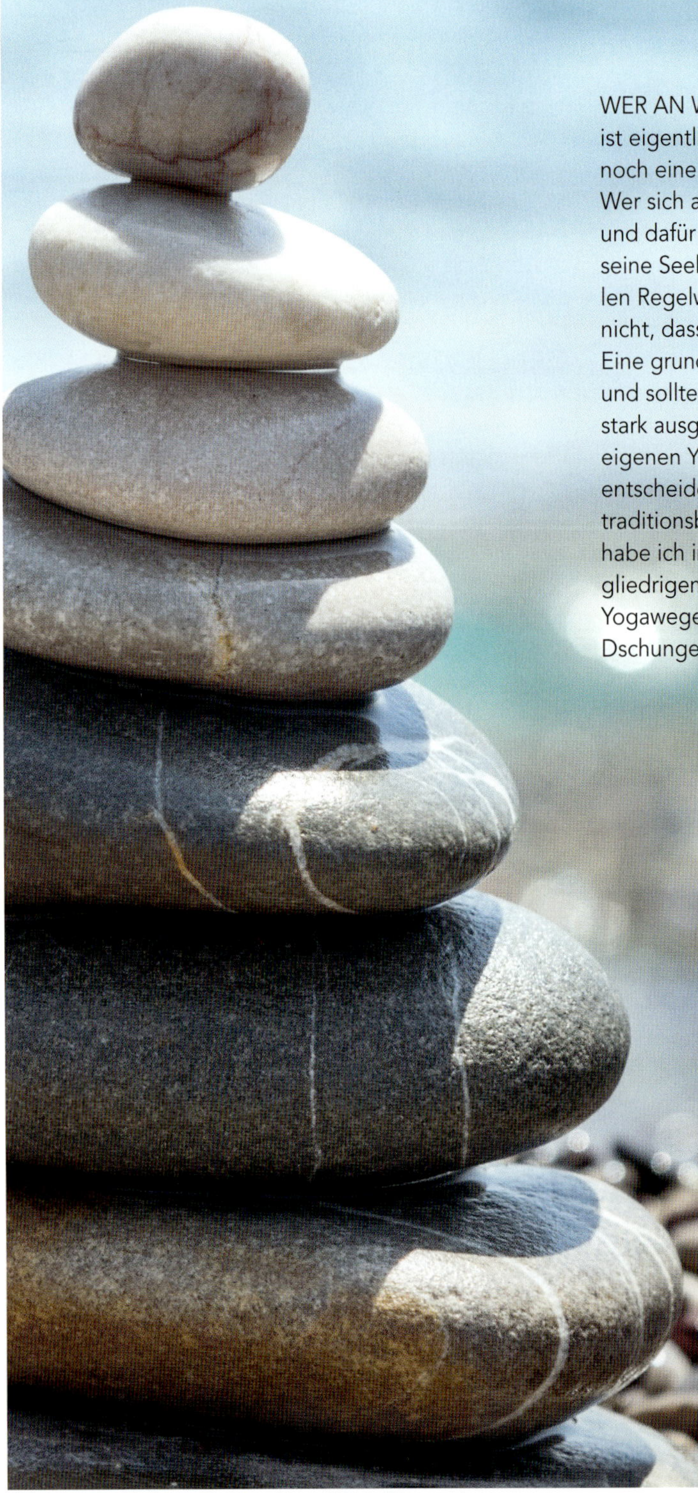

WER AN WAS GLAUBT und wie seine Götter heißen, ist eigentlich egal. Meines Erachtens gibt es aber noch eine bessere Wahl, als sich religiös festzulegen: Wer sich als Wesen mit spirituellem Kern begreift und dafür weder Götter noch Kirche braucht, befreit seine Seele und nimmt ihr den Druck, einem speziellen Regelwerk folgen zu müssen. Aber das bedeutet nicht, dass man ohne Religion keine Grundsätze hat. Eine grundlegende Ethik, eigene Werte, die darf und sollte jeder Mensch haben. Aber was davon wie stark ausgeprägt ist und welchen Stellenwert das im eigenen Yoga dann einnimmt, das muss jeder selbst entscheiden. Um es etwas leichter, aber weniger traditionsbehaftet und antiquiert aussehen zu lassen, habe ich im Folgenden, angelehnt an Patanjalis achtgliedrigen Pfad, acht Grundsätze eines modernen Yogaweges definiert. Sie können als Kompass im Dschungel der Yogalehre benutzt werden.

STEP 1

MITGEFÜHL GEGEN SCHUBLADENDENKEN

Wer sich selbst und anderen Lebewesen gegenüber Mitgefühl zeigt, wird sich automatisch im Laufe der Zeit mäßigen und immer mehr Freundlichkeit an den Tag legen. Die Kontrolle über das eigene Verlangen nach materiellen Dingen, aber auch die Kontrolle über seine eigenen Emotionen und vor allem die Fähigkeit, sie nicht unreflektiert an anderen auszulassen, sind ein direktes Resultat daraus. Nicht nur Menschen, auch Tieren und der Umwelt gegenüber kann man Mitgefühl zeigen: Wer kein Tier mehr isst, setzt ein klares mitfühlendes Statement, und wer seine Eile unterbricht, um jemandem über die Straße zu helfen, tut dies auch. Eine sehr wichtige Unterscheidung sollte man sich hier vor Augen führen: Mitleid und Mitgefühl sind nicht dasselbe. Während das Mitleiden bedeutet, den Schmerz des anderen zu verstärken und den anderen in seinem Gefühl zu bestärken und tiefer darin einzutauchen, ist Mitgefühl etwas ganz anderes. Wer mitfühlt, versucht den anderen zu verstehen, ohne sein eigenes Gefühl von Leid zu nähren, und er versucht, an der richtigen Stelle vielleicht auch einfach mal zu schweigen, um das Leid des anderen nicht größer werden zu lassen. Mitgefühl versteht, Mitleid verschlimmert.

Es gibt keinen Maßstab, keinen Gradmesser für Mitgefühl – ob jemand empathisch und interessiert, eben mitfühlend ist oder nicht, kann man nur spüren. Tiere sind dabei sehr sensibel: Sie merken intuitiv, wer ihnen wohlgesonnen ist – und trotzdem muss ein Tierfreund nicht zwingend auch ein Menschenfreund sein. Was aber ist der Sinn von Mitgefühl? Ganz einfach: Wer mitfühlt, befreit nicht nur sein Gegenüber vom scharfen Schwert der Vorverurteilung, sondern auch sich selbst von den Konsequenzen, die ein falsches Urteil mit sich bringen würde. Es lebt sich einfach unbeschwerter, wenn man mitfühlen kann und Verständnis dafür entwickelt, dass eben jedes Schicksal, jeder Lebensweg anders ist und sich dadurch auch Entscheidungen ergeben können, die wir selbst vielleicht nicht treffen würden, aber für die wir durchaus Verständnis aufbringen können, ohne zu werten. Mitgefühl reflektiert deine Haltung nach außen.

STEP 2

ACHTSAMKEIT FÜR MEHR ZUFRIEDENHEIT

Sich selbst zu beobachten und immer wieder zu hinterfragen, stellt die Basis für eine tiefe innere Zufriedenheit dar. Diese wiederum ist die Basis für das, was ich Alltagsglück nenne. Das ist kein absolutes Happy-High, verbessert aber definitiv die Grundstimmung, die Baseline der grundsätzlichen Lebenseinstellung und gibt einem einfach das gute Gefühl, hinzusehen. Zufriedenheit ist das Resultat – und diese ist wertvoller als großartige Happy-Highs, denn sie ist dauerhafter und macht wesentlich mehr Impact als eine kurze Glücksspitze. Mit viel Ausdauer und Disziplin erreicht man dann nicht nur die deutliche Verbesserung des Grundgefühls, mit dem man morgens aufwacht: Man stellt auch fest, dass dieses Gefühl abstrahlt auf andere und einen direkten Feedback-Loop an sich hat. Die Zufriedenheit kehrt also zum zufriedenen Menschen zurück: Einzig und allein man selbst kann sich achtsam verhalten und sich so glücklich und zufrieden machen.

Wer hinsieht, begreift außerdem die Struktur des Materialisierens: Was zunächst als feinstoffliche Wolke im Äther herumschwirrt, verdichtet sich zuerst zu einem Gedanken, dann zu Schall und zum gesprochenen Wort, und schließlich manifestiert es sich in unserer Realität. Ein Beispiel: Wer ein Haus bauen will, muss zuerst den Gedanken daran entwickeln und sich das genau vorstellen. Mit dieser Idee im Kopf holt er sich vielleicht Hilfe, bindet einen Architekten ein, das Haus nimmt in der Folge auf dem Papier und später in der Wirklichkeit Gestalt an. Das Haus wird also vom feinstofflichen Gedanken bis zum tatsächlichen Bau manifestiert – und genauso verhält es sich mit allen anderen Elementen, die unsere Realität ausmachen. Achtsamkeit wird uns darüber hinaus lehren, dass es durchaus wichtig ist, wohin man seine Gedanken, seine Energie und seine Manifestationskünste leitet: Die Konzentration auf erstrebenswerte, positive Ziele wird ebenso erfolgreich sein wie das Gegenteil davon, denn die Energie folgt immer deiner Aufmerksamkeit. Auch die Fähigkeiten zur Selbstreflektion und der Selbstbeobachtung sind ein Teil der Achtsamkeit. Wer sich selbst hinterfragt, beobachtet und sein Verhalten überdenkt, zieht die Sinne nach innen zurück und kann so für inneres Wachstum sorgen. Achtsamkeit reflektiert daher deine innere Haltung.

STEP 3

FOKUS AUF DIE PERFEKTION

Dieser Punkt ist unbedingt notwendig, um modernes Yoga effektiv und gesundheitsorientiert ausüben zu können. Zunächst kommt es darauf an, entscheiden zu können: Worauf konzentriere ich mich gerade? Es kann zu jeder Zeit nur eine einzige Sache sein, niemals zwei oder mehr! Nur eine Sache. Entscheide dich für die Präsenz, für vollkommene Anwesenheit im Hier und Jetzt, genau da und dort, wo du bist: Auf deiner Matte oder am Schreibtisch, beim Putzen oder wenn du am offenen Herzen operierst. Wer sich fokussieren kann, wird eins mit der Sache, auf die er seinen Fokus legt. Das wird jeder Athlet, jeder Chirurg, jeder Feinmechaniker bestätigen können, denn es ist ein universelles Gesetz: Wenn du etwas in seiner Essenz begreifen, durchdringen und verstehen willst, dann tauche absolut gegenwärtig in die Handlung ein und werde zu der Sache. Der Kopf mit seinen tausenden Ablenkungsmanövern wird dann Ruhe geben, es wird nur noch die eine wichtige Sache geben. Ob das dein eigenes Yoga oder die Asana deines Schülers ist, macht keinen Unterschied. Sei das, was du fokussierst! So überwindest du jede energetische Hürde, jeden körperlichen Widerstand und alles, was dich von innen her blockiert. Sieh deinen gegenwärtigen Moment an und das, was du gerade tust, und werde eins damit!

STEP 4

ATMUNG IST DEINE TIMELINE

Es gibt viele unterschiedliche Methoden, Atmung zu kontrollieren. Im Yoga machen wir das mithilfe von Step 3, dem Fokus. Wir konzentrieren uns auf die Atmung und vielleicht eine bestimmte Technik, mit der wir für eine kurze Weile arbeiten, um noch mehr Konzentration zu finden, aber auch um die energetischen Vorteile einer kontrollierten Atmung nutzen zu können. Atmung ist die Timeline, auf der deine körperliche Asana-Arbeit passiert: Ist sie im Einklang mit der Bewegung, entsteht ein Flow, eine Art energetische Strömung. Diese trägt dich, du kannst sie aber im Laufe der Zeit auch beeinflussen und nutzen. Dann ist es dir möglich, aus der Atmung Durchhaltevermögen, Kraft und Geschmeidigkeit zu schöpfen – ganz so, wie du es gerade benötigst. Für jeden Zweck gibt es unterschiedliche Techniken. Allen ist das Prinzip der Atmung gemeinsam: Beim Einatmen füllst du deine Lungen mit Atemluft, der Sauerstoff wird über die Lungenbläschen aufgenommen und das Zwerchfell wird nach oben gezogen. Die Rippen weiten sich, die Zwischenrippenmuskeln werden sanft gedehnt. Das Lungenvolumen wird erhöht, die Lunge dehnt sich ebenfalls aus und die Herzfrequenz steigt. Bei der Ausatmung drehen sich die körperlichen Effekte um: verbrauchte Luft wird ausgeatmet, das Zwerchfell entspannt sich wieder, der Herzschlag sinkt. Vor allem der Herzschlag und die Wirkung auf das vegetative Nervensystem sind wichtige Parameter. Wird das Atemmuster zugunsten der Ausatmung verlängert, können parasympathische Aktivitäten verlängert werden – unter anderem resultiert das in Entspannung, aber auch in verstärkter Abatmung von Stoffwechselabfällen. Vor allem in stressbetonten Lebenssituationen können Atemtechniken daher sehr hilfreich sein. Als Bestandteil von Yoga kann die Atmung je nach Bedarf anregend oder entspannend, aber auch ausgleichend eingesetzt werden.

ASANA IM ZUSAMMENHANG MIT BEWEGUNG

Die Asana-Praxis ist das grundlegende Werkzeug, um im Körper anzukommen und starke, tragfähige Wurzeln zu entwickeln. Nur wer sich in der Realität verankert und mit seinem Körper materiell gefestigt ist, sozusagen mit beiden Beinen im Leben steht, kann sich auch spirituell und feinstofflich optimal entwickeln. Der Baum des Lebens ist ein schönes Bild dafür: Äste sind schön und filigran, aber nur wenn der Baum die entsprechenden Wurzeln hat, ist er in Balance – und wie ein Baum in der Lage ist, die Äste zu lebensspendenden Wurzeln umzufunktionieren, wenn er entwurzelt wird und in einen See kippt, so kann der Mensch mit einer soliden Basis im Sturm des Lebens bestehen und sich jeder Lebenslage optimal anpassen.

Aber bietet Yoga grundsätzlich genug, um dem Körper gerecht zu werden, fit und gesund zu sein? Die wissenschaftliche Definition von Fitness würde dies verneinen – und auch ich bin ganz klar der Meinung, dass Yoga einen guten Teil des persönlichen Bewegungspensums abdecken, aber einige Punkte sicher nicht bedienen kann. Yoga ist kein ausreichendes Herz-Kreislauf-Training, kein vollständiges Kräftigungsprogramm, und es ersetzt keine Physiotherapie bei egal welchen Beschwerden.

Yoga kann aber durchaus bei körperlichen Beschwerden für Besserung bis hin zur Heilung sorgen. Für aktive Personen ist Yoga eine sehr positive Ergänzung des Bewegungsspektrums, denn es verbessert bei regelmäßigem Üben den Bewegungsumfang, die Mobilität und die Flexibilität. Um wieder auf das Beispiel mit dem Baum zurückzukommen: Yogaäste ohne solides Wurzelwerk funktionieren auf lange Sicht auch nicht. Wer sich nur mit spirituellen Themen beschäftigt, sich darin verliert und die Basis, das Gefäß der Seele, seinen Körper missachtet oder vernachlässigt, wird sich auf Dauer verlieren oder massive Probleme in sozialen und gesellschaftlichen Strukturen entwickeln. Wie immer kommt es auch hier auf das Gleichgewicht an: Yoga, Sport und Spiritualität sind miteinander verwoben und können nur in Balance die maximalen Effekte an den Tag legen.

Meine Empfehlung: Betrachte Yoga als Ergänzung zu deinem Sportprogramm und versuche, die drei Segmente Herz-Kreislauf-Training, Kräftigung und Beweglichkeit gleichwertig nebeneinander zu stellen.

Ideen für Bewegungsformen

Cardiotraining (Herz-Kreislauf-Training), optimal: 3–4 x 30 min wöchentlich	Kräftigungstraining, optimal: 3–4 x 30 min wöchentlich	Beweglichkeitstraining, optimal: 3–4 x 30 min wöchentlich
Lauftraining	Functional Training (mit und ohne Geräte)	Yoga
Radfahren (sportlich)	Bodyweight-Workout (Übungen mit dem eigenen Körpergewicht)	Stretching
Schwimmen	Pilates	Ballett-Workout
Langlaufen	Crossfit	Gyrokinesis

STEP 6

ERNÄHRUNG DER ZUKUNFT

Wer sich mit dem Thema Ernährung im Zusammenhang mit spirituellen Praktiken und ethischen Grundsätzen auseinandersetzt, kann eigentlich nur zu einem Schluss kommen: Die Ernährung der Zukunft ist nicht nur vegetarisch, sondern komplett vegan. Das kann man mögen oder auch nicht, es gibt einfach zu viele schlagende Argumente dafür, und diese möchte ich nur kurz aufzählen. Zum einen ist es ethisch absolut unabdingbar, sich für vegane Ernährung zu entscheiden, wenn man Mitgefühl für andere Lebewesen hat. Tiere zu lieben und sie gleichzeitig zu essen ist schlichtweg eine Doppelmoral. Es gibt gesicherte Erkenntnisse über die Themen Massentierhaltung und deren Auswirkungen auf Klima und Gesundheit, aufgearbeitet in zahlreichen Büchern und vielen Dokumentationen. Jeder sollte sich selbst ein Bild aus den Quellen seiner Wahl machen und dann zu eigenen Schlüssen kommen. Milchprodukte sind Abfallprodukte aus der Fleischindustrie. Auch das ist kein Mumpitz; man kann, soll und darf es sich gern ansehen, zuhören und zu eigenen Schlüssen kommen. Für mich ist es einleuchtend, wenn ich lerne, dass für einen Liter Kuhmilch die Milch aus 30000 Eutern, die mit Antibiotika und Medikamenten behandelt wurden, zusammenkommt. Eiter darf bis zu einer gewissen Menge übrigens Bestandteil der Milch sein. Zusätzlich sei gesagt, dass ein Kälbchen in rund zwei bis drei Monaten sein Eigengewicht etwa verdoppelt: Wenn die Wachstumshormone aus der Milch das Wachstum von Krebszellen genauso anregen, ist das fatal. Viel schlimmer sind meinem persönlichen Empfinden nach aber die Angst, die Misshandlung und der Schmerz, die in jedem Stück totem Tier und jedem Schluck qualvoll abgepresster Milch stecken. Will man diese Vibes darüber hinaus im eigenen System haben? Du bist, was du isst – und wer keine Tiere mehr isst, wird sehr schnell sensibilisiert für die Veränderungen, die Fleisch essende Mitmenschen nach dem Verzehr eines besonders brutal behandelten Stückes Fleisch zeigen können. Entscheiden muss jeder selbst, und ich missioniere nicht, auch wenn es mir vor allem im Kreis meiner eigenen der Familie und bei engen Freunden sehr schwerfällt.

Die Entscheidungen, die man darüber hinaus zu treffen hat, wenn man sich für eine gewaltfreie Ernährung entscheidet, sind ein eigenes Thema. Meine Empfehlungen zur Weiterbildung in puncto Ernährung findest du am Ende dieses Buches.

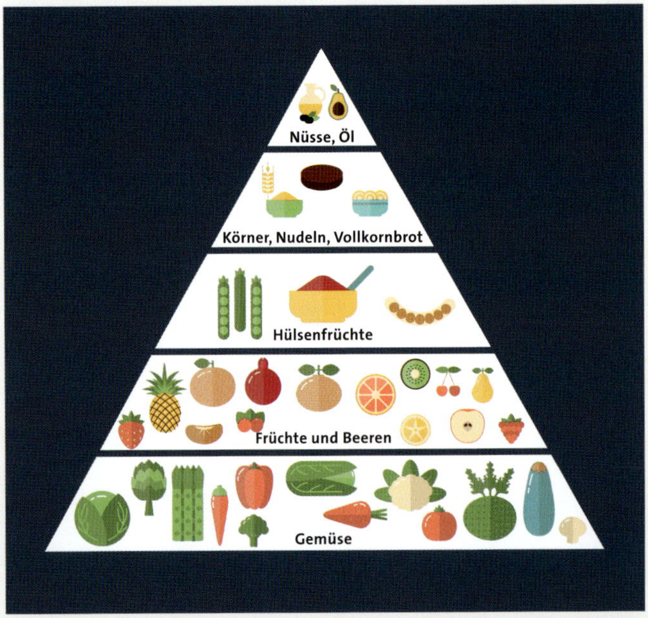

STEP 7

MUT FÜR JEDEN ENTWICKLUNGSSCHRITT

Ein Gefühl der Ausgeglichenheit ist immer ein Zeichen dafür, dass die eigenen Energien im Lot sind. Sowohl äußere Umstände, das soziale, berufliche und familiäre Umfeld, aber auch die Fähigkeit zur Selbstreflektion und zur Kontrolle der eigenen Emotionen sind Faktoren, die diese Balance beeinflussen können, positiv wie negativ. Wer darauf achtet, sich mit gesunden, heilenden und positiven Menschen zu umgeben und angstschürende, negative und ungesunde Orte und Personen meidet, ist bestimmt auf der richtigen Fährte. Manchmal dauert es ein wenig, bis man von der Erkenntnis eines schädigenden Umstands bis zur Korrektur dessen kommt. Das ist vollkommen normal und ein Prozess, für dessen Dauer man sich nicht zu entschuldigen und nicht zu rechtfertigen braucht.

Manchmal sind solche Prozesse auch mit Rückschritten gespickt, gemäß dem Motto »zwei Schritte vor, einen zurück« – und trotzdem ist die Marschroute vorwärtsgerichtet. Wichtig ist nur, den Weg und das Ziel klar vor Augen zu behalten und dafür notwendige Entscheidungen und Schritte nicht unnötig hinauszuzögern. Viele Umstände erfordern das Drehen an den richtigen Stellschrauben, um sich in die richtige Richtung zu bewegen. Hier ist sehr viel Selbstliebe und Geduld gefragt egal, wie schwierig und unlösbar die Prozesse erscheinen – und Yoga hilft auf jeden Fall, durch sie hindurchzugehen. Viele dieser persönlichen Veränderungen sind zunächst mit Enttäuschungen und dem Ende der Selbsttäuschung verbunden. Es ist viel Mut erforderlich, um in solchen Momenten ehrlich zu sich selbst zu sein und seine Kraft zu sammeln, um die nötigen Schritte zu gehen.

Mein Rat: Sieh in solchen Momenten nur das Ziel und sei dir deiner selbst sicher. Die Zeiten der Transformation und des Schmerzes gehen vorüber, und du wirst glücklicher denn je sein, dich für den Schritt nach vorn und damit für deine persönliche Entwicklung entschieden zu haben. Spiritueller Mut lohnt sich immer!

STEP 8

SPIRITUALITÄT IST GRÖSSER ALS DU SELBST

Wir sind gesellschaftlich sehr stark auf Kontrolle geeicht. Unsere Erziehung, unsere westliche Schulbildung, einfach alles, was uns beigebracht wurde, war und ist mit Kontrollsystemen verbunden. Deswegen fällt es uns zunächst unglaublich schwer, an etwas Höheres zu glauben, was größer ist als wir selbst. Dabei fühlen wir es intuitiv, wenn wir zuhören lernen und uns in der Meditation nach innen wenden: Wenn Beten das Gespräch zu Gott ist (oder wie auch immer du das Größere nennen magst), dann ist die Meditation das Zuhören. In der Stille können wir frei von jeder Ablenkung die Informationen downloaden, die wir gerade benötigen – und sie kommen so sicher wie das Amen in der Kirche. Glaube und Hingabe im Vertrauen an das Göttliche, Größere sind essenziell, um eine spirituelle Praxis wirklich zu begreifen und zu durchdringen. Die Verbindung »nach oben« lässt uns außerdem nicht nur mit dem Verstand, sondern mit dem Herzen verstehen, wie wir alle miteinander verbunden sind.

Der Schweizer Pascal Voggenhuber hat dafür einen schönen Vergleich gefunden: Stell dir ein Brot vor. Wir alle sind Krümel aus diesem Laib, und nur zusammen sind wir ein vollständiges Ganzes, zu dem wir als abgebröselte Krümel eines Tages immer wieder hin zurückkehren werden. Die Yogis nennen dies Samskara, das Rad der Wiedergeburt. Wir kommen in ein Leben hinein und atmen ein. Wenn wir am Ende des Lebens ein letztes Mal ausatmen, legen wir dieses Leben wie die Kleidung am Abend wieder ab – nur um am nächsten Tag wiederzukehren und ein neues Kleid anzuziehen. Dieses Rad der Wiedergeburt wiederholt sich, bis wir die vollständige Erfahrung gemacht haben und schließlich erleuchtet sind: Jetzt erst dürfen wir zum Ausgangspunkt, den man vielleicht als einen Sack Mehl bezeichnen könnte, zurückkehren. Dann erlangen wir wieder die Einheit mit allem, das Om, das All-Eins, in das alle Seelenfamilien, alle Brotlaibe wieder zurückkehren.

Wir verstehen also im Laufe einer spirituellen Entwicklung, dass es nicht ausschließlich um uns kleine Leuchten geht: Mit einem Mal machen auch alle anderen Punkte wieder Sinn, denn wenn wir Mitgefühl für jemanden zeigen, ist das letzten Endes Mitgefühl für einen anderen Part vom großen Ganzen, zu dem wir auch selbst gehören.

B Praxis

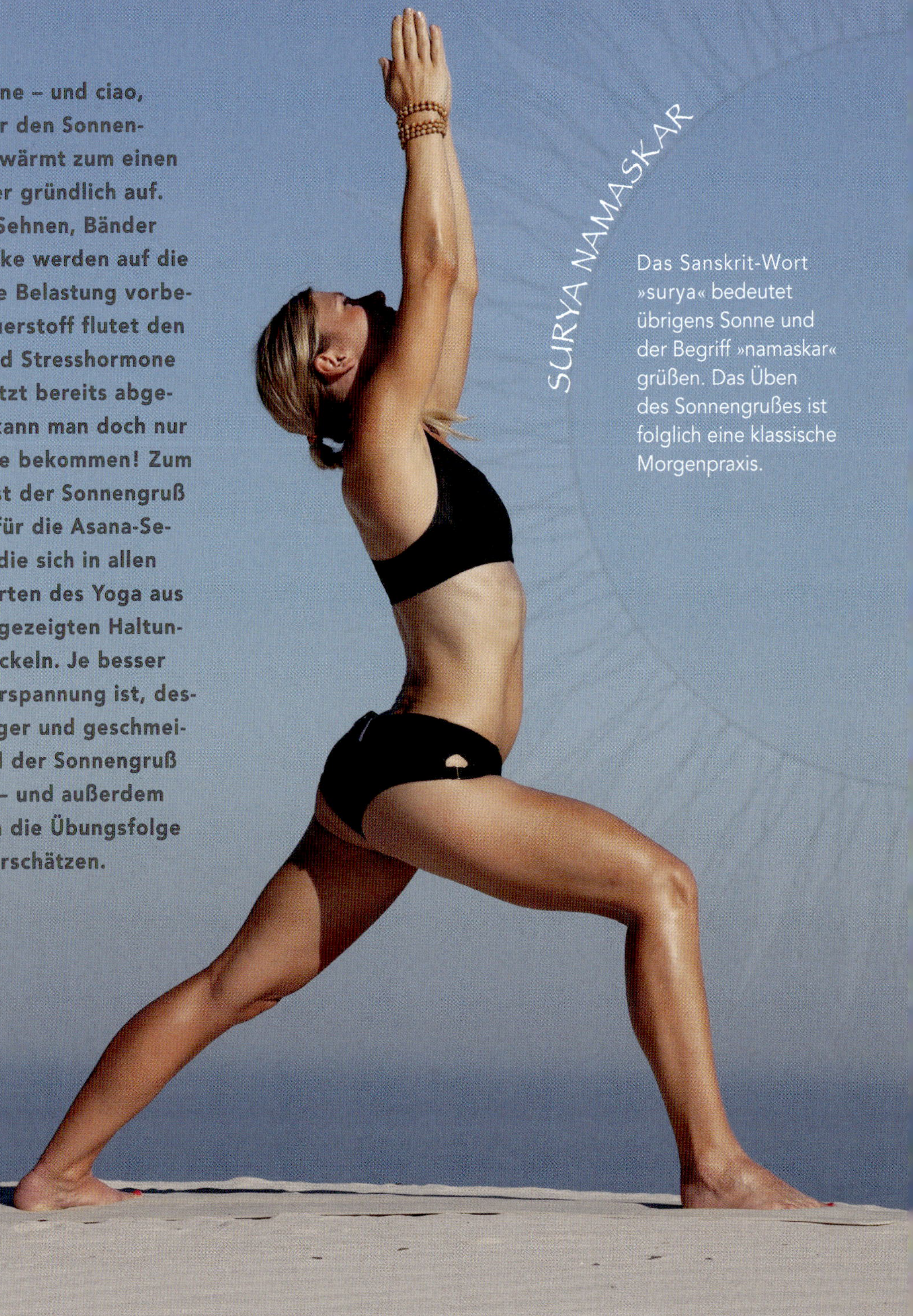

Hallo, Sonne – und ciao, Blues! Wer den Sonnengruß übt, wärmt zum einen den Körper gründlich auf. Muskeln, Sehnen, Bänder und Gelenke werden auf die kommende Belastung vorbereitet, Sauerstoff flutet den Körper und Stresshormone werden jetzt bereits abgebaut. Da kann man doch nur gute Laune bekommen! Zum anderen ist der Sonnengruß die Basis für die Asana-Sequenzen, die sich in allen Vinyasa-Arten des Yoga aus einer der gezeigten Haltungen entwickeln. Je besser die Körperspannung ist, desto anmutiger und geschmeidiger wird der Sonnengruß aussehen – und außerdem sollte man die Übungsfolge nicht unterschätzen.

SURYA NAMASKAR

Das Sanskrit-Wort »surya« bedeutet übrigens Sonne und der Begriff »namaskar« grüßen. Das Üben des Sonnengrußes ist folglich eine klassische Morgenpraxis.

1. Der Sonnengruß:
SURYA NAMASKAR

TOLL, wenn du die Abfolge draußen in der Sonne üben kannst – aber wenn das aufgrund der Temperaturen nicht geht oder es einfach nicht hell werden mag, kann man natürlich auch drinnen üben. Ein offenes Fenster für das Plus an Sauerstoff ist eine gute Idee; wenn es zu kühl dafür ist, sorgt Stoßlüften vor dem ersten Sonnengruß für fast denselben Effekt.

Bereits fünf Durchgänge davon, beispielsweise nach dem Aufstehen, sorgen für eine gewisse Grundspannung, aber auch Dehnung im Körper – und dabei dauert eine Runde gerade mal zwei Minuten! Die Fahrt zur Arbeit, der lange Bürotag oder ungeplante Wartezeiten – wo auch immer – werden nicht nur körperlich, sondern auch geistig erträglicher. Durch die kontrollierte Atmung wird Sauerstoff in den Körper gepumpt und Entspannung erzeugt: Jetzt kann der Tag kommen!

Die Abfolge des Sonnengrußes ist immer sehr ähnlich, auch bei anderen Stilrichtungen. Im Folgenden möchte ich dir die wichtigsten Haltungen erläutern: Du siehst, welche Punkte bei der Haltung essenziell sind, wie das Atemschema abläuft und welche Korrekturen nicht nur als Lehrer, sondern auch bei einer eigenen Praxis vor dem Spiegel für die optimale Körperspannung sorgen. Dazu bekommst du meinen persönlichen Tipp zu jeder Asana: Das kann entweder ein Bild sein, das ich dabei im Kopf habe, oder aber ein spezieller Hinweis auf Merkmale, die vielleicht nicht sofort ins Auge springen würden.

Im Anschluss an die Erläuterungen der wichtigsten Asanas findest du eine Doppelseite, die ein zusammenhängendes Sonnengebet zeigt und beim Üben aufgeschlagen neben der Matte liegen kann. Beginne den Sonnengruß immer am Anfang der Matte und übe fließend; sollte die Atmung zu Beginn nicht klappen oder zu schnell sein, schalte einfach einen vollen Atemzug zwischen jede angegebene Atemtechnik, also beispielsweise bei einer mit »ausatmen« markierten Haltung würdest du in der vorigen Asana ausatmen, dann nochmal ein- und mit der jetzt folgenden Ausatmung in die angegebene Haltung kommen.

Diese fünf Pluspunkte bietet der Sonnengruß

1. Straff und strahlend

Der Körper wird rundum gefordert, der Stoffwechsel angekurbelt. Das ist besonders zutreffendehaltet früher als sonst in den Aktiv-Modus; das verbrennt zusätzliche Energie.

2. Go for glow!

Die Balance wird trainiert und die Haut durchblutet. Besser als Rouge! Da sich die Haltung bei regelmäßigem Üben verbessert, profitiert auch die Ausstrahlung vom Sonnengruß.

3. Gesund wie Gemüse

Der Blutdruck wird reguliert, der Herzschlag stabilisiert. Überschüssiger Blutzucker wird abgebaut – je nachdem, wie lange geübt wird.

4. Inneres Gleichgewicht

Durch die kontrollierte Atmung plus Asanas werden die Funktionen des endokrinen Systems im Körper angeregt. Das bedeutet langfristig die Chance auf mehr emotionale Stabilität. Stress wird abgebaut: Besonders die Kombination mit Meditation wirkt sehr effektiv.

5. Detox light

Die Asana-Folge setzt auf bewusste, tiefe Atemzüge – was den Gasaustausch in der Lunge fördert. Leber und Nieren werden leicht angeregt, die Ausscheidung von Giftstoffen sanft angeregt.

SURYA NAMASKAR:
1.1 DER SONNENGRUS

Anfangs- und Endposition

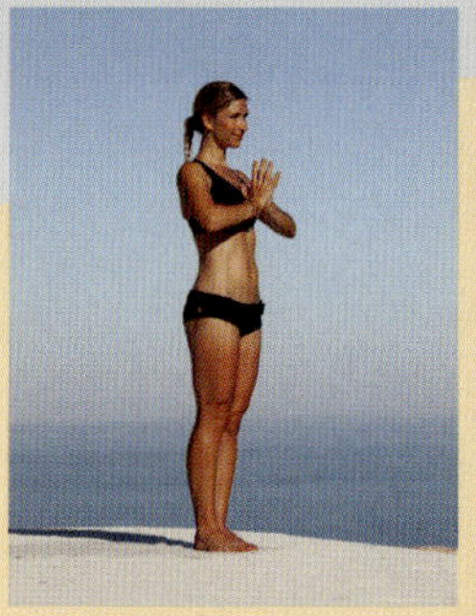

Tadasana: **Aufrechter Stand**
Füße geschlossen halten, Arme neben dem Körper, Grundspannung aufbauen, ausatmen.

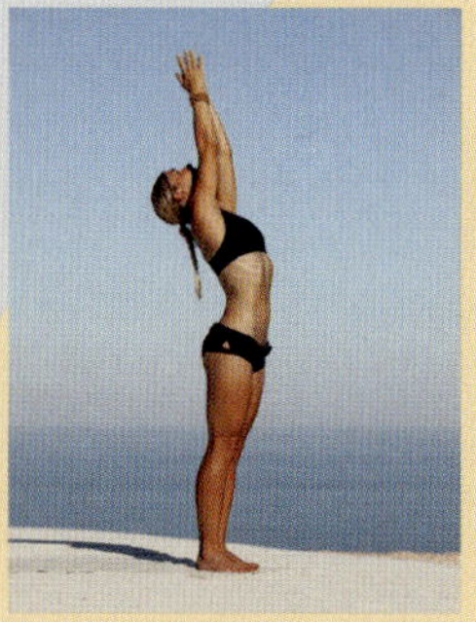

Urdhva hastasana:
Rückbeuge im Stehen
Einatmen, Arme über die Seiten heben, Handflächen aneinander, leicht nach hinten neigen.

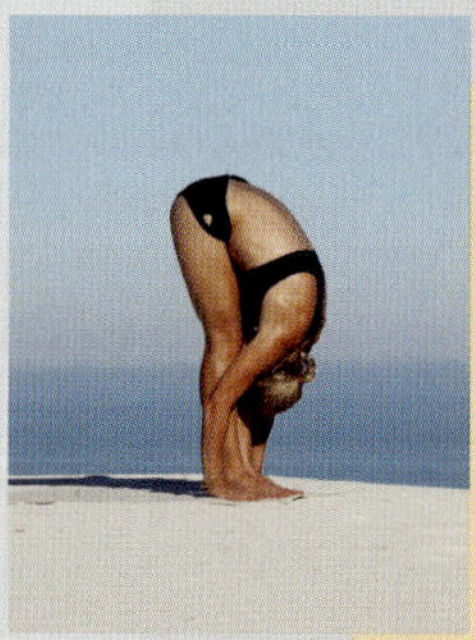

Uttanasana:
Vorwärtsbeuge
Ausatmen, Arme über die Seiten nach unten führen, Hände neben den Füßen platzieren, Nacken und Kopf locker lassen.

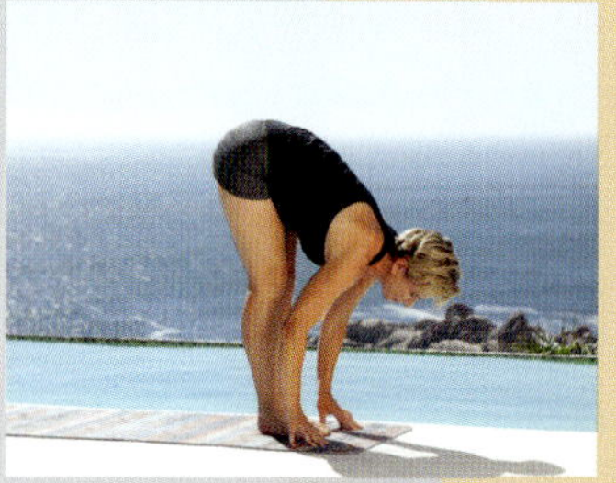

Ardha uttanasana:
Halbe Vorwärtsbeuge
Einatmen, Knie beugen und entweder mit einem kleinen Sprung oder zwei Schritten die Füße zwischen die Hände setzen, den Rücken strecken.

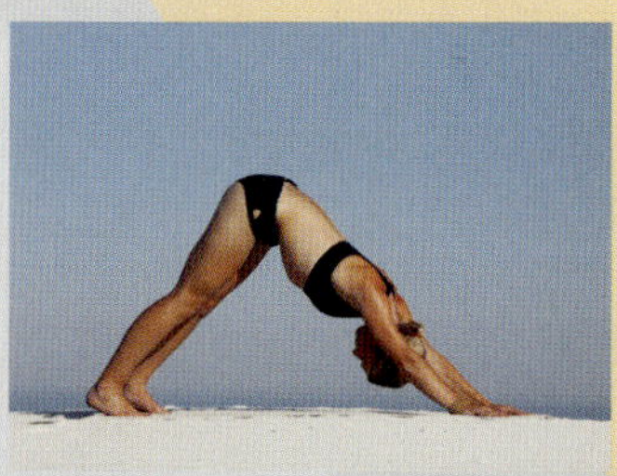

Adho mukha svanasana:
Hinabschauender Hund
Ausatmen, über die Zehen nach hinten rollen, Becken heben, Füße und Hände gleich stark belasten und in den Boden drücken.

Urdhva mukha svanasana:
Hinaufschauender Hund

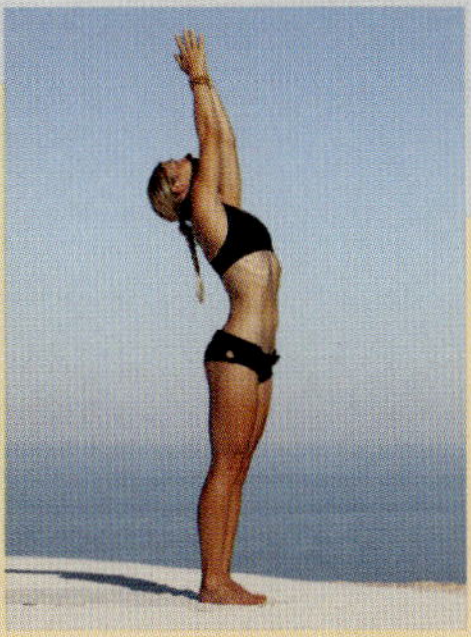

Urdhva hastasana: **Rückbeuge im Stehen**
Einatmen, Arme über die Seiten heben, Handflächen aneinander, leicht nach hinten neigen.

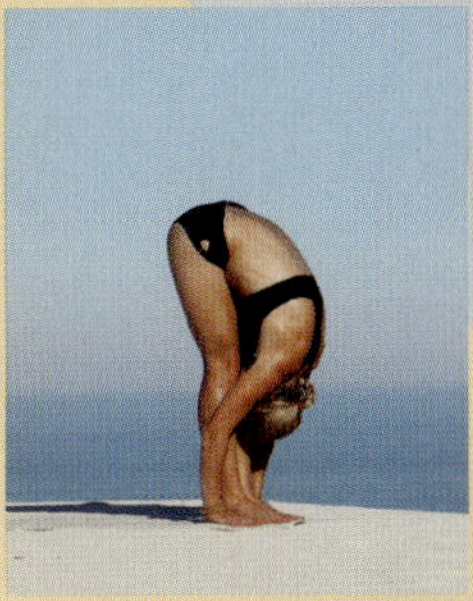

Uttanasana: **Vorwärtsbeuge**
Ausatmen, Arme über die Seiten nach unten führen, Hände neben den Füßen platzieren, Nacken und Kopf locker lassen.

M ÜBERBLICK

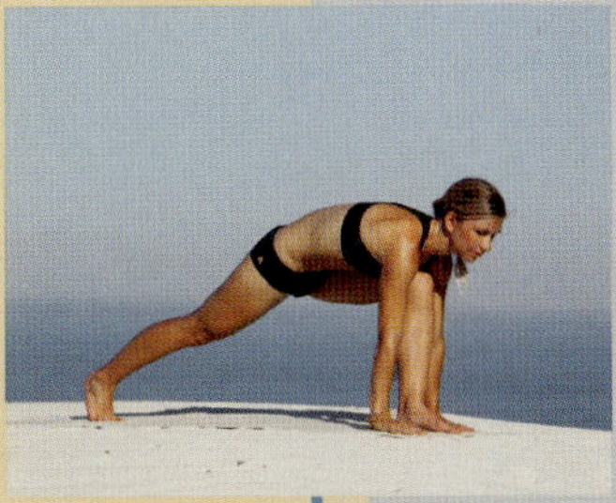

Utthita ashwa sanchalasana: **Ausfallschritt:**
Einatmen, beide Knie beugen, Rücken und Blick heben. Gewicht auf das linke Bein verlagern und mit rechts einen großen Schritt nach hinten machen. Oberkörper und rechtes Bein sind auf einer Ebene, rechtes Bein strecken.

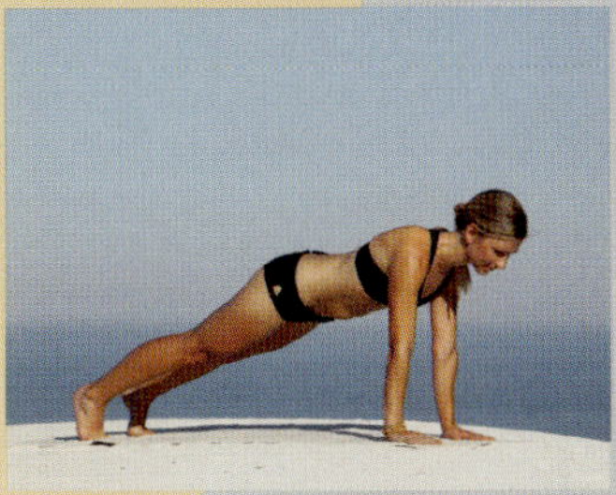

Kumbhakasana: **Bretthaltung**
Immer noch einatmend den linken Fuß ebenfalls nach hinten setzen, Füße hüftweit geöffnet halten. Handgelenke unter den Schultern aufsetzen, Rücken, Beine und Kopf in einer Ebene halten.

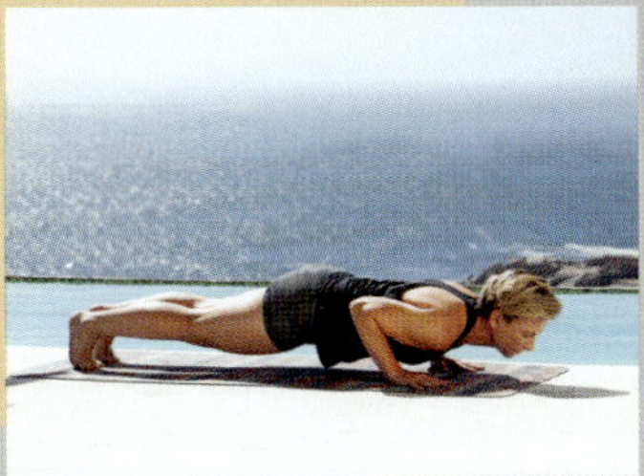

Chatturanga dandasana: **Liegestütz**
Ausatmen, Arme beugen, bis die Ellbogen neben den Rippen sind, Rücken und Beine auf einer Linie halten.

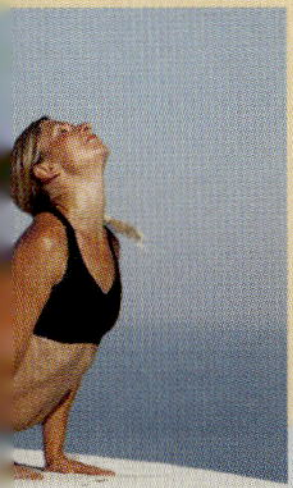

Einatmen, auf die Fußrücken nach vorn rollen, dabei Arme strecken, Schultern aktivieren, Hüfte sinken lassen.

1.2 DIE ASANAS DES SONNENGRUSSES

① BERGHALTUNG: *Tadasana*

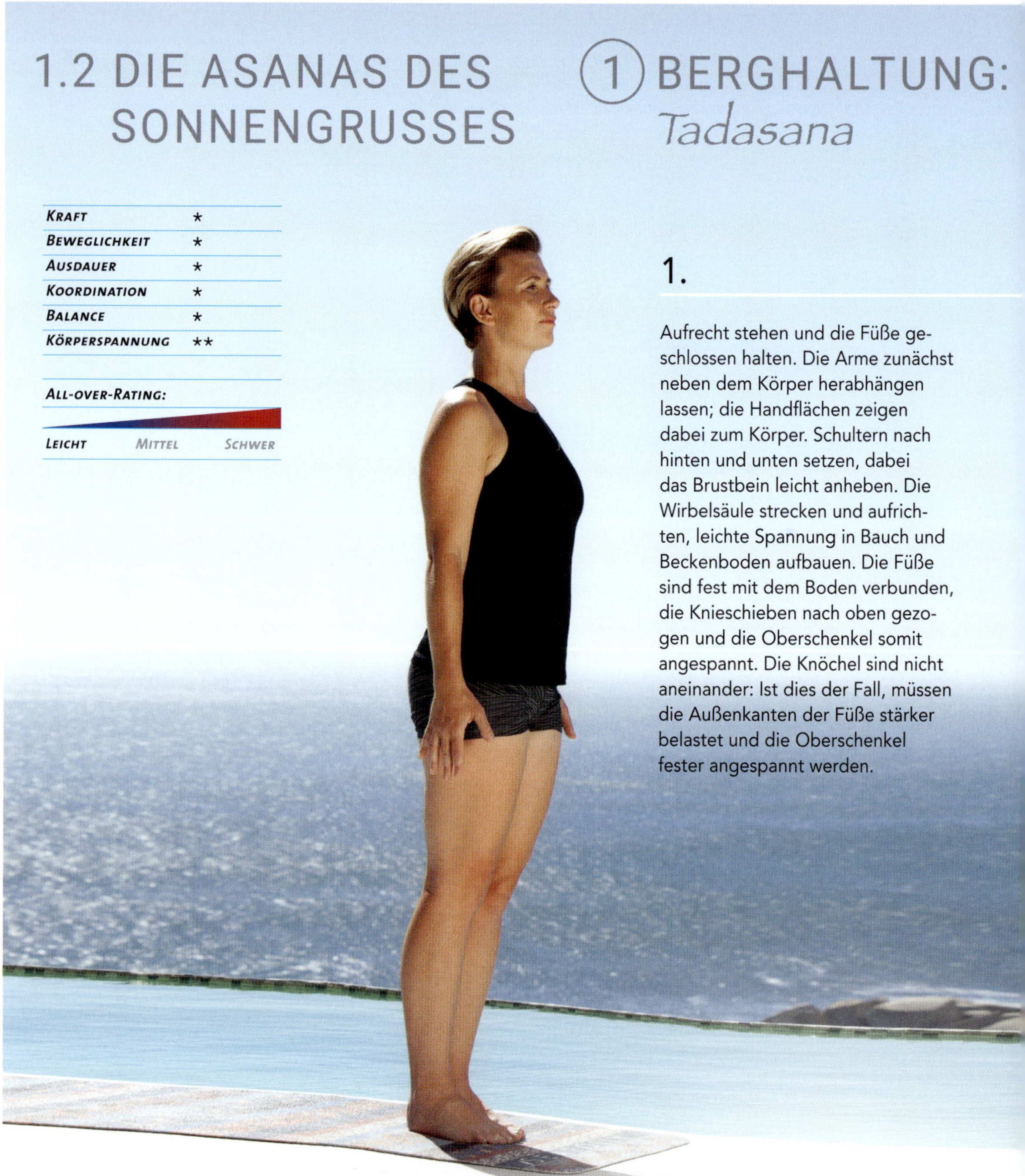

Kraft	*
Beweglichkeit	*
Ausdauer	*
Koordination	*
Balance	*
Körperspannung	**

All-over-Rating:

Leicht — *Mittel* — *Schwer*

1.

Aufrecht stehen und die Füße geschlossen halten. Die Arme zunächst neben dem Körper herabhängen lassen; die Handflächen zeigen dabei zum Körper. Schultern nach hinten und unten setzen, dabei das Brustbein leicht anheben. Die Wirbelsäule strecken und aufrichten, leichte Spannung in Bauch und Beckenboden aufbauen. Die Füße sind fest mit dem Boden verbunden, die Knieschieben nach oben gezogen und die Oberschenkel somit angespannt. Die Knöchel sind nicht aneinander: Ist dies der Fall, müssen die Außenkanten der Füße stärker belastet und die Oberschenkel fester angespannt werden.

Effekte

Das Gleichgewichtsgefühl und die Wahrnehmung der Gewichtsverteilung sind unschätzbare Vorteile von Tadasana.

Die Haltung im Flow

Die Ausgangshaltung von Tadasana ist die Startposition für jedes vollständige Vinyasa und wird vor allem in der ersten Hälfte eines Übungsablaufs oft eingenommen. Die Berghaltung scheint einfach, erfordert aber einen inneren Abgleich der Körperhaltung: Wenn diese Asana optimal ausgeführt wird, legt das einen soliden Grundstein für die folgende Praxis. Aus der Berghaltung entwickelt sich der Sonnengruß und viele Flows führen in diese Haltung zurück.

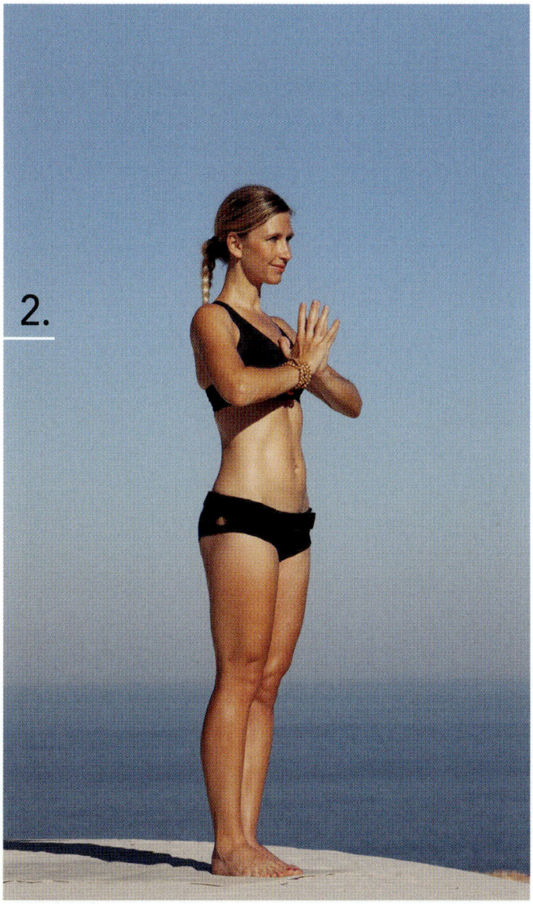

Dann die Hände vor dem Körper locker aneinander legen, die Schultern dabei weiterhin entspannt halten: Diese Version der Berghaltung ist als Samasthiti bekannt und wird manchmal gleich zu Beginn als Startposition gelehrt. Ausatmen.

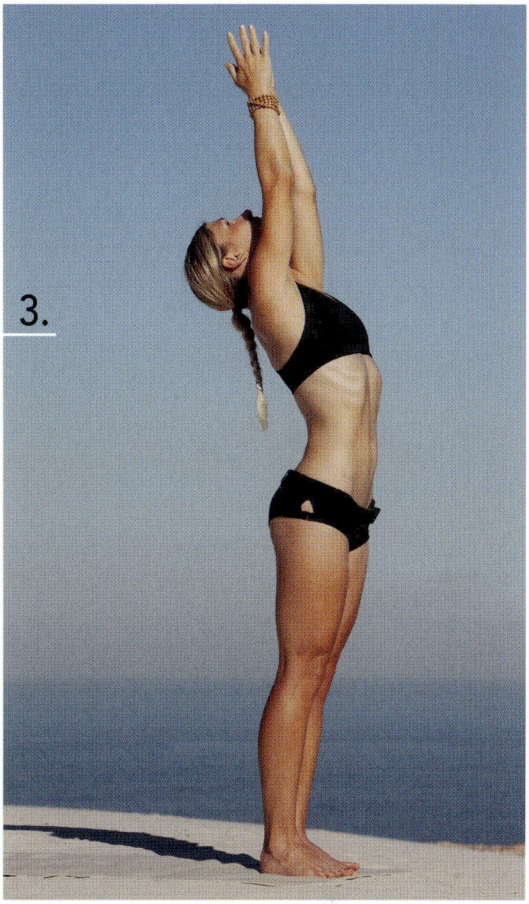

Die Arme mit einer Einatmung über die Seiten nach oben führen und die Handflächen aneinander legen. Der Blick geht zu den Daumenballen, das Brustbein hebt sich etwas weiter. Rücken und Kopf neigen sich aus der Brustwirbelsäule sanft und nur sehr leicht nach hinten. Der untere Rücken bleibt gestreckt, ein Hohlkreuz ist unbedingt zu vermeiden!

Besonderheiten

Achte besonders auf eine gute Gewichtsverteilung. Stell dir dafür drei Punkte an jeder Fußsohle vor: Am Grundgelenk der großen Zehe, am Grundgelenk der kleinen Zehe und in der Mitte der Ferse. Verteile das Gewicht auf beide Füße und dann auf alle drei Punkte gleichmäßig!

Ziehe die Kniescheiben aktiv hoch und aktiviere dadurch die vorderen Oberschenkel.

Lass den Po locker. Ziehe stattdessen den Nabel nach innen und oben, um Bauchmuskeln und Beckenboden zu aktivieren. Das Steißbein gleichzeitig nach unten ziehen.

Den Kopf in der Ausgangsposition in Verlängerung der Wirbelsäule halten: Den Hinterkopf dazu sanft an eine imaginäre Wand drücken und das Kinn zart zum Hals heranziehen.

Wenn die Arme nach oben gestreckt sind, den Rücken nur aus dem oberen Bereich der Brustwirbelsäule heraus nach hinten neigen: Den Kopf kontrolliert und geführt in den Nacken legen, nicht einfach abkippen lassen!

Mein persönlicher Tipp

Die Ausgangsposition von Tadasana (1.) eignet sich hervorragend als Pause-Haltung, wenn man sich in einer fortgeschrittenen Yogastunde überfordert fühlt. Es lohnt sich vor allem für Einsteiger, hier zu verweilen und den Ablauf erst ein paarmal anzusehen, wenn man sich unsicher ist, wie das geht. Vor allem in Beginner-Stunden fordert der Lehrer auch immer wieder dazu auf: Nimm diese Gelegenheit wahr, denn auch konzentriertes Zusehen und Lernen ist Yoga!

② STEHENDE VORBEUGE: UTTANASANA

KRAFT	*
BEWEGLICHKEIT	***
AUSDAUER	*
KOORDINATION	*
BALANCE	**
KÖRPERSPANNUNG	***

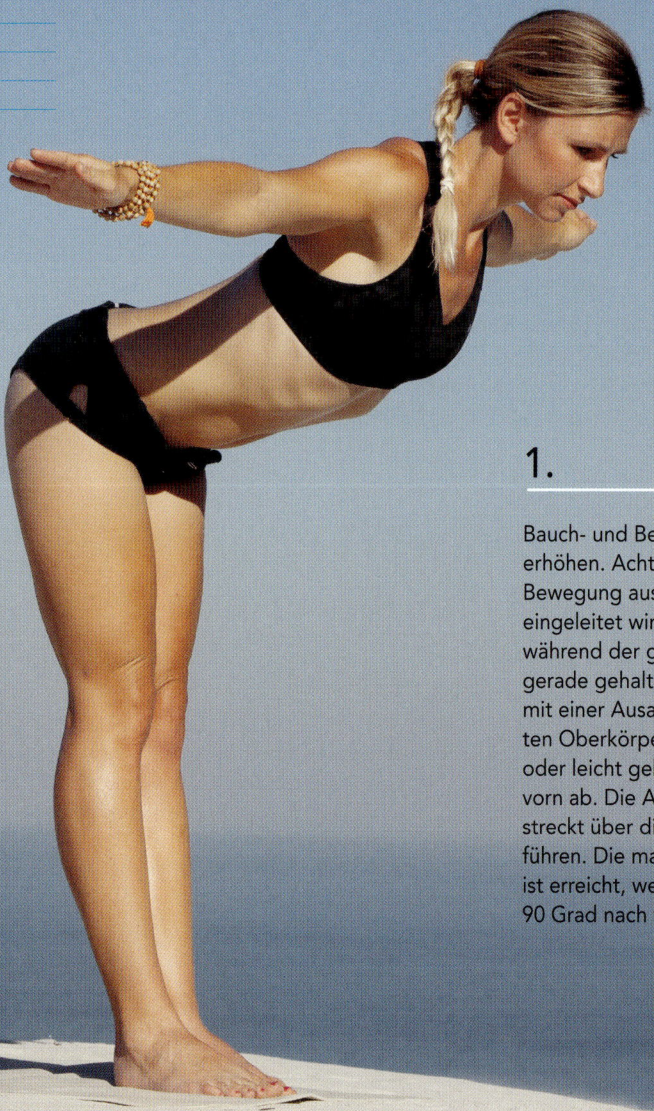

1.

Bauch- und Beckenbodenspannung erhöhen. Achte darauf, dass die Bewegung aus dem Becken heraus eingeleitet wird und der Rücken während der gesamten Ausführung gerade gehalten wird. Senke dann mit einer Ausatmung den gestreckten Oberkörper mit gestreckten oder leicht gebeugten Beinen nach vorn ab. Die Arme dabei ausgestreckt über die Seiten nach unten führen. Die maximale Anspannung ist erreicht, wenn der Oberkörper 90 Grad nach vorn geneigt ist.

ALL-OVER-RATING:

LEICHT BIS MITTEL SCHWER

EFFEKTE

Die Beinrückseiten, aber auch der untere Rücken, werden intensiv gedehnt, der Nacken entspannt. Der Blutrückfluss zum Herzen wird unterstützt, die Durchblutung verbessert.

DIE HALTUNG IM FLOW

Uttanasana ist bestens geeignet, um beispielsweise Armbalancen wie die Krähe aufzubauen, in einbeinige Haltungen wie den Standspagat oder den Tiefen Sitz überzuleiten – oder auch ganz einfach, um nach einem Vinyasa wieder zum Stand zurückzukehren.

Besonderheiten

Wenn deine Beweglichkeit die Ausführung mit gestreckten Beinen nicht zulässt, beuge sie gern.

Sollte es schwer sein, deine Beine in der Vorbeuge aufgrund von Babybauch oder Bierwampe geschlossen zu halten, dann öffne die Füße bitte hüftweit und achte darauf, dass die Füße parallel sind. Führe die Übung dann einfach mit geöffneten Beinen durch.

Mein persönlicher Tipp

Mit Babybauch lässt es sich oft wunderbar Yoga üben – das habe ich selbst erleben dürfen. Aber es kommt immer auf die individuelle Schwangerschaft an: Viele Haltungen sind in unterschiedlichen Schwangerschaftsmonaten nur abgeändert oder gar nicht machbar. Jede Übung zu kommentieren, würde den Rahmen dieses Buches sprengen; wende dich daher bitte unbedingt an eine Yogalehrerin, die Schwangerenyoga unterrichtet und kläre am besten zuvor mit deinem Arzt, ob du Yoga zu diesem Zeitpunkt üben solltest!

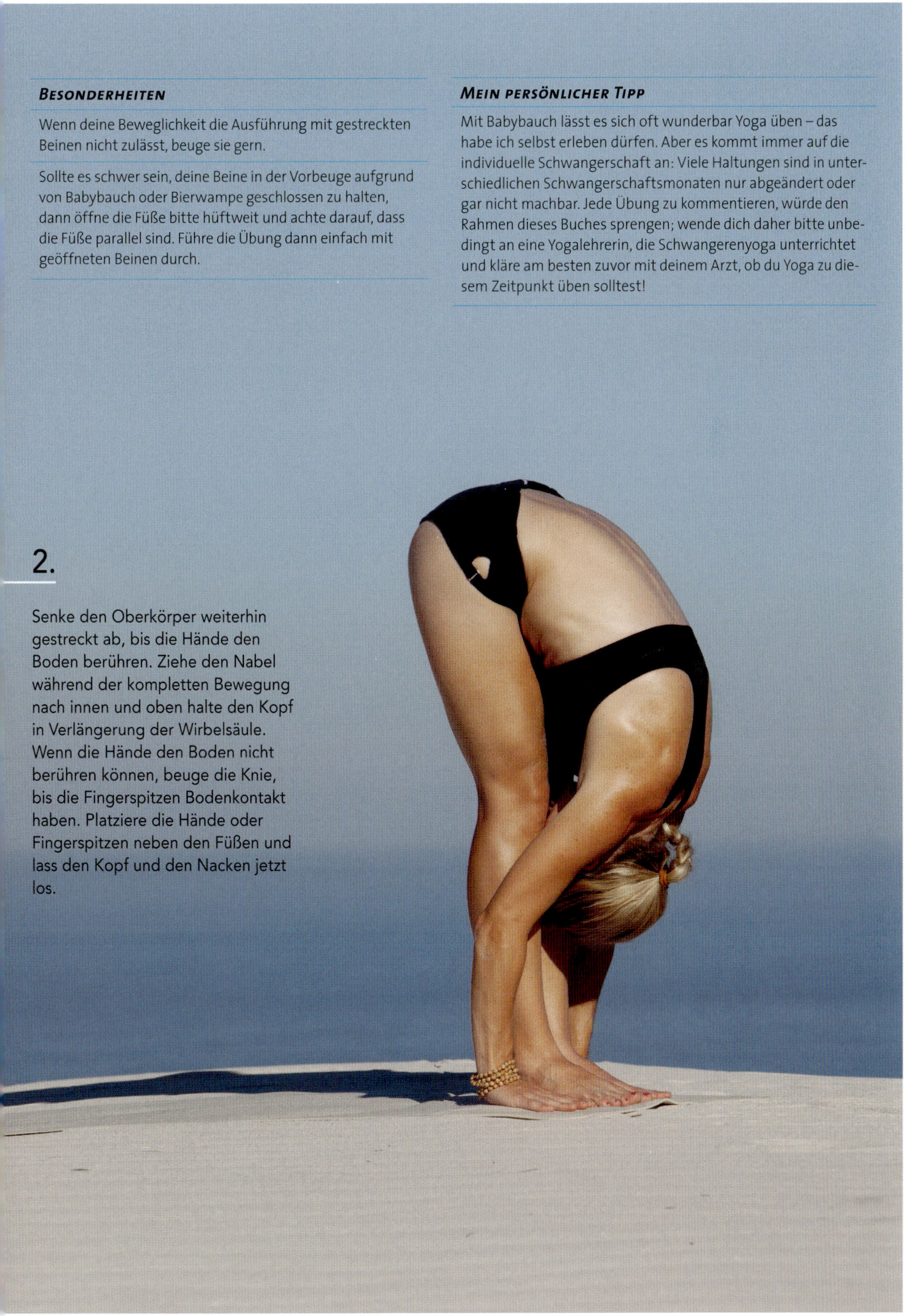

2.

Senke den Oberkörper weiterhin gestreckt ab, bis die Hände den Boden berühren. Ziehe den Nabel während der kompletten Bewegung nach innen und oben halte den Kopf in Verlängerung der Wirbelsäule. Wenn die Hände den Boden nicht berühren können, beuge die Knie, bis die Fingerspitzen Bodenkontakt haben. Platziere die Hände oder Fingerspitzen neben den Füßen und lass den Kopf und den Nacken jetzt los.

③ PLANKE: *Phalakasana*

KRAFT	**
BEWEGLICHKEIT	*
AUSDAUER	*
KOORDINATION	*
BALANCE	*
KÖRPERSPANNUNG	***

ALL-OVER-RATING:

LEICHT **MITTEL** SCHWER

1.

Wenn möglich, die Beine gestreckt halten. Bauch-, Beckenboden- und Rückenspannung wieder aufbauen. Den Oberkörper strecken und anheben; die Hände berühren weiterhin den Boden. Den Blick einen halben Meter vor den Füßen auf den Boden richten.

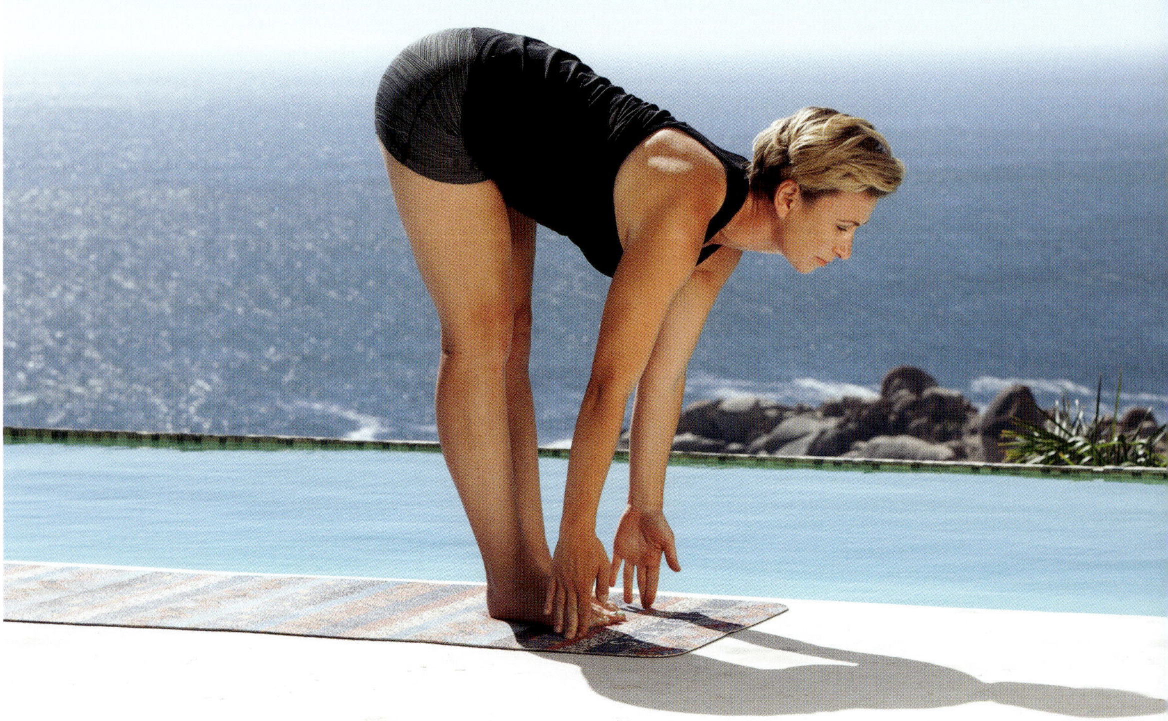

BESONDERHEITEN

Das kontrollierte und leichtfüßige Zurücksetzen beider Füße zeigt das Maß an Körperspannung an. Wer schleift, trampelt oder den Fuß mit Schwung zurücksetzt, darf seiner Rumpfmuskulatur mehr Zuwendung schenken.

Geübte dürfen gern mit einem kleinen Sprung in die Planke kommen: Aber bitte leise und leichtfüßig!

Die Planke erfordert ein gutes Maß an Körperspannung. Ist kein Lehrer in der Nähe, hilft ein Spiegel bei der Haltungskontrolle. Hängt der Rücken durch, ist es empfehlenswert, die Knie abzusetzen und ab hier eine leichtere Version des Sonnengrußes mit abgelegten Knien zu absolvieren.

Schmerzende Handgelenke sind meistens für Yogaeinsteiger ein Problem. Die leichte Version sollte man aber nicht sofort einnehmen, denn nur wer die Haltung übt, wird auch Resilienz aufbauen und sich verbessern.

MEIN PERSÖNLICHER TIPP

Von der Planke kann man gar nicht genug kriegen, sie ist toll für die Rumpfmuskulatur! Wer gern viel übt, sollte das mit Augenmaß und ohne egobefeuerten Ehrgeiz tun. Klar ist es gut, ordentliche Muskeln zu haben und die Haltung bestmöglich auszuführen. Aber dafür mit einer Entzündung im Unterarm bezahlen – oder mit Bandscheibenproblemen im unteren Rücken? Nein, danke!

2.

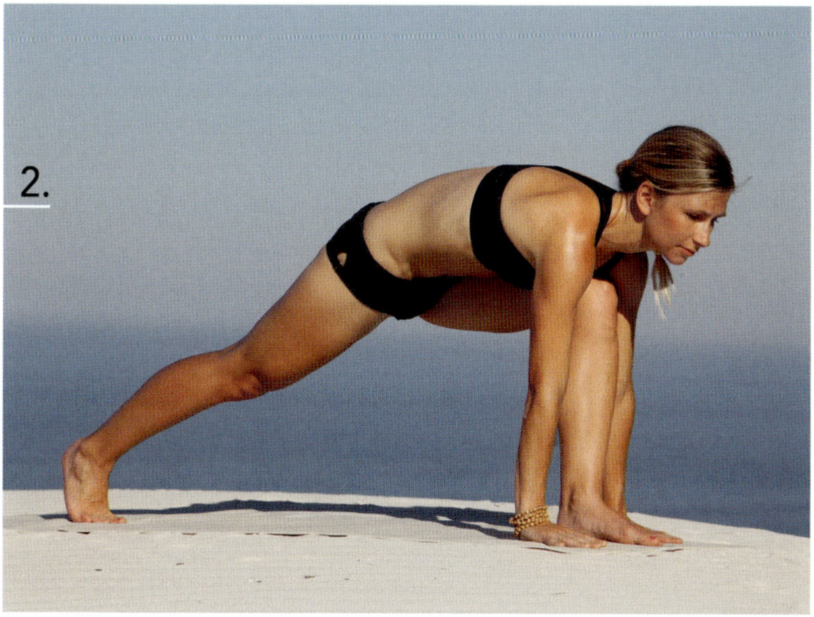

Die nächsten beiden Schritte mit einer Einatmung verbinden. Die Knie tief beugen, das Gewicht auf den linken Fuß und beide Hände verteilen. Setze nun den rechten Fuß weit nach hinten und senke die Hüfte, bis Kopf, Oberkörper und rechtes Bein sich auf einer Ebene befinden.

3.

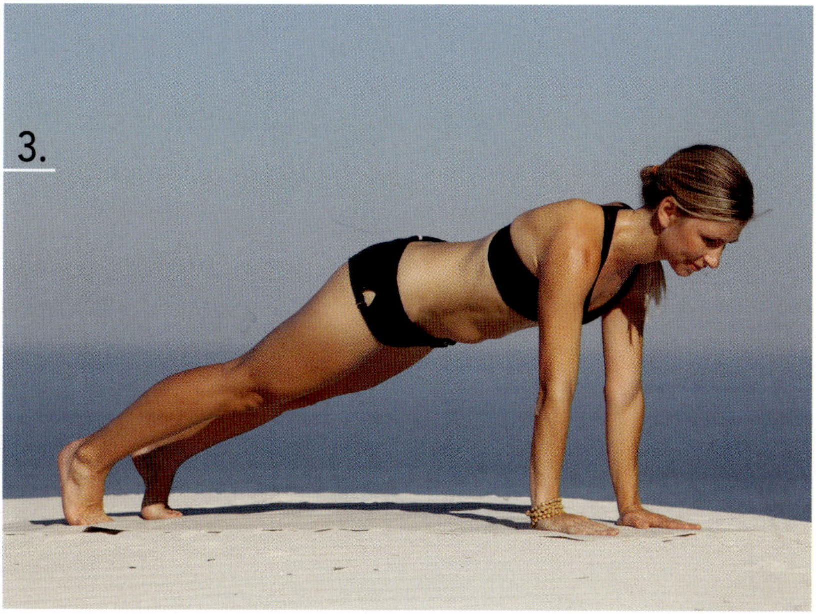

Verlagere das Gewicht auf Hände und rechten Fuß, löse den linken Fuß vom Boden und setze ihn kontrolliert nach hinten. Die Füße hüftweit geöffnet halten und in eine schiefe Ebene kommen: Oberkörper und Rücken sind eine Einheit, der Kopf bildet die Verlängerung deines Rückens. Das Gewicht ruht gleichmäßig auf Füßen und Händen. Bauch, Rücken und Brustmuskulatur sind angespannt.

Effekte

Die gesamte Kernmuskulatur des Körpers wird gestärkt: Bauch, Brust, Rücken und Beckenboden stehen im Fokus, aber auch Arme, Schultern, Beine und Po müssen sich anstrengen, um die Haltung perfekt auszuführen.

Die Haltung im Flow

Aus der Planke heraus lässt es sich prima nach vorn steigen, aber auch durch die Hände hindurchspringen und zum Sitzen überleiten. Auch viele seitliche Stützübungen lassen sich aus der Planke ableiten.

④ LIEGESTÜTZ: CHATURANGA DANDANSANA

Kraft	***
Beweglichkeit	*
Ausdauer	*
Koordination	*
Balance	*
Körperspannung	***

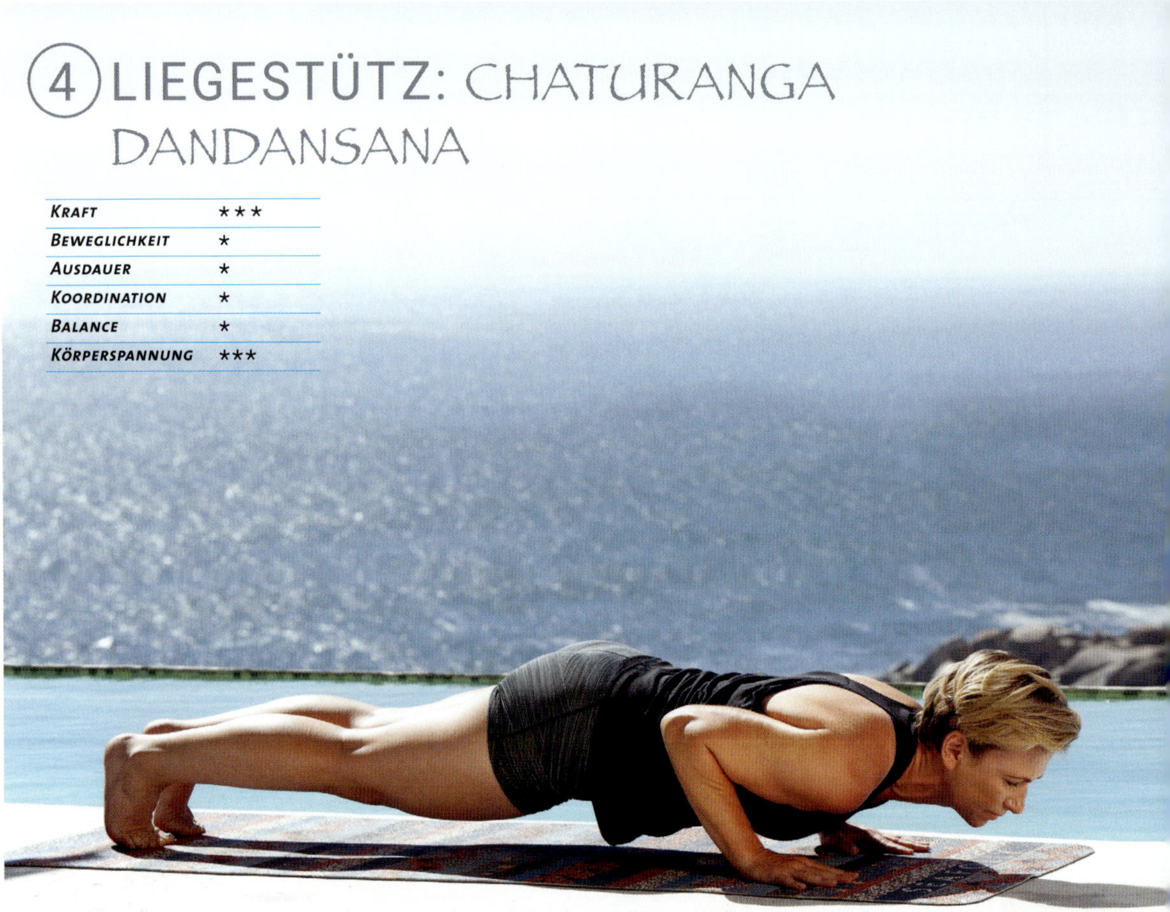

1.

Die Haltung mit einer Ausatmung ausführen. Hände senkrecht unter den Schultern platzieren, die Finger sind gespreizt und das Gewicht auf Hände und Füße gleichermaßen verteilt. Die Bauchspannung stark erhöhen. Auch Rücken und Beckenboden stärker anspannen. Dann beide Ellbogen gleichzeitig beugen, bis sie sich neben den Rippen befinden. Beine, Oberkörper und Kopf befinden sich weiterhin in einer Ebene.

All-over-Rating:

Leicht — **Mittel** — Schwer

Effekte

Ein tolles Training für die Brustmuskulatur, aber auch für den Trizeps.

Die Haltung im Flow

Chaturanga eignet sich bestens, um in die Bauchlage zu wechseln – aber umgekehrt eher nicht, da es sehr viel Kraft erfordert, um aus der Bauchlage heraus eine saubere Liegestütz auszuführen.

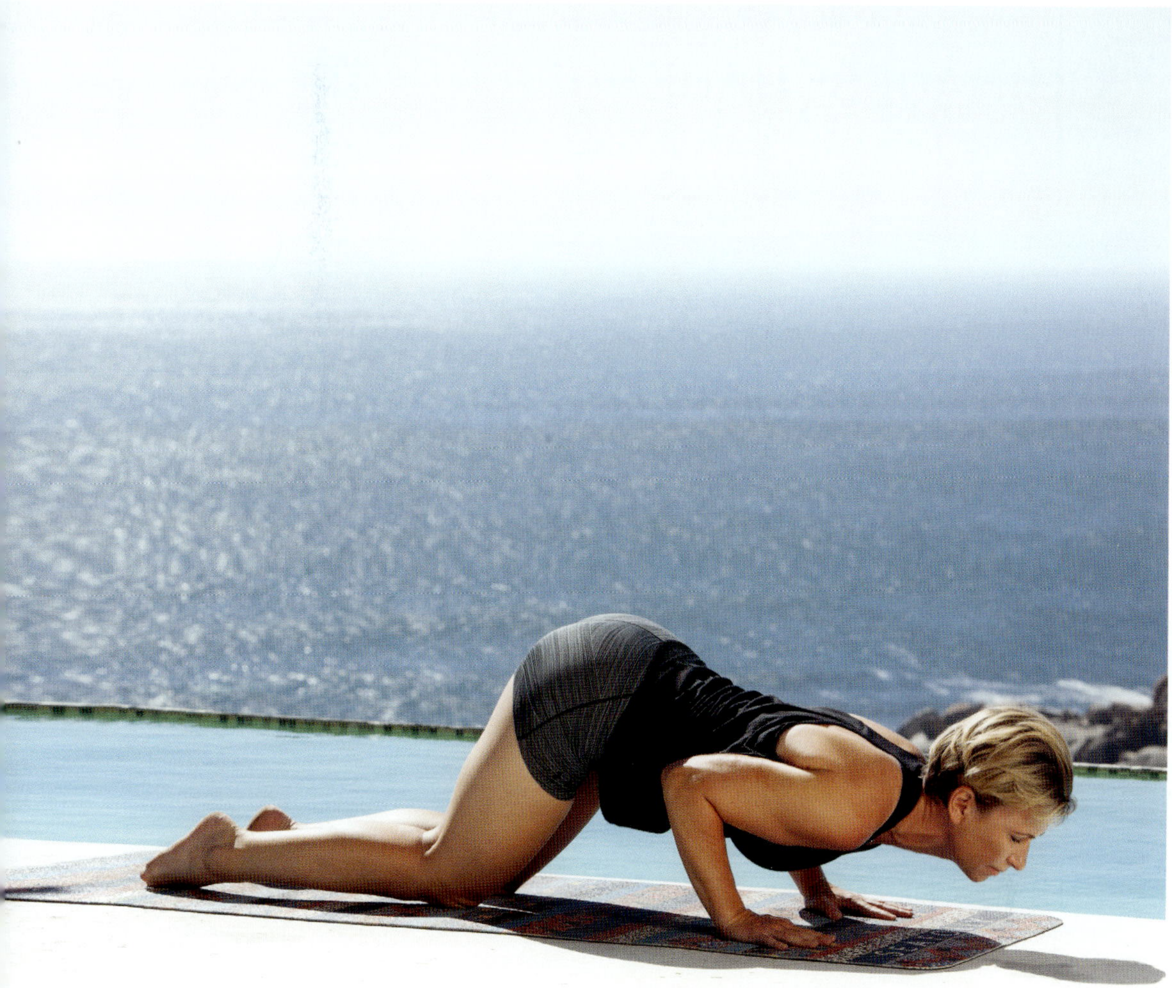

2.

Reicht die Körperspannung noch nicht für ein vollständiges Chaturanga, kann die einfachere Version ausgeführt werden. Dazu aus der Planke heraus die Knie ablegen, die Fußrücken flach auf den Boden legen. Bauch, Rücken und Beckenboden stärker anspannen, dann beide Ellbogen beugen.

Besonderheiten

Die Ellbogen sollten eng am Körper bleiben, damit der Trizeps eine Extraportion Aufmerksamkeit bekommt.

Die Schultern bereits in der Vorbereitung kontrollieren und nach hinten rollen, die Schulterblätter zueinander ziehen und in diesem »Schulterkorsett« angespannt halten, nicht beim Beugen der Ellbogen nach vorn rollen lassen!

Der Winkel im Fußgelenk sollte etwa 90 Grad betragen. Ist er größer, lässt sich die Folgebewegung schlecht anschließen – ist er kleiner, ist Chaturanga deutlich anstrengender, da die Hände in Folge weiter vorn aufsitzen. Daher auf eine leichte Beinspannung achten!

Der Kopf verlängert die Wirbelsäule und kippt keinesfalls nach vorn ab!

Mein persönlicher Tipp

Jeder mogelt mal, wenn die Kraft ausgeht. Aber Chaturanga sollte gerade zu Beginn der Stunde mit viel Hingabe und Genauigkeit geübt werden, um eine dauerhafte Grundspannung im Körper zu erreichen. Zuerst ist es nur eines, dann zwei, dann drei Runden, in denen das klappt: Du bist nicht allein, wir waren alle mal genau an diesem Punkt, und du schaffst das!

5 HINAUFSCHAUENDER HUND: URDHVA MUKHA SHVANASANA

KRAFT	**
BEWEGLICHKEIT	*
AUSDAUER	*
KOORDINATION	*
BALANCE	*
KÖRPERSPANNUNG	**

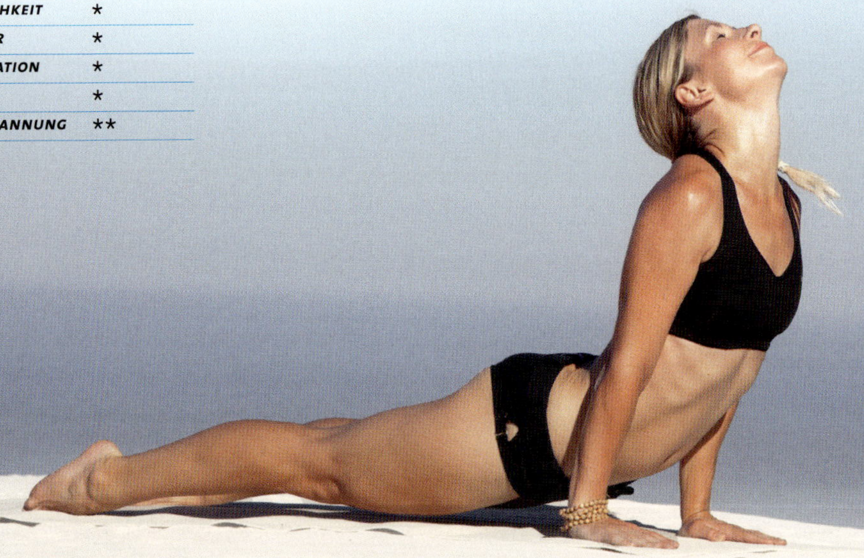

Mit einer Einatmung über die Zehen nach vorn rollen und dabei die Knie, Hüfte und Oberkörper knapp über dem Boden nach vorn schieben. Dann die Schultern nochmal bewusst nach hinten und unten straffen und die Arme wieder durchstrecken. Nur die Fußrücken und die Handflächen berühren jetzt den Boden. Den Rücken strecken, den Beckenboden bewusst unter Spannung halten. Mit viel Körperbewusstsein den Rücken aus der Brustwirbelsäule heraus sanft nach hinten neigen, eventuell den Kopf nach hinten heben.

ALL-OVER-RATING:

LEICHT — **MITTEL** BIS **SCHWER**

EFFEKT

Die Brustwirbelsäule erfährt eine dringend notwendige Mobilisierung bei der Rückbeugung, wenn die Haltung korrekt ausgeführt wird.

DIE HALTUNG IM FLOW

Aus dem Hinaufschauenden Hund geht es entweder zum Herabschauenden Hund oder in die Kindhaltung. Ein Wechsel in die Bauchlage würde zum Kollaps der mühsam aufgebauten Haltung führen, daher würde ich das nicht empfehlen.

BESONDERHEITEN

Alternativ zur Rückbeuge kann die Haltung auch rückenschonender mit Blick nach vorn beendet werden.

Wer wenig Muskulatur hat, sinkt in dieser Haltung gern in den Schultergürtel hinein. Selbstkontrolle ist gefragt: Sind die Knie am Boden, wird die Asana falsch ausgeführt. Das schont auch nicht, sondern kompromittiert die Schultern: In diesem Fall lieber die Kobra üben.

MEIN PERSÖNLICHER TIPP

Man ist manchmal so froh, aus der Krafthaltung Chaturanga endlich in den Hinaufschauenden Hund zu wechseln – und schwupps, hängt man im unteren Rücken im Hohlkreuz. Passiert auch ermüdeten Profis mal – aber mir (und auch dir) bricht kein Zacken aus der Yogakrone, wenn man je nach Tagesform irgendwann nach der x-ten Wiederholung schon vor dem Rückenkollaps zur leichteren Chaturanga-Version Kobra wechselt und sich dadurch vor fiesen Rückenschmerzen schützt. Wir Yogis wissen: Das wahre Alter eines Menschen erkennt man nicht im Ausweis, sondern am Zustand der Wirbelsäule!

6 KOBRA: BHUJANGASANA

KRAFT	*
BEWEGLICHKEIT	*
AUSDAUER	*
KOORDINATION	*
BALANCE	*
KÖRPERSPANNUNG	**

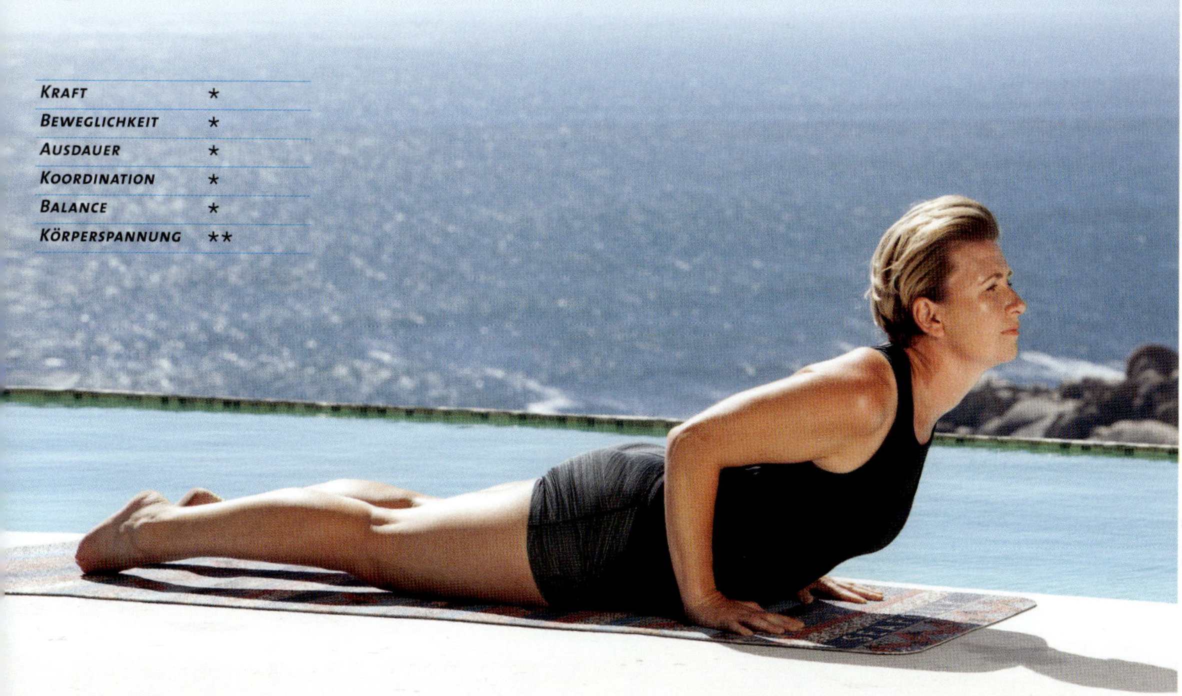

Aus der Bauchlage heraus die Hände korrekt platzieren. Sie sollten so unter den Schultergelenken platziert sein, dass die Schulterkante und die Fingerspitzen auf einer Höhe sind. Die Ellbogen sind eng am Körper, die Schultern nach hinten gerollt. Schulterblätter zueinander ziehen. Beine geschlossen halten, die Fußrücken liegen auf dem Boden. Innenschenkel aktiv aneinander pressen, Beckenboden aktivieren. Die Bewegung erfolgt mit einer Einatmung: Hüften auf dem Boden halten, dann Druck in die Handflächen geben und den Oberkörper nach oben drücken. Das Anheben mit der Anspannung der Rückenmuskulatur unterstützen. Den Blick nach vorn richten.

ALL-OVER-RATING:

LEICHT — MITTEL — SCHWER

EFFEKTE

Die Stärkung der gesamten Rückenmuskulatur steht bei dieser Asana an erster Stelle. Die Brustmuskulatur wird ebenfalls gedehnt.

DIE HALTUNG IM FLOW

Aus der Kobra ergibt sich die Kindhaltung oder der Vierfüßlerstand. Die Kindhaltung ist vorzuziehen, um die Rückbeuge zu neutralisieren.

BESONDERHEITEN

Die Spannung in Beinen und Beckenboden ist sehr wichtig, um auch in dieser Haltung den Rücken zu schützen.

Das Gesäß ist in dieser Haltung nur mäßig angespannt und unterstützt den Rücken nur leicht.

Nur wenn die Hüften komplett auf dem Boden bleiben, ist der untere Rücken geschützt.

MEIN PERSÖNLICHER TIPP

Die Kobra ist eine tolle Asana, die auch außerhalb des Sonnengrußes als fordernde Rückbeuge geübt werden kann: Mit mehr Zeit und erhöhter Rückenspannung lassen sich die Arme irgendwann auch hier nahezu strecken: Unbedingt ausprobieren!

7 KINDHALTUNG: BALASANA

Kraft	*
Beweglichkeit	*
Ausdauer	*
Koordination	*
Balance	*
Körperspannung	*

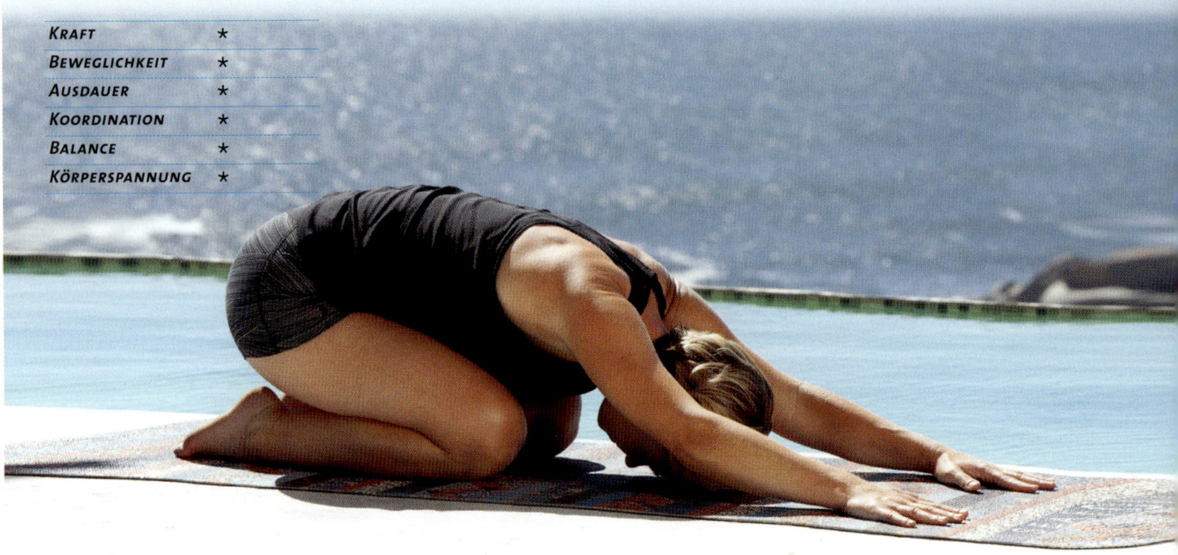

Mit einer Ausatmung und etwas Körperspannung aus der Kobra heraus auf die Knie hochdrücken und das Gesäß zu den Fersen schieben. Die Hände eine Handbreit weiter vom Körper weg platzieren und die Finger weit spreizen, die Stirn zum Boden bringen. Schultern von den Ohren weg nach hinten und Schulterblätter zueinander ziehen. Die Arme sind nicht komplett entspannt, sondern weisen eine geringe Grundspannung auf: Mit den Händen den Körper weiter zu den Fersen drücken.

All-over-Rating:

Sehr leicht Mittel Schwer

Effekte

Die Normalisierung des Herzschlags ist ein großartiger Effekt der Haltung. Die Dehnung des Rückens ist ebenfalls hervorzuheben. Balasana ist eine Erholungshaltung.

Die Haltung im Flow

Aus der Kindhaltung entwickeln sich mühelos der Vierfüßlerstand, der Fersensitz oder der Hinabschauende Hund. Sie ist eine tolle Entspannungshaltung, die an der richtigen Stelle im Kurs längere Zeit gehalten werden kann.

Besonderheiten

Die Arme können für eine intensivere Relax-Erfahrung neben den Beinen nach hinten ausgestreckt und ohne Anspannung abgelegt werden, die Schultern dann ebenfalls locker lassen.

Bei Beschwerden im unteren Rücken oder etwas mehr Körperfülle einfach die Knie öffnen, aber die Füße beisammen lassen. Jetzt hat vor allem der untere Rücken, aber auch die Vorderseite des Körpers mehr Raum.

Sehr unbewegliche Yogis können sich ein Kissen oder einen Yogablock unter die Stirn legen, um den Abstand zum Entspannungspunkt zu verkürzen.

Mein persönlicher Tipp

Die Kindhaltung wird sehr oft mit geöffneten Knien gelehrt. Ich finde die geschlossene Variante aber mindestens genauso wichtig: Vor allem sportliche Menschen mit beinbetonten Sportarten können von der Kniedehnung stark profitieren. Das gilt nur für Personen ohne Vorschädigung!

8 HINABSCHAUENDER HUND: ADHO MUKHA SHVANASANA

KRAFT	**
BEWEGLICHKEIT	**
AUSDAUER	*
KOORDINATION	*
BALANCE	**
KÖRPERSPANNUNG	**

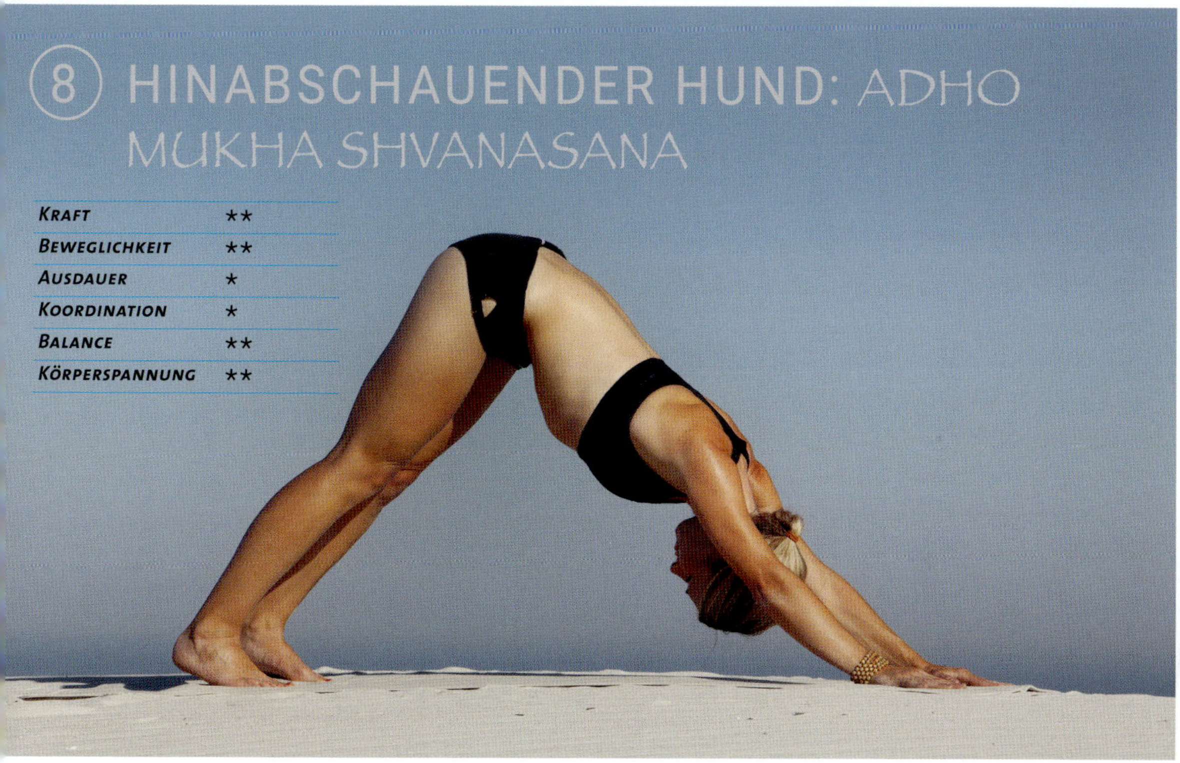

Mit einer Ausatmung aus dem Hinaufschauenden Hund kommend, führt das Becken den Aufbau der Haltung an: Bauch- und Beckenbodenspannung erhöhen und das Becken anheben, bis das Abrollen oder Umsetzen der Zehen auf die Fußballen ganz natürlich erfolgen muss. Die Fersen in den Boden schieben, die Hände breit gefächert weiter in die Matte drücken. Den Blick zu den Oberschenkeln richten.

ALL-OVER-RATING:

LEICHT — **MITTEL** — SCHWER

EFFEKTE

Die Beinrückseiten, aber auch der Rücken werden sanft, aber kräftig gedehnt. Der Kopf ist unter Hüfthöhe, der Herzschlag kann sich beruhigen.

DIE HALTUNG IM FLOW

Aus dem Hund kann man in so ziemlich jede Haltung kommen: zum Stand, zum Sitzen, in sämtliche Handbalancen und in den Krieger 1. Oder in Stützhaltungen. Eine Schlüsselposition eben, die sich perfekt als Übergangshaltung in einem geplanten Flow eignet!

BESONDERHEITEN

Der Abstand zwischen Händen und Füßen beträgt eine Beinlänge.

Das Becken, Hände und Füße sind drei Punkte eines gleichschenkligen Dreiecks: Das Becken ist genau in der Mitte.

Ein Überstrecken des mittleren Rückens ist zu vermeiden. Dazu die Rippen zueinander schieben und die Schulterblätter zueinander ziehen, Schultern von den Ohren weg nach hinten ziehen.

Ein länger gehaltener Hund lädt zur Nachkorrektur des Rückens ein: Knie beugen, dann den Rücken strecken und fixieren, dann erst die Fersen zurück zum Boden bringen.

Bei der Korrektur des Rückens immer auf die Wirbelsäule schauen: Vor allem Athleten haben gern stark ausgebildete Rückenstrecker-Muskeln, die man vielleicht als gerundeten Rücken fehlinterpretiert. Dabei liegt die Wirbelsäule nur gut eingebettet und ist bereits gestreckt. Ein zweiter Blick lohnt sich also!

MEIN PERSÖNLICHER TIPP

Der Hinabschauende Hund ist meine absolute Lieblingshaltung. Nicht, weil ich ihn so toll kann – im Gegenteil, irgendwas kann ich immer besser machen in dieser Haltung. Die Fersen, der Rücken ... Aber das ist es nicht. Ich mag ihn so gern weil er mich beruhigt – und weil ich in dieser Haltung immer das Gefühl habe, dass die Zeit stillsteht. Glaub es oder nicht: Im Hund habe ich bereits viele kreative Gedanken gehabt! Wenn ich mein ganzes Leben lang nur noch eine Yogahaltung machen dürfte: Es wäre definitiv der Hinabschauende Hund!

2. Sitz und Atmung

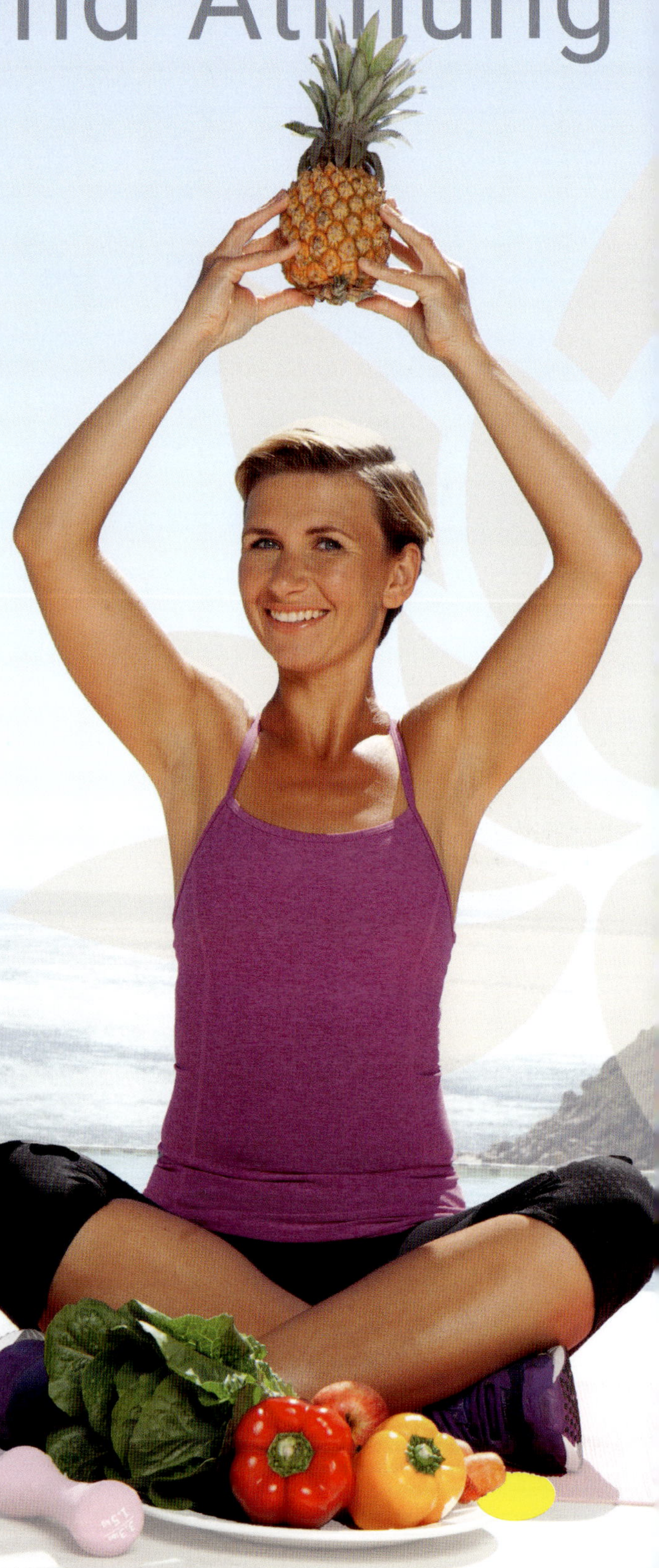

Eine intensive Yogasession beginnt bei mir oft mit einer Runde Pranayama, also Atemtechnik, und einer mehr oder weniger ausführlichen Meditation. Das macht für mich Sinn: Mit gezieltem Pranayama kannst du dich von egal welchem Planeten wieder auf die Erde zurückbeamen, denn deine Konzentration auf das Hier und Jetzt wird mit Instant-Wirkung reaktiviert. Innere Ruhe kann die Folge sein.
Durch die folgende Meditation bringst du deinen Geist dazu, sich zu sammeln und dich noch besser auf die folgenden Minuten in unterschiedlichen Haltungen zu fokussieren.
Atmung und Meditation sind also die Zügel, mit denen du dein Yogapferd auf die richtige Spur bringst: Welche Sitzvariante du wählst und ob deine Meditation zehn, 20 oder 200 Minuten dauert, das liegt ganz bei dir. Übrigens: Unterschiedliche Yogaschulen legen die Reihenfolge von Atemtechniktraining und Meditation anders fest. Manche gehen vorher in die Stille, andere nach der Asana-Praxis, dann gibt es Theorien von der Entkoppelung beider Teile.

Meine Grundhaltung: Sei wie eine Ananas! Steh aufrecht, trage eine Krone und sei innen ganz süß!

2.1 DIE REISE NACH INNEN

MORGENS KÖRPERLICH ÜBEN, abends Meditation – oder umgekehrt. Pranayama vor oder nach dem Yoga oder tagsüber zwischendurch: Ich habe selbst auch schon viel ausprobiert und kann nur empfehlen, die eigene Sinnhaftigkeit und vor allem die Machbarkeit zu finden. Mein schlagendes Argument ist die Tagesstruktur: Wenn ich mir ein Zeitfenster für Yoga freihalte, dann möchte ich in diesem zeitlichen Rahmen ein Komplettprogramm absolvieren. Meistens ist das morgens. Das gibt mir die Freiheit, mich gut zu fühlen, weil ich dann alle vermeintlichen Pflichten erfüllt habe – es hält mich aber nicht davon ab, mir untertags nochmal zehn Minuten Zeit zu nehmen, wenn ich mich danach fühle, und spontan eine Runde Wechselatmung zu machen. Ob dir das liegt, weiß ich nicht; für mich ist es eine gute und praktikable Lösung.

WIE SITZE ICH RICHTIG?

Das kommt auf deine Beweglichkeit und deine Vorlieben an. Die Grundregel lautet: Der Rücken bleibt vom Gesäß bis zum Scheitel aufgerichtet, deine Wirbelsäule ist gestreckt.
Wie du sitzt, kannst du frei wählen. Du bist kein spirituell besserer Mensch, wenn du dich in den vollen Lotussitz zwingen kannst – und kein spirituell minderbegabter Yogi, wenn du lieber im Schneidersitz praktizierst. Es gibt Theorien über eine bessere Energieverteilung, wenn die Beine gekreuzt sind. Meiner Meinung nach ist die zentrale Energieleitbahn die Wirbelsäule, und da ich nicht mit den Beinen, sondern mit dem Kopf meditiere, ist der Rest nicht spielentscheidend. Egal, welche Sitzposition du wählst: Sie sollte machbar sein. Vor allem sportlich vielseitig aktive Menschen haben mehr Wadenmuskulatur, und die kann beim vollständigen Beineverschränken hinderlich sein. Hier ist der halbe Lotussitz oder der Schneidersitz vielleicht die richtige Lösung. Auch für Personen mit Knieschaden gibt es Möglichkeiten, gut zu sitzen: Im Heldensitz mit oder ohne Hilfsmittel ist das oftmals leichter. Meditation muss aber nicht zwingend auf dem Boden stattfinden: Auch auf einem Stuhl sitzend kann man wunderbar meditieren. Rückengeschädigte können spezielle Bodenstühle nutzen, die die Wirbelsäule gut unterstützen und den Rücken entlasten. Aber auch im Liegen kann man meditieren: Hier ist nur die Gefahr des Einschlafens groß, denn das Hinübergleiten von der Meditation in den Schlaf ist sehr verlockend. Aber es ist möglich: Wer eine energetisch intensive Asanapraxis hat, wird sich im Savasana vielleicht sogar pudelwohl fühlen und gern liegend meditieren.

WIE ATME ICH RICHTIG?

Im Laufe des Tages verändern wir unsere Atmung meist unmerklich. Wir atmen mal über das eine, dann das andere Nasenloch stärker ein und aus. Die Atmung flacht ab, wird vertieft, manchmal halten wir unwillkürlich die Luft an. Fakt ist: Wir brauchen Sauerstoff, um unseren Stoffwechsel optimal in Schwung zu halten. Der westliche Alltag ist geprägt von flacher Atmung: Das wirkt sich auf die Menge an Sauerstoff, aber auch auf die Konzentrationsfähigkeit und die Widerstandsfähigkeit unseres Immunsystems aus. Energetisch betrachtet ist eine flache Atmung eine Katastrophe: Wie bei einem stehenden Gewässer kippt das Biotop irgendwann um und wir fangen zu faulen an. Wir werden faul: Nach der Arbeit im Büro sind wir zu schlapp, um Yoga zu machen oder zum Sport zu gehen. Dann sinken wir ermattet auf die Couch, um uns flach atmend noch einen Film anzusehen. Pranayama ist der Rettungswagen für die Sauerstoffversorgung: Wir lehren unseren Körper, wieder gezielt und mehr Sauerstoff aufzunehmen, erhöhen unsere Lungenkapazität und lenken den Energiefluss. Pranayama ist eine sehr effektive Möglichkeit, Aktivität und Passivität auszugleichen – und eine eigene Wissenschaft, die sehr viel Zeit und Erfahrung in Anspruch nimmt. Ich stelle dir daher nur einige Techniken vor und möchte dich einladen, deine Atmung ab sofort jeden Tag zu umarmen: Stell dich morgens an dein geöffnetes Fenster, besser noch raus auf den Balkon oder direkt in den Garten, und nimm ein paar bewusste und tiefe Atemzüge. Das pumpt dich voll mit Sauerstoff, weckt den Kreislauf und den Kopf auf – und den ersten Espresso kannst du dir theoretisch sparen.

2.2 DIE ASANAS FÜR SITZ UND ATMUNG

1 SCHNEIDERSITZ: SUKHASANA

KRAFT	⋆
BEWEGLICHKEIT	⋆
AUSDAUER	⋆
KOORDINATION	⋆
BALANCE	⋆
KÖRPERSPANNUNG	⋆

ALL-OVER-RATING:

LEICHT MITTEL SCHWER

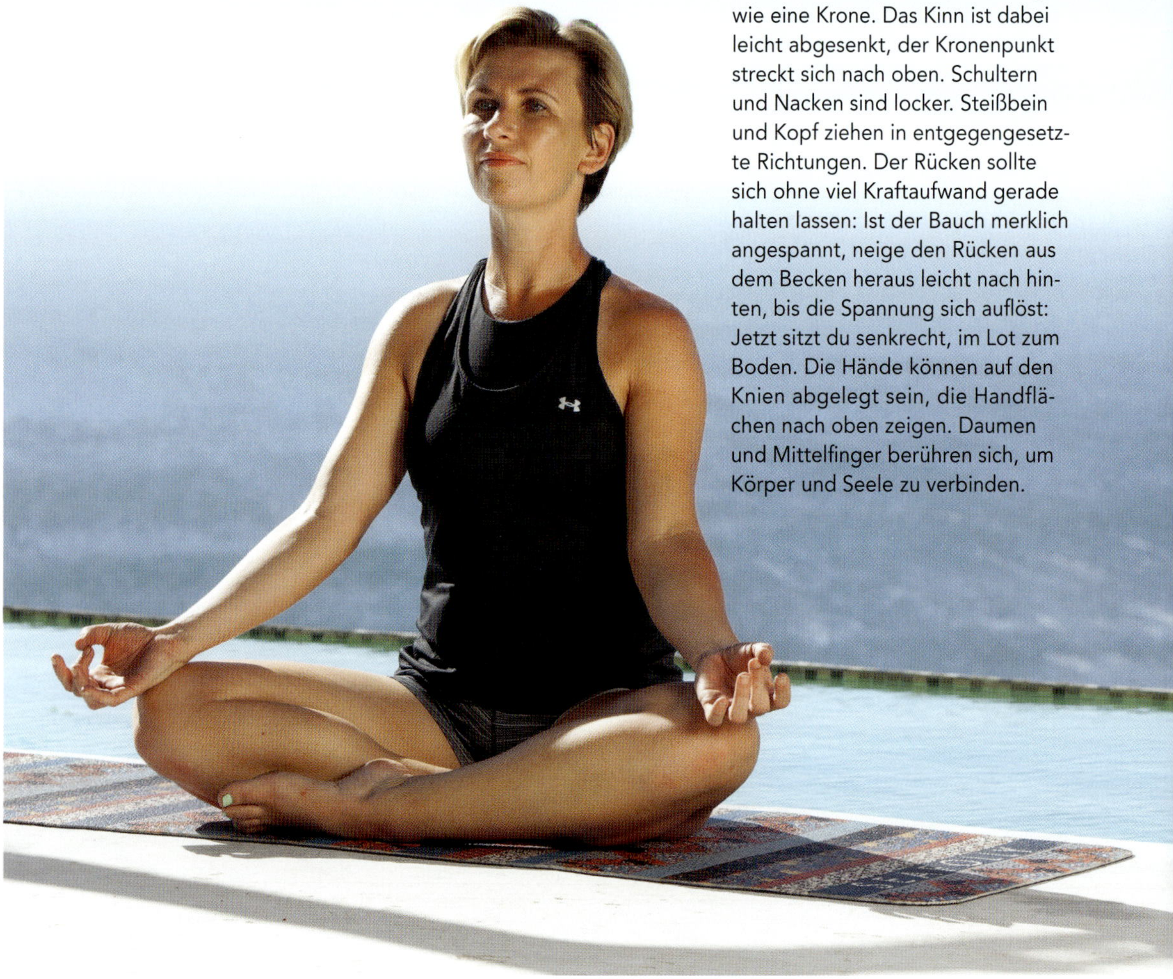

1.

Aufrecht sitzen und die Beine zum Körper hin anwinkeln. Die Knie sinken Richtung Boden, die Hände auf den Knien ablegen. Die Wirbelsäule bewusst aufrichten: Die Sitzknochen in den Boden sinken lassen, das Steißbein zieht schwer nach unten. Das Becken ist in einer neutralen Position und die Wirbelsäule gestreckt. Oben auf ihr ruht der Kopf wie eine Krone. Das Kinn ist dabei leicht abgesenkt, der Kronenpunkt streckt sich nach oben. Schultern und Nacken sind locker. Steißbein und Kopf ziehen in entgegengesetzte Richtungen. Der Rücken sollte sich ohne viel Kraftaufwand gerade halten lassen: Ist der Bauch merklich angespannt, neige den Rücken aus dem Becken heraus leicht nach hinten, bis die Spannung sich auflöst: Jetzt sitzt du senkrecht, im Lot zum Boden. Die Hände können auf den Knien abgelegt sein, die Handflächen nach oben zeigen. Daumen und Mittelfinger berühren sich, um Körper und Seele zu verbinden.

2.

Alternativ können die Hände im Schoß abgelegt werden. Die aktive Schreibhand sollte dann unten liegen, die Schultern entspannt bleiben.

Effekte

Konzentration und Achtsamkeit werden geschult, die Hüften sanft gedehnt.

Die Haltung im Flow

Aus dem Schneidersitz lässt es sich gut in den Vierfüßlerstand wechseln, indem man über die Knöchel nach vorn rollt.

Besonderheiten

Die Hände können auf den Knien abgelegt nach oben oder unten gedreht werden: Zeigen die Handflächen nach oben, ist das eine aufnehmende, energetisierende, offene Geste. Handflächen nach unten bedeutet Entkoppelung von der Gruppenenergie, Herunterfahren, bei sich bleiben.

Die Hände in den Schoß zu legen, hat eine Buddha-Natur: Gelassen und entspannt, ohne Erwartung und bereit, jede Herausforderung mit innerer Ruhe zu meistern.

Mein persönlicher Tipp

Der Schneidersitz ist mein Favorit bei längeren Seminaren und Vorträgen. Wer mag, kann sich gern auch aus Kissen, Decken oder Yogablöcken eine Sitzerhöhung bauen: Das nimmt den Druck auf die Knie.

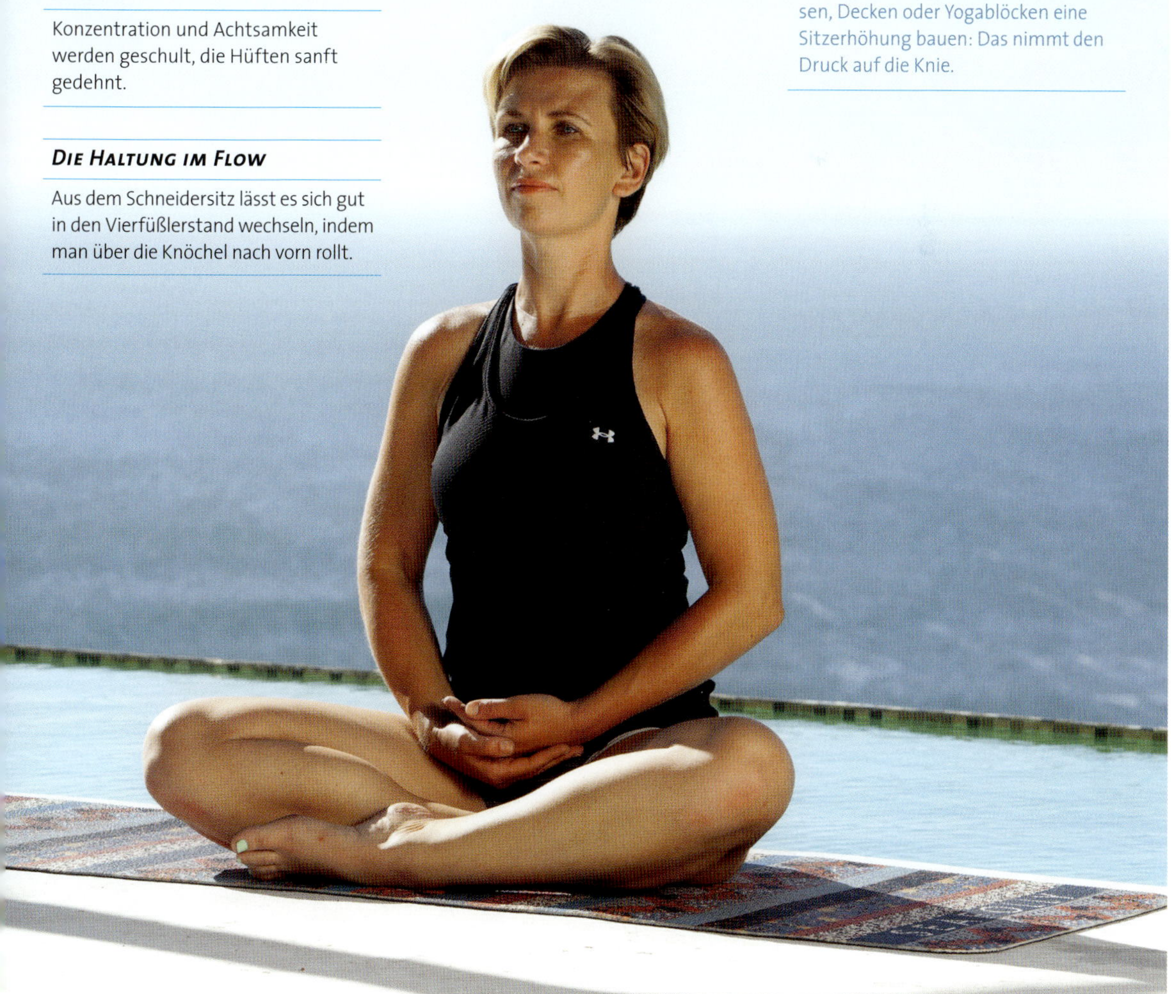

2 HALBER LOTUSSITZ: ARDHA PADMASANA

Kraft	*
Beweglichkeit	**
Ausdauer	*
Koordination	*
Balance	*
Körperspannung	*

All-over-Rating:

Leicht — **Mittel** — Schwer

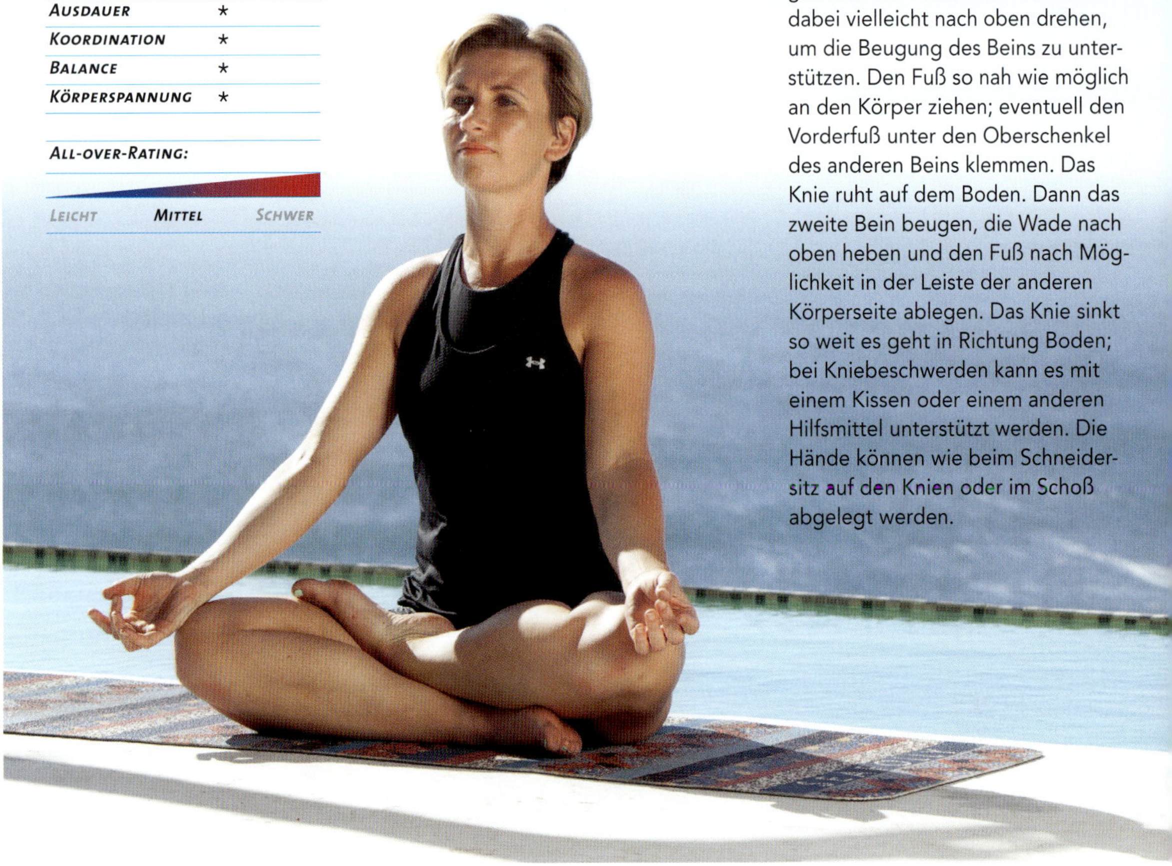

Auf den Boden setzen. Ein Bein beugen und die Wade mit einer Hand dabei vielleicht nach oben drehen, um die Beugung des Beins zu unterstützen. Den Fuß so nah wie möglich an den Körper ziehen; eventuell den Vorderfuß unter den Oberschenkel des anderen Beins klemmen. Das Knie ruht auf dem Boden. Dann das zweite Bein beugen, die Wade nach oben heben und den Fuß nach Möglichkeit in der Leiste der anderen Körperseite ablegen. Das Knie sinkt so weit es geht in Richtung Boden; bei Kniebeschwerden kann es mit einem Kissen oder einem anderen Hilfsmittel unterstützt werden. Die Hände können wie beim Schneidersitz auf den Knien oder im Schoß abgelegt werden.

Effekte

Konzentration und Achtsamkeit werden geschult, die Hüften gedehnt.

Die Haltung im Flow

Aus dieser Asana lässt es sich ebenfalls gut in den Vierfüßlerstand wechseln.

Besonderheiten

Sinkt das Knie des oberen Beins noch nicht komplett auf den Boden, ist das nicht weiter schlimm. Wichtig ist nur, keinen Druck auf das Knie auszuüben und den Körper einfach in dieser Haltung zu belassen. Ist das Knie unangenehm stark unter Spannung, kann es mit einem Kissen oder Yogablock unterstützt werden.

Ob die Position entspannt eingenommen werden kann, sagt uns unsere Atmung: Wer ohne Probleme weiterhin gut durchatmen kann, ist im Halben Lotussitz gut aufgehoben. Wenn nicht, sind Schneidersitz und Heldensitz gute Alternativen.

Mein persönlicher Tipp

Oft liest man beim Halben Lotussitz, dass man die Ferse des gebeugten Beins an den Damm drücken soll. Man merkt, dass das nur ein Mann geschrieben haben kann – und offenbar einer vom anderen seit Jahrzehnten immer wieder abschreibt: Jede Frau, die das ausprobiert, versenkt ihren Fuß unweigerlich zumindest teilweise in ihrer Vagina. Das ist zumindest für mich ziemlich unangenehm, und in diesem Fall verzichte ich gern auf die »Anregung des Wurzelchakras«.

③ LOTUSSITZ: PADMASANA

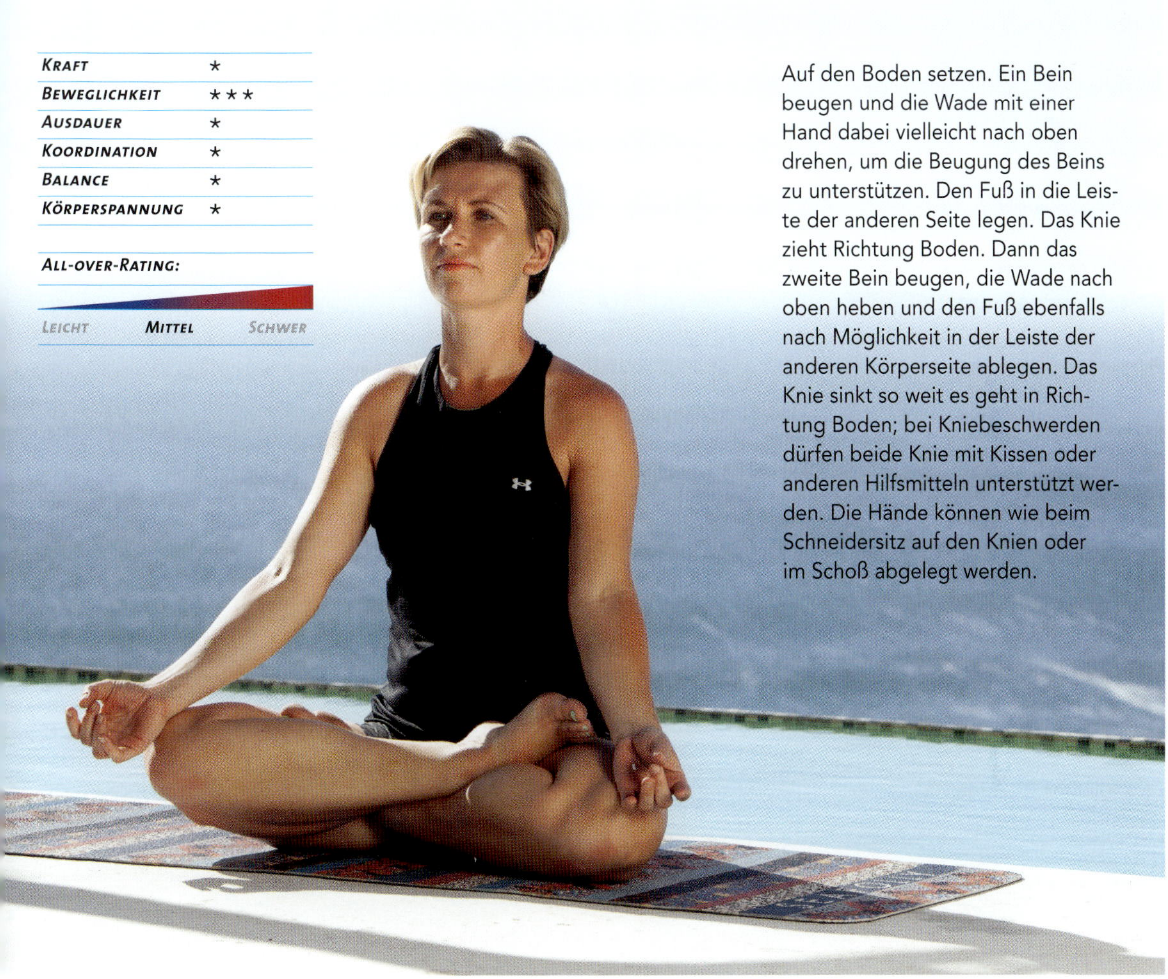

Kraft	*
Beweglichkeit	* * *
Ausdauer	*
Koordination	*
Balance	*
Körperspannung	*

All-over-Rating:

Leicht — **Mittel** — Schwer

Auf den Boden setzen. Ein Bein beugen und die Wade mit einer Hand dabei vielleicht nach oben drehen, um die Beugung des Beins zu unterstützen. Den Fuß in die Leiste der anderen Seite legen. Das Knie zieht Richtung Boden. Dann das zweite Bein beugen, die Wade nach oben heben und den Fuß ebenfalls nach Möglichkeit in der Leiste der anderen Körperseite ablegen. Das Knie sinkt so weit es geht in Richtung Boden; bei Kniebeschwerden dürfen beide Knie mit Kissen oder anderen Hilfsmitteln unterstützt werden. Die Hände können wie beim Schneidersitz auf den Knien oder im Schoß abgelegt werden.

Effekte

Hüften und Knie werden gedehnt, der Rücken gestreckt, die Konzentration gefördert.

Die Haltung im Flow

Aus dem Lotussitz lässt es sich in den Vierfüßlerstand wechseln. Wer viel Kraft hat, drückt sich mit den Händen hoch und entfaltet die Beine nach vorn: Willkommen im Sitz mit gestreckten Beinen!

Besonderheiten

Die Haltung ist für den Körper zunächst unnatürlich, und es braucht vielleicht einige Atemzüge, um sich mit der Haltung anzufreunden. Sind die Knie weiterhin unter großer Spannung und beeinflusst das eine ruhige und gleichmäßige Atmung, sollte der Halbe Lotussitz bevorzugt werden.

Die Unterstützung der Knie kann ebenso wie im Halben Lotussitz vorgenommen werden. Sowohl im Halben als auch im Lotussitz empfehle ich Sitzerhöhungen nicht mehr: Ist der Körper nicht in der Lage, die Hüftöffnung mit der Kniedehnung halbwegs entspannt zu koppeln, ist sie für den Übenden momentan noch nicht geeignet.

Mein persönlicher Tipp

Die Knie will man sich auf keinen Fall kaputt machen! Der Lotussitz ist super geeignet, um die Bänder und Sehnen rund um's Knie optimal zu dehnen – wenn die Haltung mit Körpergefühl ausgeführt wird.

(4) ATMUNG BEOBACHTEN

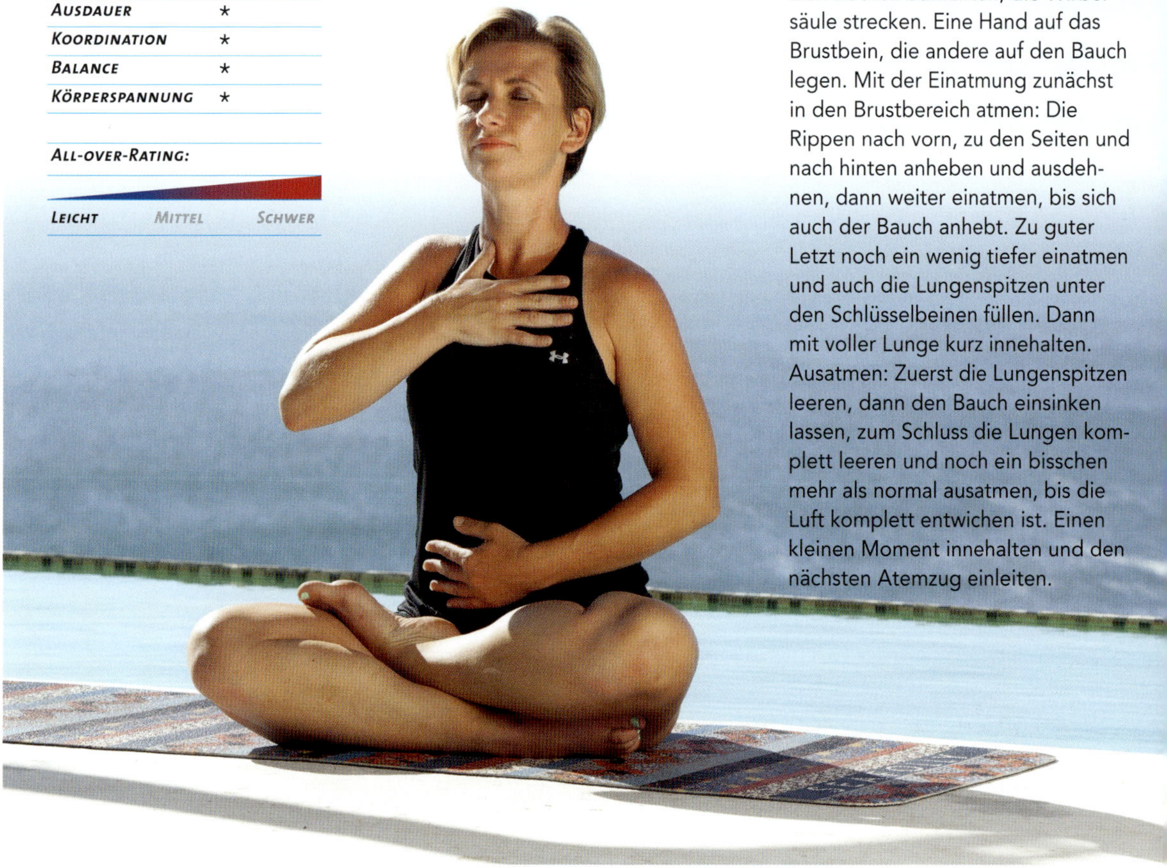

Kraft	*
Beweglichkeit	*
Ausdauer	*
Koordination	*
Balance	*
Körperspannung	*

All-over-Rating:

Leicht *Mittel* *Schwer*

Einen bequemen Sitz einnehmen. Den Rücken aufrichten, die Wirbelsäule strecken. Eine Hand auf das Brustbein, die andere auf den Bauch legen. Mit der Einatmung zunächst in den Brustbereich atmen: Die Rippen nach vorn, zu den Seiten und nach hinten anheben und ausdehnen, dann weiter einatmen, bis sich auch der Bauch anhebt. Zu guter Letzt noch ein wenig tiefer einatmen und auch die Lungenspitzen unter den Schlüsselbeinen füllen. Dann mit voller Lunge kurz innehalten. Ausatmen: Zuerst die Lungenspitzen leeren, dann den Bauch einsinken lassen, zum Schluss die Lungen komplett leeren und noch ein bisschen mehr als normal ausatmen, bis die Luft komplett entwichen ist. Einen kleinen Moment innehalten und den nächsten Atemzug einleiten.

Besonderheiten

Diese Basis-Atemübung schult das Bewusstsein für das eigene Lungenvolumen und ist an sich harmlos. Wer an psychischen Erkrankungen leidet, kann diese mit jeglichem Pranayama möglicherweise triggern: Atemübungen vor allem mit Atempausen sollten daher nur von psychisch stabilen Personen durchgeführt werden.

Alle Atemübungen können sich unangenehm anfühlen, vor allem, wenn Atempausen enthalten sind. Wer die Übung nicht weiter ausführen möchte, kann sie jederzeit abbrechen und normal weiteratmen.

Effekte

Das Lungenvolumen kann sich sanft verbessern, die Sauerstoffaufnahme wird erhöht.

Die Haltung im Flow

Nach dieser Asana kann eine Übungsreihe optimal begonnen oder beendet werden.

Mein persönlicher Tipp

Einfach bedeutet nicht wirkungslos oder schwach: Diese Atemtechnik hat sehr viel sanfte Power, und ich integriere sie häufig in meiner eigenen Praxis, um mich zu erden und auf das Üben vorzubereiten.

5 WECHSELATMUNG: ANULOMA VILOMA ODER NADI SHODHANA

KRAFT	*
BEWEGLICHKEIT	*
AUSDAUER	**
KOORDINATION	**
BALANCE	*
KÖRPERSPANNUNG	*

ALL-OVER-RATING:

LEICHT **MITTEL** SCHWER

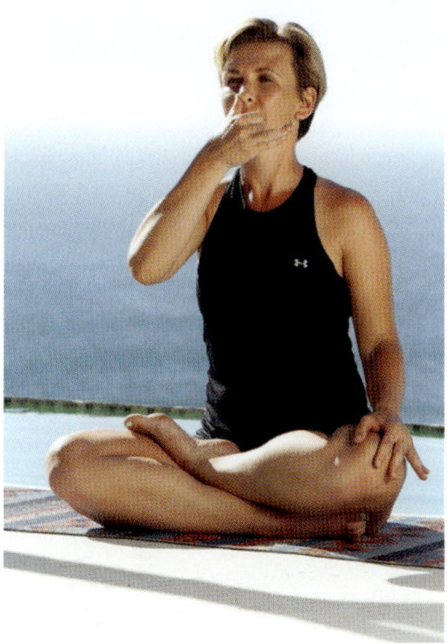

1.

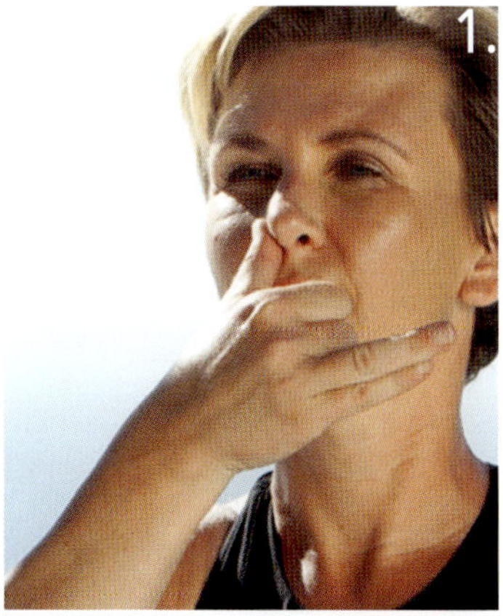

In einem bequemen Sitz auf den Boden setzen und die Wirbelsäule bewusst aufrichten. Die rechte Hand anheben: Zeige- und Mittelfinger zur Handfläche beugen. Dann zunächst einen tiefen Atemzug nehmen, der Mund bleibt hierbei wie auch während der gesamten Atemübung geschlossen. Den Daumen auf den rechten Nasenflügel legen und das Nasenloch sanft verschließen. Über das linke Nasenloch einatmen und dabei bis vier zählen.

2.

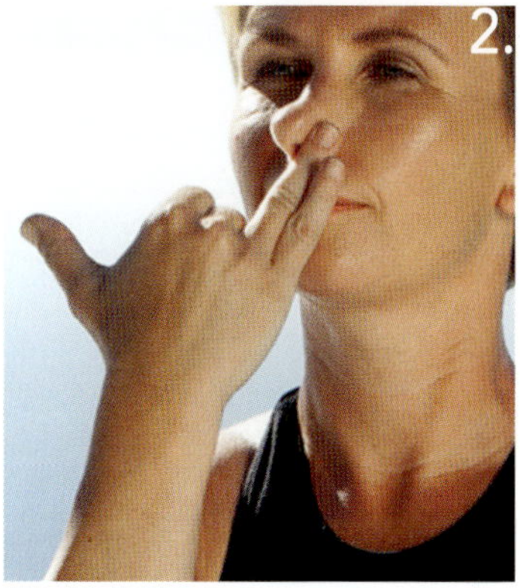

Dann den Ringfinger auf den linken Nasenflügel legen und das linke Nasenloch verschließen, gleichzeitig das rechte Nasenloch freigeben, ausatmen und dabei bis vier zählen. Über die rechte Seite wieder einatmen, dann den Griff wieder wechseln. Nach einigen Atemzügen können die Zählzeiten verlängert werden: Zunächst bis sechs zählen. Dann eine Pause nach der Einatmung hinzufügen: Nachdem über die linke Seite eingeatmet wurde, beide Nasenlöcher verschließen und bis zwei zählen, dann über das rechte Nasenloch zuerst aus-, dann wieder einatmen, erneut pausieren. Nach drei Atemzügen mit einer Einatempause auch die Pause nach der Ausatmung hinzufügen: Die Atempausen sollten immer gleich lang sein. Dann die Pausen verlängern, bis sie genauso lang sind wie Ein- und Ausatmung. Wer es intensiver mag, kann jetzt die Zählzeiten verlängern: Erst nur die Ein- und Ausatmung, dann die Pausen schrittweise verlängern, bis die persönliche Grenze erreicht ist. Die Atemtechnik mit einer Ausatmung über das linke Nasenloch beenden und zum natürlichen Atem zurückfinden.

EFFEKTE

Das Lungenvolumen wird sanft erhöht, die Willenskraft trainiert und die Energieleitbahnen ausgeglichen.

DIE HALTUNG IM FLOW

Diese Haltung unterstützt die Vorbereitung auf eine fordernde Asana-Praxis. Anschließend kann in den Vierfüßlerstand gewechselt werden oder Savasana folgen.

BESONDERHEIT

Die Technik wird sehr schnell sehr fordernd für die Psyche: Man kann sie aber auch sehr einfach und entspannt gestalten. Es liegt sehr in der Hand des Übenden, wie intensiv diese Atemtechnik werden soll.

MEIN PERSÖNLICHER TIPP

Die Pause nach der Ausatmung ist am intensivsten für den Kopf: Ich taste mich über eine längere Einatmung heran und verlängere erst nach sechs bis acht Zählzeiten auch die Pause auf drei bis vier Zählzeiten. Die Konzentration nach Anuloma viloma ist toll: Ruhig und stark geht man in die folgende Übungspraxis. Vor allem als Vorbereitung auf schwierige Balancehaltungen ist diese Pranayama-Übung für mich perfekt!

6 MEDITATION: DHYANA

Kraft	★
Beweglichkeit	★
Ausdauer	★★
Koordination	★
Balance	★
Körperspannung	★

All-over-Rating:

Leicht — Mittel — Schwer

Effekte

Der Kopf nimmt eine Auszeit, der Geist hat Sendepause und du stellst deinen Sender auf Empfang: Wenn das große Ganze dir Nachrichten zukommen lassen möchte, passiert das in einer meditativen Situation.

Die Haltung im Flow

Anschließend kannst du leicht in den Vierfüßlerstand kommen.

Besonderheiten

Alle Gedanken stehen gleichwertig nebeneinander: Einkaufsliste, große Gefühle und kleine Bildfetzen. Alles, was dir in den Kopf kommt, darf auch dort sein.

Der Kopf will dich in die Denkspirale und aus der Konzentration bringen, denn der Geist will nicht still werden: Wenn du in einen Gedanken hineingezogen wirst und dir das bewusst wird, komm einfach wieder in die Beobachterposition vor der Bühne zurück.

Die Übung mit der Bühne ist gerade für Meditationsneulinge eigentlich immer zu kurz. Mit der Zeit merkt man aber, dass die erste Flutwelle an Gedanken kürzer wird: Der Geist wehrt sich nicht mehr so intensiv und weiß, dass er nur einen Moment Pause machen soll und nicht eliminiert wird.

Lege dir vielleicht einen Wecker oder einen Timer zurecht, damit du deine Augen während der Meditation nicht öffnen musst. Sitze aufrecht, vielleicht so wie ich hier im Halben Lotussitz. Die Hände locker auf den Knien ablegen, dabei die Fingerspitzen von Daumen, Zeigefingern und Mittelfingern aneinander legen: Körper, Geist und Seele werden dabei unterstützt, sich auszugleichen und in Balance zu kommen. Der Rücken sollte gerade gehalten werden, die Schultern und der Nacken bleiben entspannt. Auch das Gesicht entspannen. Sitzt du bequem, friere deine Haltung ein: Beschließe, deinen Körper nicht mehr zu bewegen, bis die Meditation vorüber ist.

Nimm zunächst einmal wahr, was um dich herum wahrnehmbar ist: Geräusche, Gerüche, ein leichter Luftzug auf der Haut, die Außentemperatur. All diese Dinge sind im Außen und bleiben auch dort, sollen dich nicht mehr beeinflussen. Dann kehre mit einer Einatmung nach innen und richte deine Aufmerksamkeit auf die Atmung: Beobachte, wie die Luft in deine Lungen strömt, den Brustkorb und den Bauch sanft anhebt und wie eine Welle, die auf den Strand trifft, schließlich kurz innehält. Dann folge der Ausatmung: Nimm wahr, wie sich die Lunge langsam leert, wie Brust- und Bauchraum wieder einsinken und die Luft schließlich leicht erwärmt über deine Nase den Körper wieder verlässt.

Nach einigen Atemzügen lenke deine Aufmerksamkeit um: Betritt den Raum hinter der Stirn, die »Schaltzentrale« deines Körpers. sitzt. Nimm wahr, wie es hier aussieht: Sind deine Gedanken noch wild, laut und ungezügelt – oder herrscht schon Ordnung und Ruhe? Komm in die Mitte deines Raumes: Setz dich hin, so wie es dir gefällt, auf einem Sitzmöbel deiner Wahl oder einer Matte. Lass vor dir eine Bühne entstehen. Eine Theaterbühne, eine Waldbühne, einen Laufsteg – der Fantasie sind keine Grenzen gesetzt. Dann schick alle Gedanken auf eine Seite der Bühne. Bitte dann den ersten Gedanken auf die Bühne und gib ihm einen, maximal zwei Atemzüge, um sich darzustellen. Dann schick den Gedanken weiter, lass ihn auf der anderen Seite der Bühne abtreten – und somit Platz machen für den nächsten Gedanken. Dieser Part sollte etwa ein Drittel deiner Meditationszeit einnehmen.

Schicke deine Aufmerksamkeit dann eine Etage höher: Fokussiere dich auf den Punkt in der Mitte der Augebrauen, genau zwischen den Augen. Lass hier einen hellen Lichtpunkt entstehen: Visualisiere beispielsweise einen hellen Stern oder die Flamme einer Kerze. Verbinde deine Atmung mit dieser Konzentration und einem Mantra: Bei der Einatmung sag dir »lass«, mit der Ausatmung »los« und lasse keinen anderen Gedanken in dieser Konzentration nach vorn kommen. In dieser Situation wirst du die Leere im Kopf finden, deine Seele schaltet von »senden« auf »empfangen« um – und du bist an etwas angeschlossen, das größer ist als du selbst. Wenn dein Timer klingelt, nimm noch ein paar Atemzüge, um dich wieder auf die Matte, in deinen Körper und die Realität zu holen. Dann fahre fort: Entweder mit einem vorbereitenden Mantra, dem »Om«, das du dir leise oder laut vorsingst. Oder gleich mit deiner Praxis.

Mein persönlicher Tipp

Manchmal habe ich Phasen, in denen ich wenig oder auch gar nicht meditiere – dann beginne ich wieder damit und merke, wie gut mir das tut. Und es fällt mit der Zeit immer leichter, nach einer Pause wieder damit zu beginnen. Don't give up, you can do this!

7 FERSENSITZ: VAJRASANA

Kraft	⋆
Beweglichkeit	⋆⋆
Ausdauer	⋆
Koordination	⋆
Balance	⋆
Körperspannung	⋆

Die Unterschenkel anwinkeln und auf den Fersen zum Sitzen kommen. Die Fußrücken liegen flach auf dem Boden und das Gesäß ruht fest auf den Fersen, die Oberschenkel und die Knie sind geschlossen. Den Rücken gerade halten und die Wirbelsäule aufrichten, ganz oben thront der Kopf wie eine Krone. Die Handflächen liegen auf den Oberschenkeln, die Arme sind gestreckt, die Schultern entspannt. Den Nacken locker lassen. Den Blick nach vorn richten, das Gesicht ebenfalls entspannen.

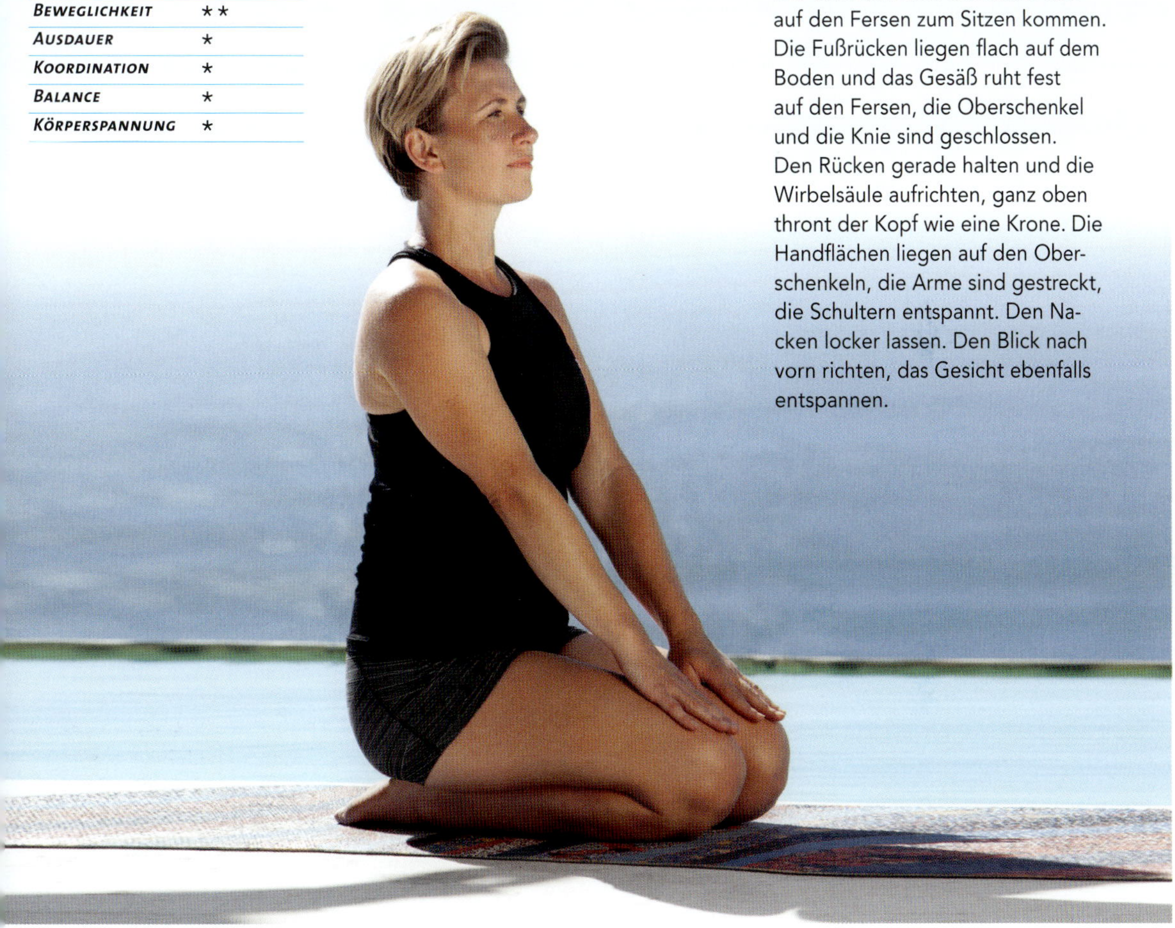

All-over-Rating:

Leicht **Mittel** Schwer

Effekte

Die Oberschenkelvorderseiten werden gedehnt, der Rücken gestreckt.

Die Haltung im Flow

Der Vierfüßlerstand ist eine gute Folgehaltung.

Besonderheiten

Die Technik kann anstelle des Meditationssitzes verwendet werden und ist auch eine super Alternative, um Atemübungen auszuführen.

Wer Kniebeschwerden hat, kann zwischen Unterschenkel und Gesäß eine gerollte Decke oder ein Kissen einklemmen.

Mein persönlicher Tipp

Der Fersensitz ist immer mal wieder eine willkommene Abwechslung: Vor allem für Atemübungen mag ich ihn richtig gern.

3. Stehende Haltungen

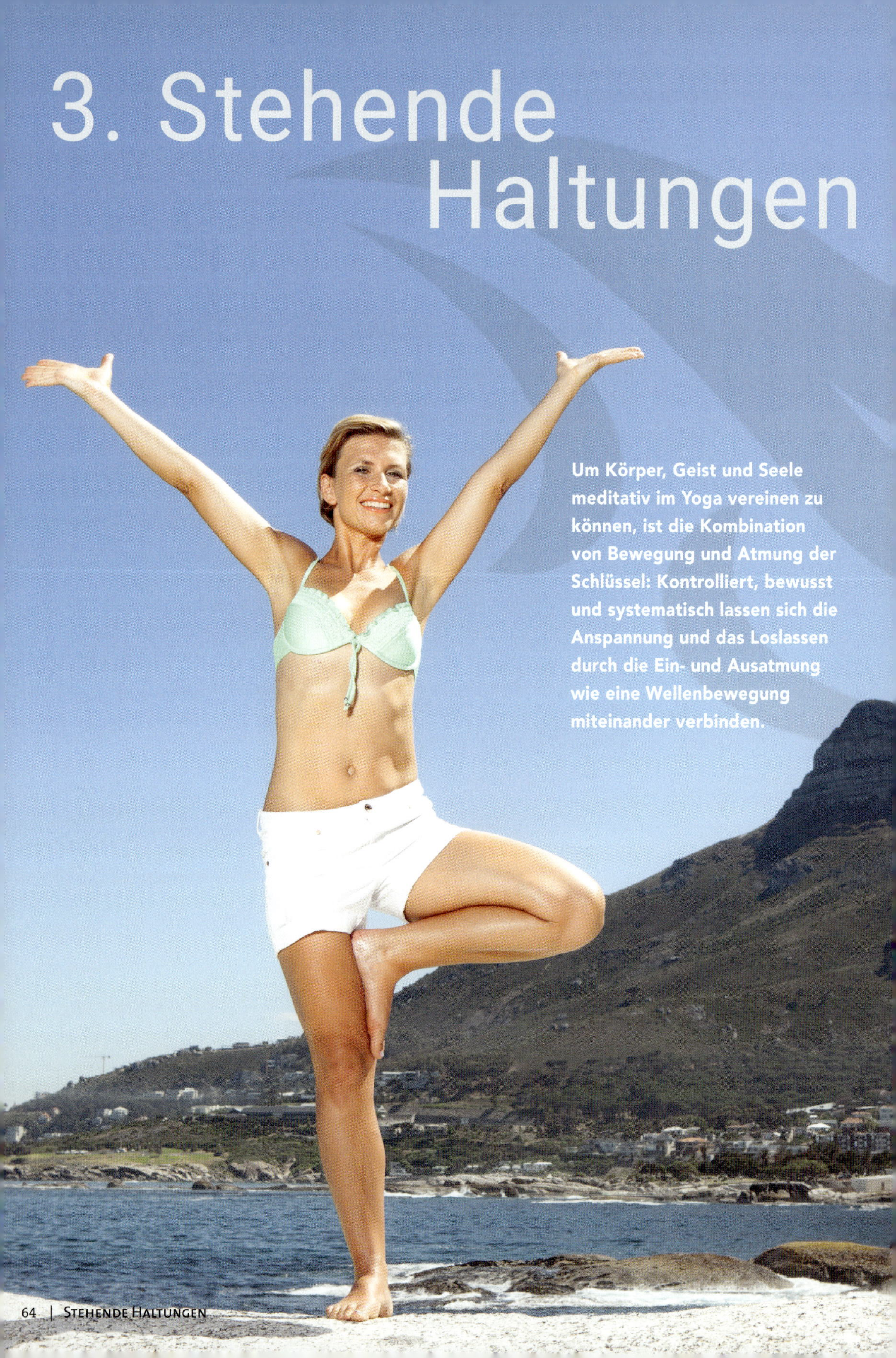

Um Körper, Geist und Seele meditativ im Yoga vereinen zu können, ist die Kombination von Bewegung und Atmung der Schlüssel: Kontrolliert, bewusst und systematisch lassen sich die Anspannung und das Loslassen durch die Ein- und Ausatmung wie eine Wellenbewegung miteinander verbinden.

3.1 ENERGIE IM FLUSS

GRUNDSÄTZLICH GILT: Mit einer Einatmung ist das Einnehmen einer Haltung verbunden, mit der Ausatmung die Festigung und Vollendung der Asana. Ich empfehle für eine sehr bewusste Wahrnehmung die Ausführung einer Position für mehrere Atemzüge: drei Atemzüge für eine reguläre, fünf für eine mittlere und acht für eine besonders intensive Ausführung. Wer viel Erfahrung hat, möchte vielleicht Atemzug für Atemzug durch seine Haltungen fließen: Das ist Geschmackssache. Ich persönlich finde das Einnehmen einer Haltung für mehrere Atemzüge gewinnbringender, da man die Asana feinjustieren, den Körper intensiv dehnen und kräftigen kann.

ATEMKONTROLLE FÜR INNERE RUHE

Während der Übungspraxis wird üblicherweise nur über die Nase geatmet. Das erfordert ein wenig Geduld und klappt zu Beginn vielleicht nicht durchgehend. Mit der Zeit wird sich das aber vertraut anfühlen und dem Yogi Halt bieten, vor allem in fordernden Haltungen. Wer schon länger übt, kann die Ujjayi-Atmung versuchen: Dabei wird die Stimmritze während der kompletten Atemlänge verengt. Das hört sich dann an, als ob Darth Vader den Yogi kontrolliert: Manche Übende röcheln betont laut vor sich hin, ich bevorzuge die leisere Atemkontrolle – denn das geht auch eine Spur unauffälliger, und letzten Endes geht es um die Bewusstwerdung der Atemzüge und einen gleichmäßigen Atemdruck beim Üben. Das verleiht den Haltungen auch energetische Kontrolle: Man kann damit die Präzision schulen, mit der man eine Asana einnimmt. So bemerkt man, dass jede einzelne Bewegung, und nicht nur die vollendete Haltung, Teil der Praxis ist und jede Sekunde volle Aufmerksamkeit verlangt. Mit der Zeit lassen sich so auch überflüssige Bewegungsschnörkel eliminieren: Yoga ist klar und direkt und nimmt keine Umwege, es fließt auf direktem Weg von Haltung zu Haltung – und deswegen ist es auch schön, gute Übergänge von einer Bewegungsebene zur nächsten zu kennen.

So geht die Ujjayi-Atmung

Stell dir vor, einen Spiegel anzuhauchen – aber mit geschlossenem Mund. Dabei wird die Stimmritze verengt und die Luft fließt langsamer hindurch. Dann versucht man, das gleiche Geräusch auch bei der Einatmung zu machen: Und schon atmest du in der Ujjayi-Technik!

FINDE DEINEN FLOW!

Geübte Yogis wissen, wie man von Haltung A zu Haltung B kommt, ohne die Übungsfolge zu unterbrechen. Das ist aber gar nicht so einfach: Nimm dir zu Beginn Zeit und mach dir vielleicht sogar Notizen, wenn du ein bestimmtes Zeitfenster hast, in dem du üben möchtest. Suche dir deine Schwerpunkthaltungen, die Peak Poses heraus: Ich empfehle nicht mehr als drei dieser Haltungen in 60 Minuten. Überlege dir dann, welche Asanas du vorbereitend für deine Peak Poses üben willst.

Als Faustregel gilt: Jede Haltung dauert mit drei Atemzügen Innehalten in jeder Asana ungefähr 3 Minuten, wenn du sie auf beiden Seiten übst. Zieh von deiner Übungsstunde 15–20 Minuten für's Aufwärmen und Savasana ab: Dann hast du 40–45 Minuten Übungszeit, und somit benötigst du zwölf bis maximal 15 Haltungen, um dein Zeitfenster zu füllen. Dieses Buch ist so aufgebaut, dass du beim Blättern ab der Atemtechnik bis zum Ende der gezeigten Asanas die Positionen mühelos aneinanderreihen kannst. Die Übungen sind sozusagen von mir bereits vorsortiert worden.

Asanas in Kategorien zu unterteilen ist möglich: Häufig wird unterschieden in Vorbeugen, Rückbeugen, Drehhaltungen und Umkehrhaltungen. Ich habe in diesem Buch einen anderen Weg gewählt. Zum einen lassen sich die Haltungen oft nicht eindeutig zuweisen, zum anderen, weil es mir viel wichtiger ist, dass der Schüler die Grundeffekte der jeweiligen Asana kennt und anzuwenden weiß. Noch wichtiger finde ich jedoch, dass sich die Übungen fließend aneinanderhängen lassen, ohne dass die Haltungen sich konterkarieren oder gegenseitig die Effekte schmälern – oder gar durch die Kombination miteinander ein gesundheitliches Risiko darstellen. Lässt man sich auf eine Yogastunde in einem Studio ein, übernimmt der Lehrer die Zusammenstellung der Asanas, und damit entfällt im Idealfall das Risiko: Das ist praktisch und sicher, aber es macht wesentlich mehr Spaß, wenn man die Hintergründe der Zusammenstellung erkennen oder zumindest erahnen kann. Daher habe ich die wichtigsten Effekte kurz und knackig für dich zusammengefasst.

Grundregeln bei der Zusammenstellung eines Yogaflows

Regel 1: Wenn du einen Flow zusammenstellst, vergiss niemals das Aufwärmen mit dem Sonnengruß.

Regel 2: Auf eine Vorbeuge folgt niemals unmittelbar eine tiefe Rückbeuge und umgekehrt.

Regel 3: Drehhaltungen neutralisieren Vor- und Rückbeugen.

Regel 4: Umkehrhaltungen gehören ins hintere Drittel einer Stunde.

Regel 5: Die Meditation ist Teil des Yoga und wird nicht weggelassen.

Regel 6: Savasana ist ein Teil des Yoga und wird nicht weggelassen.

WIRKUNG VON VORBEUGEN

Vorbeugen haben Effekte auf der physischen, psychischen und energetischen Ebene. Zum einen sorgen Vorbeugen dafür, dass die Beinrückseiten, aber auch der gesamte Rücken gestreckt und gedehnt wird. Der Nacken wird langgezogen, die Schultern und die Arme ebenfalls gedehnt. Wer viel steht und zum Hohlrücken neigt, wird Vorbeugen als befreiend und angenehm empfinden – und das ist auch die psychische Komponente der Vorbeugen. Wir legen Druck und Kompression ab und schaffen Platz zum Durchatmen, gehen in uns und sind wieder bei uns: Energetisch betrachtet räumen wir mit der Vergangenheit auf, lassen Druck und Ballast los und werden leichter. Vorbeugen wirken kühlend und beruhigend. Unsere Achtsamkeit wird verbessert, die Intuition geschult.

WIRKUNG VON RÜCKBEUGEN

Auch Rückbeugen wirken auf physischer, psychischer und energetischer Ebene. Zum einen sorgen Rückbeugen dafür, dass die Körpervorderseite gedehnt wird: Das beugt dem Computerbuckel und anderen Fehlhaltungen der Wirbelsäule vor und dehnt je nach Haltung die Vorderseite des Oberkörpers, die Hüftbeuger und den Brust-Schulter-Bereich. Die Atmung wird vertieft und der Stoffwechsel aktiviert. Psychisch betrachtet arbeiten wir in den Rückbeugen an der Angst vor der Zukunft, aber auch an der Angst vor der eigenen Unzulänglichkeit, also am Selbstvertrauen: »Das schaffe ich nicht!« ist beispielsweise ein Satz, den man häufig vor dem vollen Rad hört – aber niemals danach. In Stunden mit einem Fokus auf Rückbeugen geht es immer auch um das Thema Zukunftsängste: Wer die Vorderseite des Körpers geschmeidig macht, traut sich auch, furchtlos nach vorn zu blicken und dem Schicksal die Stirn zu bieten. Die energetische Wirkung von Rückbeugen ist anregend: Deswegen ist es morgens ratsam, viele Rückbeugen zu üben und diese auch ins hintere Drittel der Praxis zu schieben. Abends vorm Zubettgehen würde ich das eher nicht empfehlen.

WIRKUNG VON UMKEHRHALTUNGEN

In Umkehrhaltungen steht deine Welt Kopf und du musst deine Realität aus einem anderen Blickwinkel betrachten. Nur ist das oft nicht so einfach, weil das Bewusstsein ja auch mit der Balance beschäftigt ist. Auch emotional ist das der Fall: Das Herz steht über dem Kopf, ganz wortwörtlich, und das kann durchaus ungewohnte Gefühle an die Oberfläche spülen. Umkehrhaltungen müssen keinesfalls immer kompliziert und schwierig sein: Beispielsweise bei der gegrätschten Vorbeuge, der Kindhaltung oder Uttanasana ist das mühelos der Fall.

WIRKUNG VON BALANCEHALTUNGEN

Balancehaltungen im Stehen sind sehr tagesformabhängig, das weiß jeder Yogi: Nur wenn du in deiner Mitte bist, kannst du mühelos auf einem Bein stehen. Balancehaltungen im Stand haben eine erdende, stabilisierende Wirkung und verbessern die Durchblutung der Beine. Bei Armbalance sieht das etwas anders aus: Diese Asanas stärken den Gleichgewichtssinn und helfen beim Fokussieren sehr gut. Der Geist kann hier super zur Ruhe kommen.

WIRKUNG VON DREHHALTUNGEN

Drehhaltungen sind Detox-Asanas: Sie wirken entgiftend. Dabei nähren sie gleichzeitig die Bandscheiben, die nur durch Druck und Zug versorgt werden können. Außerdem massieren sie die inneren Organe, die dadurch einen intensiveren Stoffwechsel genießen und Giftstoffe besser loslassen können. Die wichtigste Voraussetzung, um Drehhaltungen sicher und rückengerecht auszuführen, ist ein gutes Körpergefühl: Wer seine Körperregionen gerade erst anzusteuern lernt, ist mit einer geringeren Intensität und mehr Zeit zum Hineinspüren in die jeweilige Haltung gut beraten. Geschulte, achtsame Lehrerhände können in dieser Situation extrem hilfreich sein und den Fortschritt beschleunigen.

GO WITH THE FLOW – EIN BEISPIEL FÜR EINE HARMONISCHE ABFOLGE NACH DEM SONNENGRUSS:

Ein Beispiel: Vom Hinabschauenden Hund geht es über die Krieger-1-Asana direkt zum Krieger 2. Nach dieser Haltung ist der Übergang ins Dreieck spielend leicht, von dort fühlt sich der Wechsel in den Halbmond natürlich an. Über den Standspagat geht es schließlich mit der Spiralförmigen Abwärtsbewegung in den Drehsitz. Es können sitzende Haltungen, die Taube, die Planke und stützende Asanas folgen – oder das Abrollen auf den Boden.

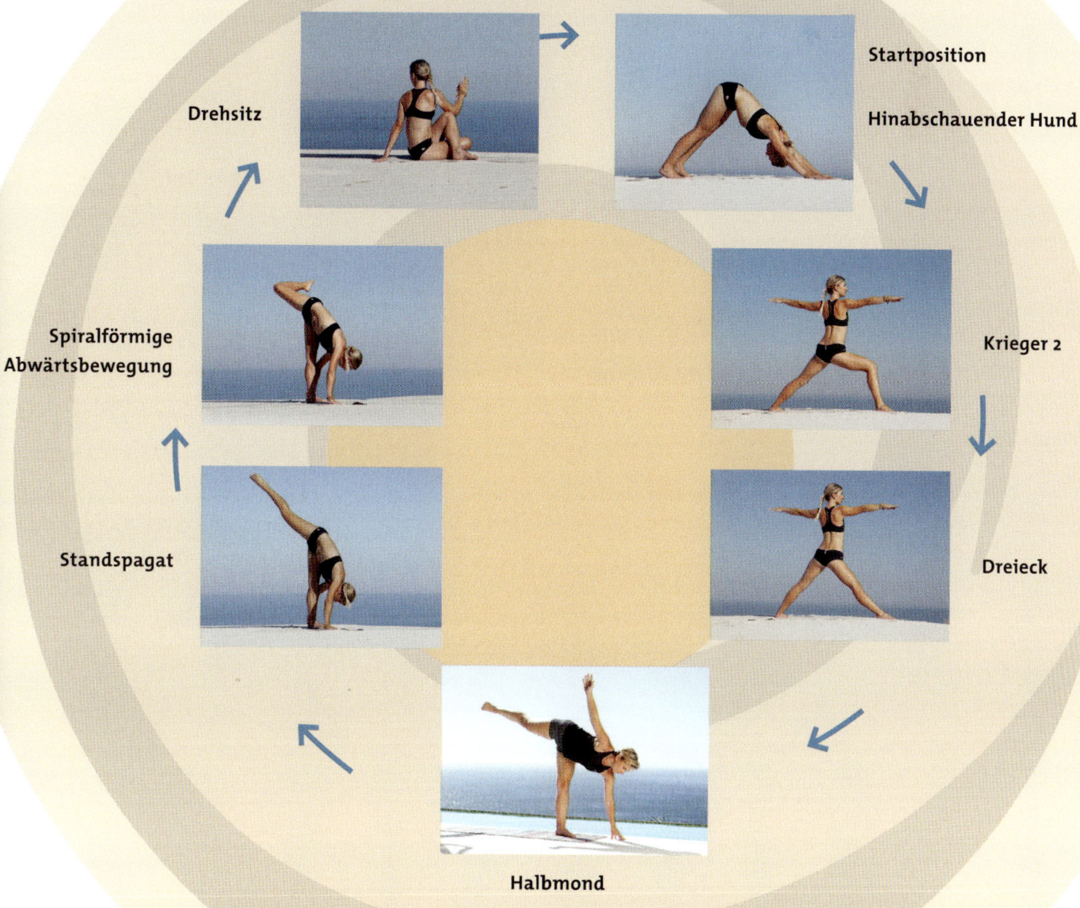
Startposition
Hinabschauender Hund
Krieger 2
Dreieck
Halbmond
Standspagat
Spiralförmige Abwärtsbewegung
Drehsitz

LET'S GET STARTED …

Beginne am besten immer mit einer Atemtechnik; vielleicht meditierst du danach. Dann absolviere Sonnengrüße: An kalten Tagen fünf bis acht Durchgänge, an wärmeren Tagen vielleicht nur drei bis fünf. Jetzt bindest du dein Übungsprogramm ein: Gute Haltungen zum Anknüpfen sind beispielsweise der Krieger 1, der Stand und die Planke. Probiere ruhig aus, was sich gut anfühlt! Beende deine Praxis mit der Totenhaltung, Savasana. Jetzt darf das Geübte energetisch einsinken, Körper und Geist verändern sich: This is when the magic happens!

KLANG UND KONZENTRATION

Ein Wort zum Thema Musik und Yoga: Ich liebe diese Kombination! Mich bringt der richtige Sound in einen meditativen Zustand, bei dem sich Atmung und Bewegung wie von selbst miteinander verbinden. Das ist jedoch reine Geschmackssache, und Musik kann natürlich auch als Ablenkung empfunden werden. Welche Musik gefällt, ist ebenfalls komplette Geschmackssache. Bei mir im Unterricht wird es beispielsweise gern auch mal elektronisch und energetisch, durchaus auch mal etwas lauter, aber ich könnte keine Klänge spielen, die negative Elemente enthalten oder Inhalte, die unharmonisch, aggressiv oder sinnentleert wirken. Sieh dir ruhig meine Playlist an, du findest sie auf meinen Social-Media-Kanälen!

Ein Beispiel: Du könntest den Krieger 1 üben, danach ein Vinyasa absolvieren, dann in den Krieger 2 und danach in das Dreieck kommen. Nach einem weiteren Vinyasa könntest du alles auf der anderen Seite wiederholen und dann über den Seitstütz in die Haltung Wild Thing gelangen. Zurück in der Planke geht es dann auf den Boden und von hier über die Heuschrecke in den Umgedrehten Bogen. Anschließend rollst du dich auf den Rücken; jetzt könnte deine Peak Pose, der Bogen, kommen. Auf dem Rücken liegend kannst du abschließend Schulterstand, Pflug und Fisch üben und in Savasana enden.

Startposition

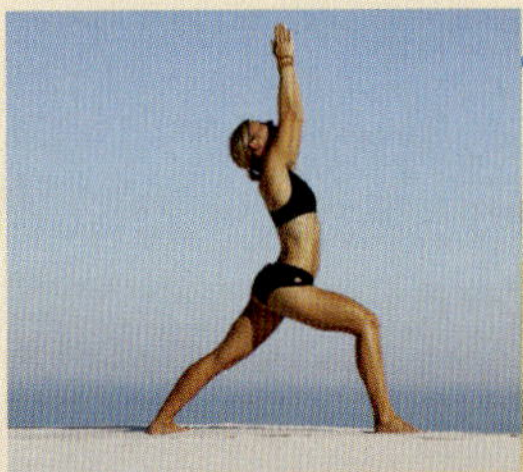

Krieger 1

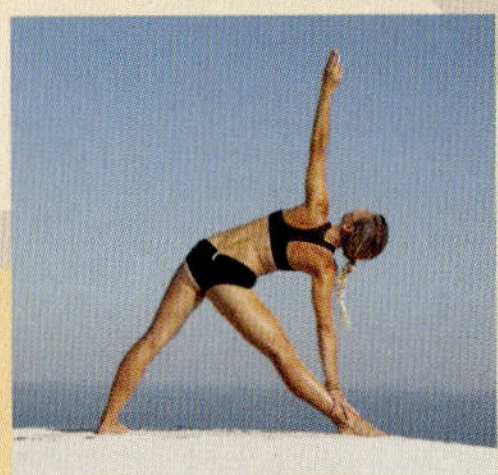

Dreieck

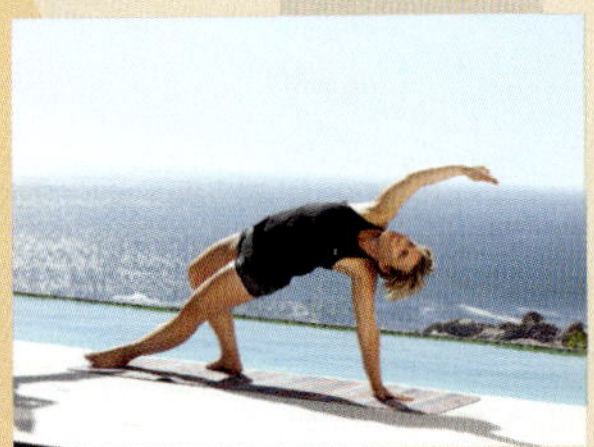

Wild Thing

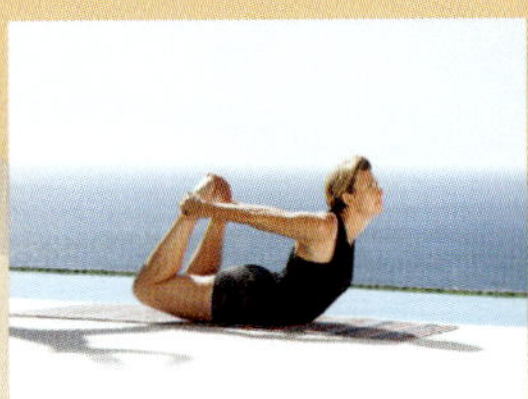

Bogen

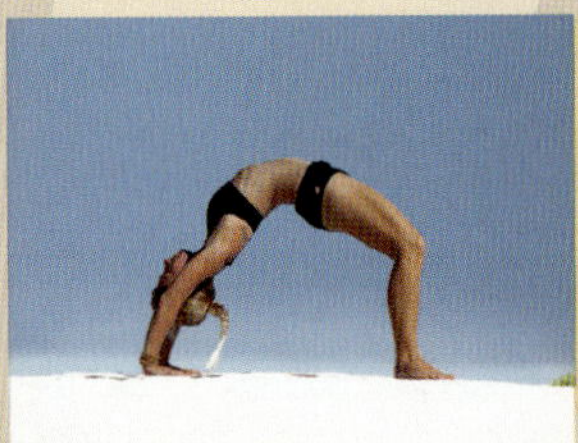

Umgedrehter Bogen

3.2 DIE ASANAS DER STEHENDEN HALTUNGEN

① KRIEGER 1: VIRABHADRASANA 1

KRAFT	**
BEWEGLICHKEIT	**
AUSDAUER	*
KOORDINATION	*
BALANCE	*
KÖRPERSPANNUNG	**

ALL-OVER-RATING:

LEICHT BIS MITTEL SCHWER

EFFEKTE

Die Hüften und die Beine werden sanft gedehnt, das gebeugte Bein sanft gekräftigt. Die Brustwirbelsäule wird auf die Übungspraxis vorbereitet, die Brust-Schulter-Partie zart gedehnt.

DIE HALTUNG IM FLOW

Die Haltung entsteht aus der Planke. Sie ist perfekt, um danach zu ihr zurückzukehren – oder aber eine Vielfalt von anderen Standhaltungen und Balance-Asanas einzunehmen. Der Krieger 1 ist eine sehr wichtige Übergangsposition im Flow-Ablauf und hat daher besondere Aufmerksamkeit verdient. Korrekt ausgeführt, ist sie weit mehr als ein Übergang: Sie bereitet uns sanft auf alle Haltungen vor. Wichtig: Beide Seiten sollten gleich häufig geübt werden.

MEIN PERSÖNLICHER TIPP

Der Krieger 1 ist nicht »ohne« für die Hüften, und um ihn optimal auszuführen, braucht es eine gute Anleitung und viel Geduld. Gerade weil er in viele Haltungen überleitet, wird er gern stiefmütterlich behandelt. Ich achte selbst und beim Unterricht sehr darauf, diese Haltung ganz betont einzunehmen: Sie bildet eine solide Basis für alle weiteren Standhaltungen.

Mit einer Einatmung aus der Planke kommend den rechten Fuß vom Boden lösen. Das Knie beugen, eng zur Brust heranziehen und den Fuß flach zwischen den Händen aufsetzen. Beginner dürfen hier einmal aus- und wieder einatmen, Geübte führen die Einatmung mit der Vollendung der Haltung fort. Ferse zum Boden setzen. Der rechte Fuß zeigt nach vorn: Der mittlere Zeh und die Ferse bilden eine Linie. Der linke Fuß zeigt diagonal nach links vorn und bildet, wenn möglich, einen spitzen Winkel. Beide Füße liegen auf einer Linie: Zieht man von der rechten Ferse eine gerade Linie nach hinten, so trifft diese den linken Fuß im Mittelfuß- bis Fersenbereich. Das linke Bein ist gestreckt. Dann die linke Hüfte parallel zur rechten Hüfte ausrichten. Das rechte Knie steht senkrecht auf dem linken Knöchel. Der rechte Fuß drückt in den Boden, der rechte Oberschenkel ist fast parallel zum Boden. Jetzt die Hände vom Boden lösen und gestreckt über die Seiten nach oben ziehen, den Oberkörper dabei aufrichten. Die Hände über dem Kopf aneinander legen. Das Steißbein nach unten ziehen, den Beckenboden und den Bauch leicht anspannen, Schultern von den Ohren weg nach unten ziehen. Die Arme sind gestreckt. Den Blick zu den Daumenballen richten; der Oberkörper darf sich aus der Brustwirbelsäule heraus leicht nach hinten neigen, den Kopf dabei sanft nach hinten runden (nicht abkippen lassen!). Mit einer Ausatmung tiefer in die Hüfte sinken, das Knie etwas mehr beugen.

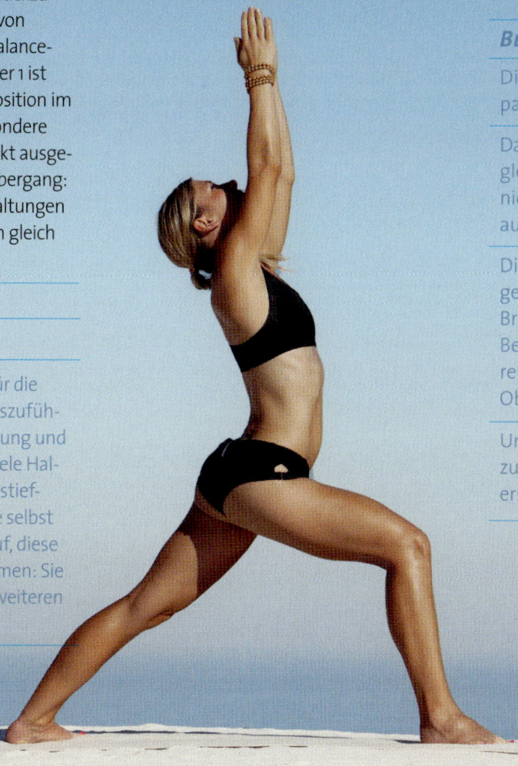

BESONDERHEITEN

Die Hüften sind beim Krieger 1 parallel.

Das Gewicht ist auf beide Füße gleichmäßig verteilt. Die Füße sind nicht versetzt platziert, sondern auf einer Linie ausgerichtet!

Die Rückbeuge im Krieger 1 geschieht überwiegend aus der Brustwirbelsäule heraus. Ist die Beweglichkeit nicht vorhanden, reicht es vollkommen aus, den Oberkörper aufrecht zu halten.

Um im Nacken nicht zu kollabieren, zunächst den Blick heben und dann erst die Rückbeuge ausführen.

② KRIEGER 2: VIRABHADRASANA 2

Kraft	★★
Beweglichkeit	★★
Ausdauer	★
Koordination	★
Balance	★★
Körperspannung	★★

All-over-Rating:

Leicht – **Mittel** – Schwer

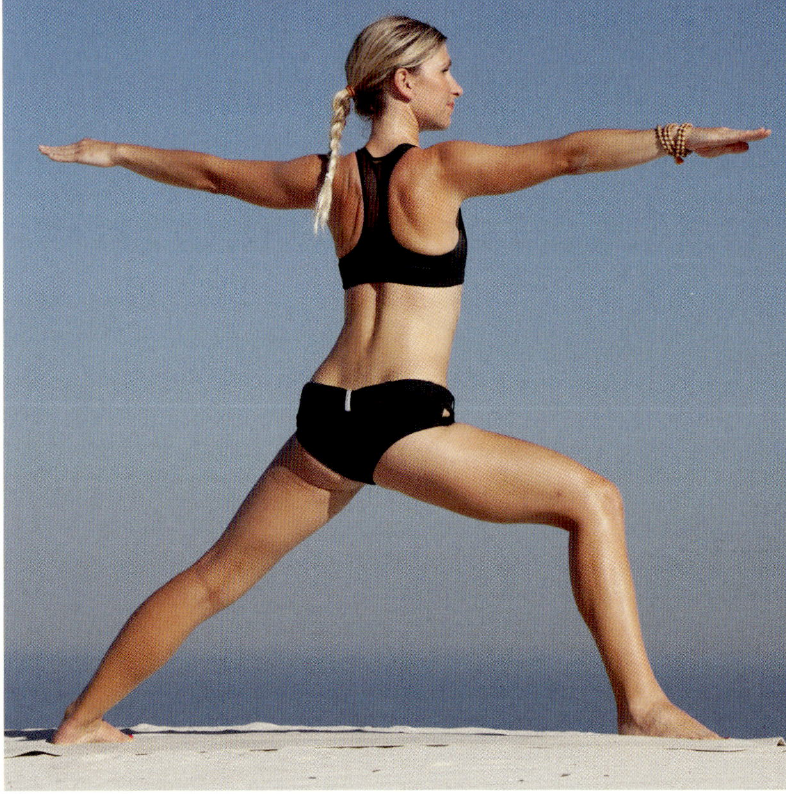

Die Haltung entsteht entweder aus einer gegrätschten Haltung heraus oder – wie hier beschrieben – aus dem Krieger 1 mit einer Ausatmung. Das rechte Knie fixieren und die linke Hüfte öffnen, bis beide Hüften nach links zeigen. Das Gewicht ruht gleichmäßig auf beiden Füßen, der rechte Oberschenkel ist nahezu parallel zum Boden. Gleichzeitig die Arme bis auf Schulterhöhe absenken. Die Handflächen zeigen nach unten, die Arme sind gestreckt und die Schultern entspannt. Die Fingerspitzen ziehen in entgegengesetzte Richtungen: Die Schulterblätter dabei auseinander dehnen. Den Oberkörper aufrecht, die Wirbelsäule gerade und mittig halten. Auf das Becken achten: Das Steißbein nach unten ziehen, den Bauch und den Beckenboden aktivieren. Die unteren Rippenbögen zueinander schieben, das Brustbein heben. Der Oberkörper befindet sich genau in der Mitte. Drehe den Kopf nach rechts: Der Blick geht über die rechte Hand nach vorn. Das rechte Knie steht senkrecht über dem Knöchel.

Effekte

Die Hüften werden gedehnt, der Oberschenkel des gebeugten Beins gekräftigt. Auch Schultern und Arme erfahren eine sanfte Kräftigung.

Die Haltung im Flow

Aus dem Krieger 2 lässt es sich in viele Stand- und Balancehaltungen, aber auch in Stützhaltungen oder den Vierfüßlerstand wechseln. Die einfachste Folgehaltung ist das Dreieck in allen Varianten.

Besonderheiten

Die rechte Gesäßhälfte ist aktiv und verhindert das Abkippen des Knies nach innen.

Der Oberkörper ruht mittig und aufrecht in der Haltung. Bauchspannung ist essenziell: Nur mit aktiver Bauch- und Beckenmuskulatur kann der untere Rücken effektiv geschützt werden!

Gerade für Yoganewbies ist das Üben vor einem Spiegel für die Haltungskorrektur eine gute Idee.

Mein persönlicher Tipp

Auch durch den Krieger 2 huscht man in mancher Yogastunde auf dem Weg zur nächsten Asana relativ unbewusst einfach durch. Ich nehme mir gern die Zeit, den Krieger 2 sorgfältig aufzubauen und verweile hier auch einige Atemzüge: Die Hüftöffnung zu Beginn der Stunde ist für mich der wahre Beginn meiner Asanapraxis!

3 DREIECK: TRIKONASANA

Kraft	★★
Beweglichkeit	★★
Ausdauer	★
Koordination	★★
Balance	★★
Körperspannung	★★

All-over-Rating:

Leicht **Mittel** Schwer

Effekte

Die Beine erfahren eine angenehme Dehnung, die Hüften werden geöffnet. Die Verbindung von Balance und Kraft schafft eine energetische Verbindung von Körper und Energiekörper.

Die Haltung im Flow

Das Dreieck ist eine super Vorbereitung für alle einbeinigen Balancehaltungen, bei denen der Oberkörper geneigt ist, wie beispielsweise beim Halbmond oder dem Standing Split. Auch der Gestreckte Winkel oder das Gebundene Dreieck wären eine gute Weiterführung des Flows.

Besonderheiten

Die rechte Hüfthälfte auf einer Ebene mit Beinen und Oberkörper halten.

Nur mit ausreichender Bauchspannung kann ein plumpes Abkippen des Oberkörpers vermieden werden. Die vorangehende Streckbewegung nach vorn soll das Bewusstsein für die Ausführung schärfen.

Mein persönlicher Tipp

Es gibt viele verschiedene Methoden, das Dreieck auszuführen. Ich bevorzuge es, mich auf die Hüften zu konzentrieren. Manchmal setze ich die Hand dann etwas höher auf.

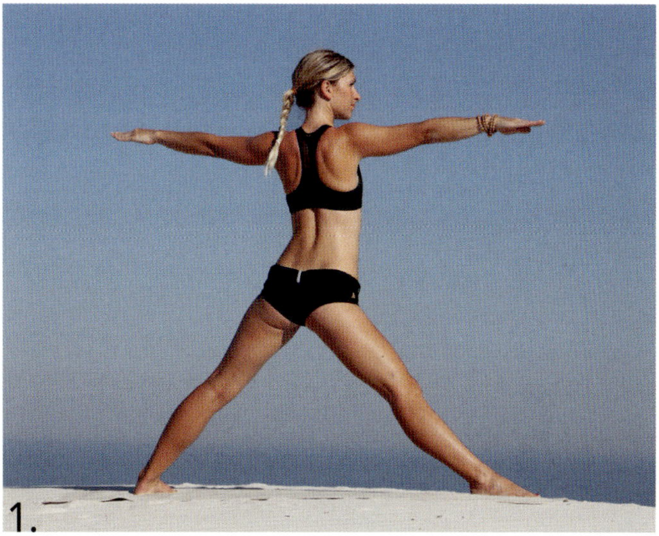

1.

Die Haltung entsteht entweder aus dem Krieger 2 oder aus einer gegrätschten Haltung heraus. Der rechte Fuß zeigt nach vorn, der linke Fuß zur Seite. Mit einer Einatmung das vordere Bein strecken; das Gewicht mittig halten. Aus der Taille heraus den Oberkörper so weit es geht nach rechts strecken, dabei den Oberkörper in einer Ebene mit den Beinen halten.

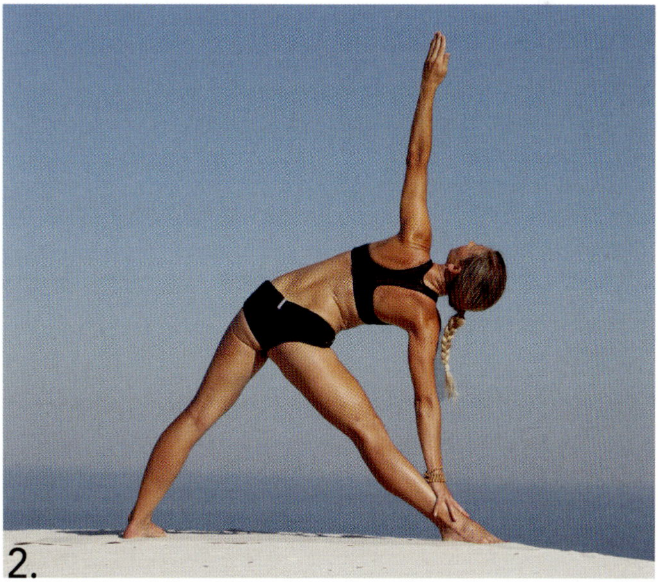

2.

Ausatmen, gleichzeitig die rechte Hand auf das Schienbein des rechten Beins senken und den linken Arm senkrecht nach oben ausstrecken. Der Blick folgt zunächst der rechten Hand und richtet sich schließlich nach oben zur linken Hand.

(4) GEBUNDENES DREIECK: BADDHA TRIKONASANA

KRAFT	**
BEWEGLICHKEIT	**
AUSDAUER	*
KOORDINATION	***
BALANCE	***
KÖRPERSPANNUNG	***

ALL-OVER-RATING:

LEICHT MITTEL **SCHWER**

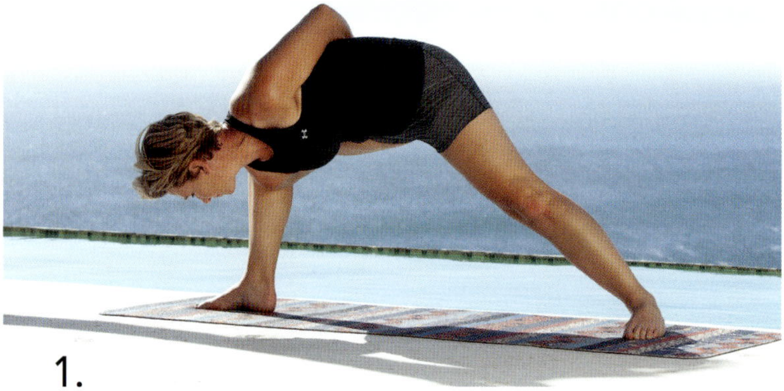

1.

Einatmend das rechte Knie beugen und die rechte Hand zunächst auf dem Boden absetzen. Die Hüfte nach vorn drücken. Den rechten Arm unter dem rechten gebeugten Bein hindurchfädeln. Den linken Arm hinter dem Rücken beugen. Wenn möglich, beide Hände verschränken und eine sogenannte Bindung eingehen. Fortgeschrittene können mit den Fingern der rechten Hand das linke Handgelenk greifen. In diesem Fall zieht die rechte Hand den linken Arm in die Streckung. Die linke Schulter, wenn möglich, nach hinten rollen. Der Blick ist noch zum Boden gerichtet.

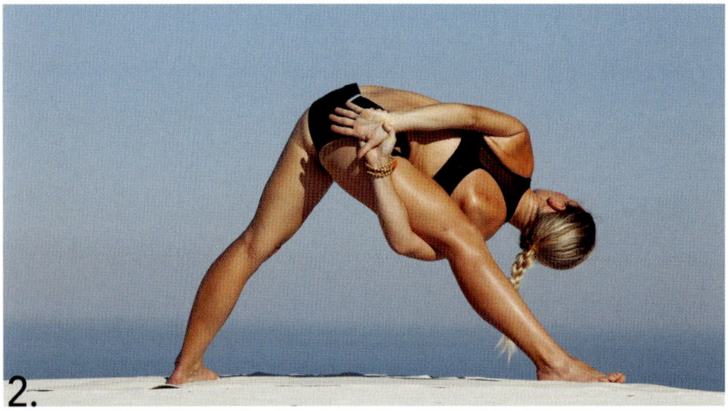

2.

Mit der Ausatmung das rechte Bein strecken, so gut es geht. In der maximalen Streckung den Blick nach oben richten und, wenn möglich, die linke Schulter nach hinten rollen. Oberkörper und Beine sind auf einer Ebene; der Oberkörper und das rechte Bein stabilisieren sich gegenseitig.

EFFEKT

Die Bindung schränkt das Lungenvolumen ein. Wer mit der Ujjayi-Atemtechnik vertraut ist, wird sich hier der stabilisierenden Qualität der Atmung bewusst werden.

DIE HALTUNG IM FLOW

Die Haltung entsteht aus dem Dreieck, dem Krieger 2 oder dem Gestreckten Winkel heraus. Gute Anschlusshaltungen sind einbeinige Balancehaltungen wie Standing Split oder der Paradiesvogel.

BESONDERHEITEN

Das Einnehmen der Haltung sollte genauso langsam und kontrolliert erfolgen wie die Auflösung der Haltung.

Balance und Kraft werden hier besonders knifflig kombiniert, da der Blick nach oben gerichtet ist: Wenn keine Zimmerdecke oder ein optischer Fixpunkt vorhanden ist, kann das sehr schnell sehr wackelig werden – also unbedingt eine sichere Umgebung wählen, vor allem wenn eine einbeinige Balance an die Haltung anschließt!

MEIN PERSÖNLICHER TIPP

Übe diese Haltung nicht am Pool, wenn du eine einbeinige Balancehaltung wie den Paradiesvogel anschließt. Oder zieh deinen Bikini zum Üben an ...

5 GEDREHTES DREIECK: PARIVRTTA TRIKONASANA

Kraft	**
Beweglichkeit	***
Ausdauer	*
Koordination	***
Balance	****
Körperspannung	**

All-over-Rating:

Leicht Mittel **Schwer**

Besonderheiten

Die Haltung ist sehr fordernd für die Hüften und die Beinrückseiten.

Wenn die Hand nicht auf dem Boden platziert werden kann, darf sie auf dem Schienbein oder einem Yogablock aufgesetzt werden.

Die Haltung funktioniert für Einsteiger auch mit gebeugtem rechten Bein.

Mein persönlicher Tipp

Umkippen ist nicht schlimm! Nur wenn man die Grenzen der eigenen Balance kennenlernt, kann man sie sinnvoll für die eigene Entwicklung einsetzen. Ich kann die Male, die ich in dieser Haltung ins Straucheln gekommen bin, nicht zählen – und es passiert mir immer mal wieder, vor allem wenn die Konzentration nicht hundertprozentig stimmt. Draußen üben lenkt automatisch mehr ab als eine Praxis im geschlossenen Raum!

Effekte

Die Drehhaltung wirkt entgiftend auf die Leber. Die Wirbelsäule wird mobilisiert, die Beinrückseiten gedehnt. Der Brustbereich wird ebenfalls gestreckt.

Die Haltung im Flow

Das Dreieck ist eine gute Ausgangshaltung, aber auch nach dem gestreckten Winkel kann man diese Asana gut üben. Der gedrehte Halbmond ist eine gute Anschlusshaltung, aber auch Pyramide, Standing Split oder Krieger 3 funktionieren super im Anschluss.

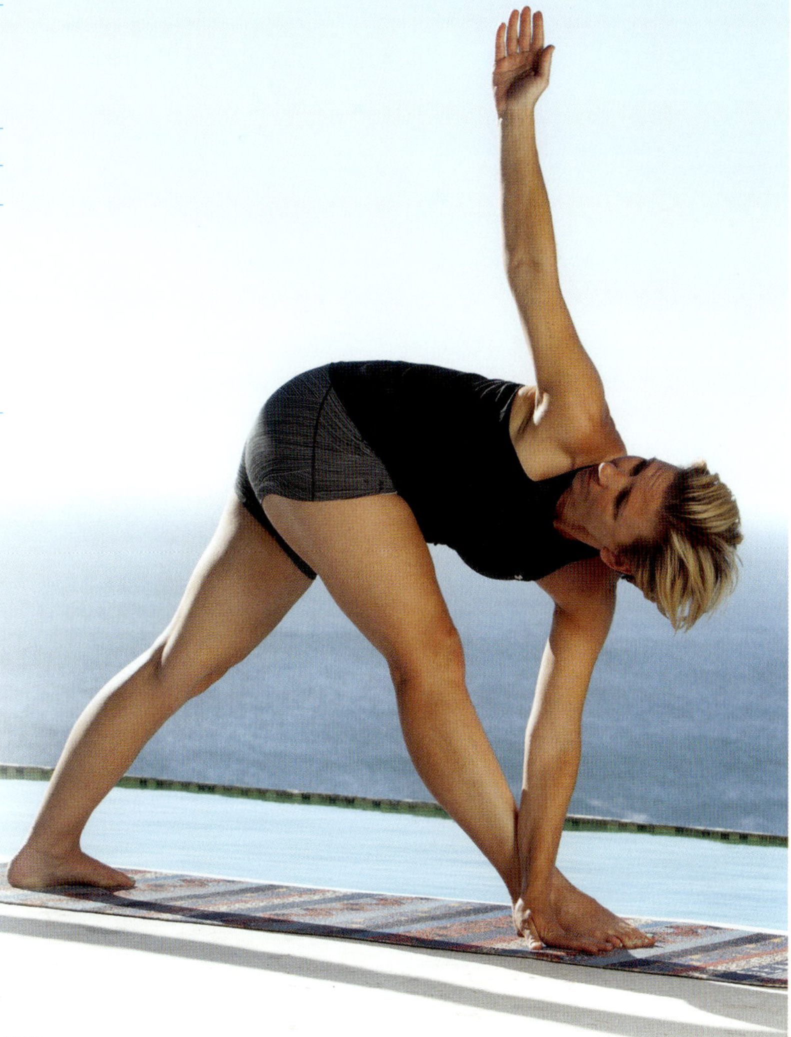

Die Füße sind ausgerichtet wie beim Krieger 1: Rechter Fuß zeigt nach vorn, der linke Fuß ist nach vorn eingedreht. Rechte Hand aufs Kreuzbein setzen. Den linken Arm zuerst nach oben strecken, dann mit einer Einatmung den Oberkörper und linken Arm lang nach vorn strecken. Die Hüften parallel ausrichten und die linke Hand außen neben dem rechten Fuß platzieren. Den Brustkorb nach rechts und oben rotieren. Die rechte Hand nach oben ausstrecken, dabei den Blick zur rechten Hand richten.

6 DREIECK-VARIANTEN

Diese Varianten sind leichter oder schwerer als das zuvor beschriebene Trikonasana. Sie haben energetisch und körperlich die gleichen Effekte, sind lediglich sanfter oder fordernder.

Kraft	**
Beweglichkeit	**
Ausdauer	*
Koordination	**
Balance	**
Körperspannung	**

All-over-Rating:

Leicht *Mittel* *Schwer*

Wann lieber das Halbe Dreieck üben?

Wer Schwierigkeiten mit der Balance hat oder beispielsweise Arthritis in den Händen, der wird diese Variante leichter finden, da die Hand nicht so stark belastet werden muss und der Druck mit der Schulter gegen das Knie die Last zusätzlich reduziert.

Leichter als das Dreieck:

HALBES DREIECK

Die Füße wie beim Krieger 1 ausrichten: Linker Fuß zeigt nach vorn, der rechte Fuß ist eingedreht und befindet sich auf einer Linie mit dem linken Fuß. Einatmen. Das linke Knie beugen und die linke Hand an die Innenseite des linken Fußes setzen, die Fingerspitzen zeigen nach vorn. Ausatmen, den rechten Arm senkrecht nach oben strecken, den Blick zur rechten Hand richten. Die linke Schulter drückt das linke Knie nach außen, die Hüfte sinkt zum Boden. Ist die Haltung nicht machbar, kannst du einen Yogablock unter deine linke Hand setzen.

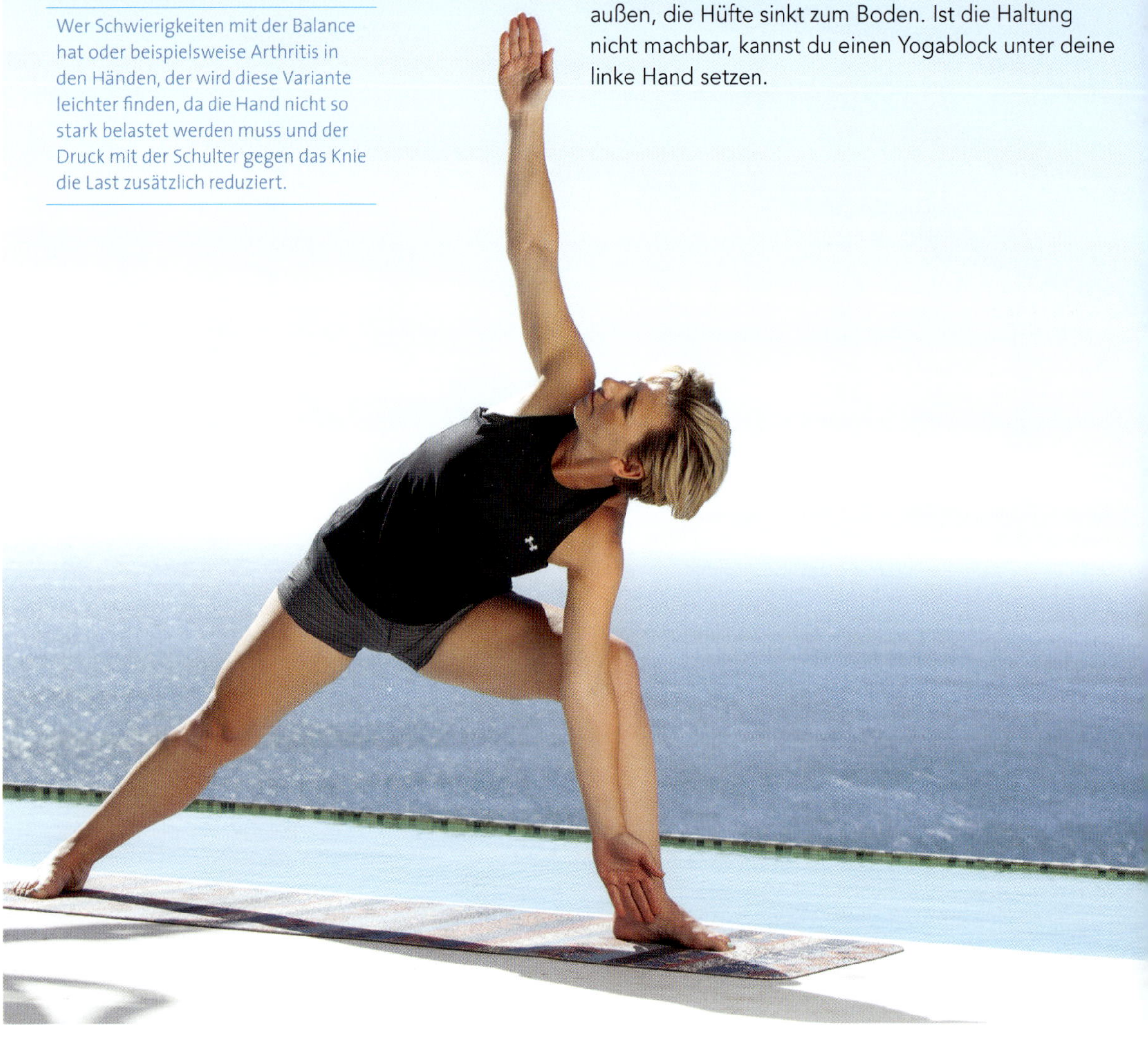

Kraft	★
Beweglichkeit	★★
Ausdauer	★
Koordination	★★
Balance	★★
Körperspannung	★★

All-over-Rating: Leicht – Mittel – Schwer

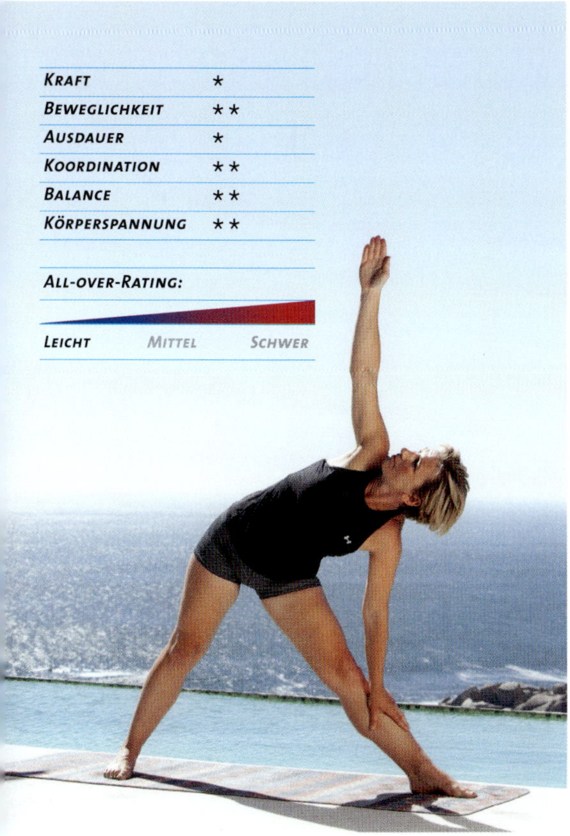

Leichter als das Dreieck:

EASY TRIANGLE

Auch bei dieser Variante die Füße wie im Krieger 1 ausrichten, siehe Seite 75. Die Arme auf Schulterhöhe halten und den linken Arm mit der Einatmung nach vorn ziehen. Dann die linke Hand knapp unter dem Knie, vielleicht sogar nur auf dem Oberschenkel abstützen. Ausatmen, den rechten Arm senkrecht nach oben ausstrecken, Blick zur rechten Hand richten.

Wann lieber das Easy Triangle üben?

Wer starke Rückenprobleme hat, sehr unflexible Beinrückseiten oder eine schwache Beinmuskulatur, wird sich in dieser Haltung mit Sicherheit zu Beginn wohler fühlen.

Kraft	★★★
Beweglichkeit	★★★★
Ausdauer	★
Koordination	★★★
Balance	★★★
Körperspannung	★★★

All-over-Rating: Leicht – Mittel – Schwer

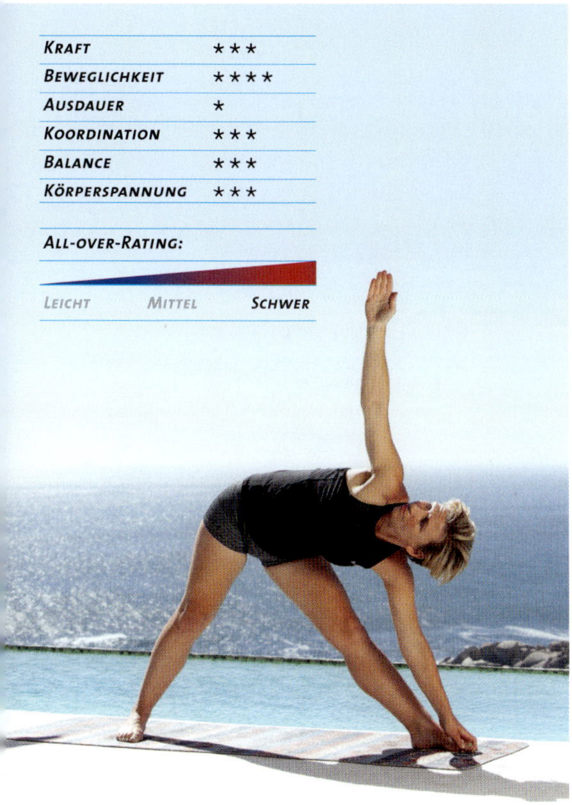

Schwerer als das Dreieck:

DREIECK MIT ZEHENGRIFF

Ausgangsposition ist der Stand wie im Krieger 1. Arme auf Schulterhöhe anheben. Genau wie beim Dreieck mit der Einatmung den Oberkörper nach vorn schieben. Zeigefinger und Mittelfinger der linken Hand greifen den linken großen Zeh nun von innen. Dann den Daumen auf die Vorderseite des Zehs legen, ausatmen. Mithilfe dieser Bindung den Oberkörper weiter in die Rotation ziehen und den Oberkörper wieder in eine Ebene mit den Beinen drücken.

Wann lieber das Dreieck mit Zehengriff üben?

Wer schon viel Yoga geübt hat und flexible Beine und Hüften hat, sollte diese Haltung unbedingt versuchen. Sie ist vor allem für die Wirbelsäule intensiver, dehnt aber auch Beine und Hüften stärker. Die Atmung in Ujjayi-Technik hilft, sich in diese Asana tiefer hineinzuarbeiten.

⑦ GESTRECKTER WINKEL: UTTHITA PARSVAKONASANA

Kraft	⋆⋆
Beweglichkeit	⋆⋆⋆
Ausdauer	⋆
Koordination	⋆⋆
Balance	⋆⋆⋆
Körperspannung	⋆⋆⋆

All-over-Rating:

Leicht — **Mittel** — Schwer

Effekte

Die Balance wird geschult, die Beweglichkeit der Wirbelsäule verbessert. Die Beine werden sanft gekräftigt. Die Haltung erdet und sorgt für eine Klarheit des Geistes.

Die Haltung im Flow

Aus dem Krieger 2 oder dem Dreieck kommt man super in den Gestreckten Winkel hinein. Im Anschluss kann die Planke oder die Stehende Vorbeuge geübt werden.

1.

Die Füße sind ausgerichtet wie beim Krieger 1: Der rechte Fuß zeigt nach vorn, der linke Fuß ist nach vorn eingedreht. Das linke Knie beugen und die linke Hand neben den linken Fuß setzen, dabei die Fingerspitzen nach vorn drehen. Die Gewichtsverteilung beider Füße kontrollieren: Werden alle drei Punkte (Ferse, Großzehengrundgelenk, Kleinzehengrundgelenk) gleich stark belastet? Der linke Arm drückt sanft gegen das linke Schienbein und unterstützt das Knie bei der senkrechten Ausrichtung über dem Knöchel. Rechtes Bein und Oberkörper bilden eine Linie, den rechten Arm zunächst mit einer Einatmung senkrecht nach oben strecken, dabei die Schulterblätter auseinanderziehen.

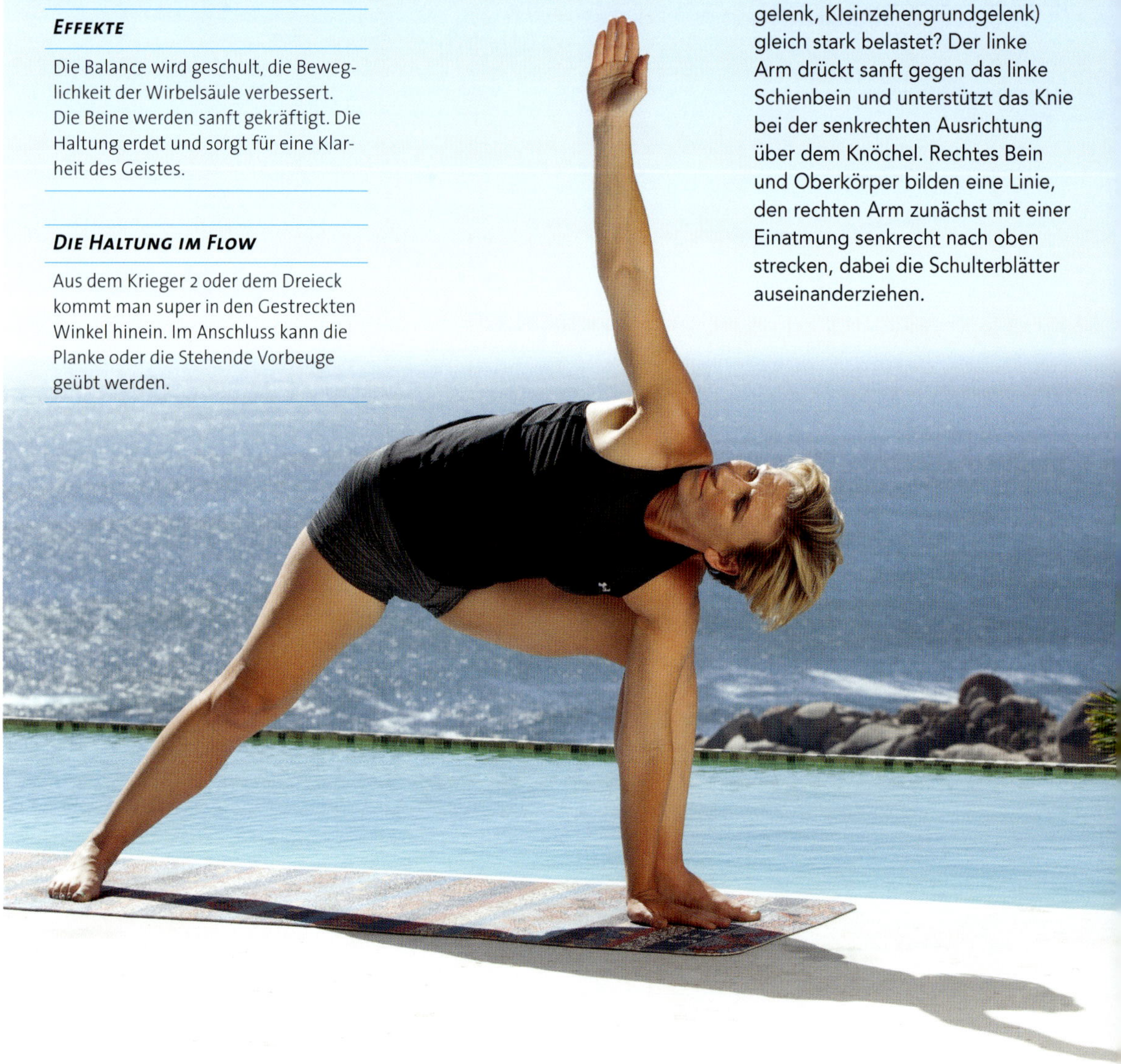

2.

Mit der Ausatmung den rechten Arm über den Kopf ziehen und nach vorn ausstrecken, dabei die rechte Schulter nach hinten ziehen und den Oberkörper intensiv dehnen. Den Blick unter dem Arm hindurch nach oben richten. Die linke Fußkante drückt betont in den Boden, das linke Bein bleibt gestreckt. Die Hüfte darf sich sanft ein kleines bisschen nach oben drehen.

Besonderheiten

Wer Schwierigkeiten mit der Balance in dieser Position hat, sollte den Blick zunächst zum Boden richten und in kleinen Schritten den Kopf drehen, unbewegliche Punkte im Raum fixieren und sich so zum Gleichgewicht vortasten.

Oberkörper und Beine befinden sich in einer Ebene.

Die Halswirbelsäule ist empfindlich. Kopfdrehungen sollten daher niemals ruckartig erfolgen. Ist bereits eine Verspannung vorhanden und die Haltung fühlt sich von Anfang an anstrengend und zu intensiv an, kann statt der aufgesetzten linken Hand auch der linke Unterarm auf dem Oberschenkel abgelegt werden.

Mein persönlicher Tipp

Auch wenn das hintere Bein schon in der vorhergehenden Haltung gestreckt war, lohnt sich die Überprüfung: Mit einem angespannten Oberschenkel lässt sich die Hüftkippung und infolge auch die Rotation des Oberkörpers viel leichter ansteuern!

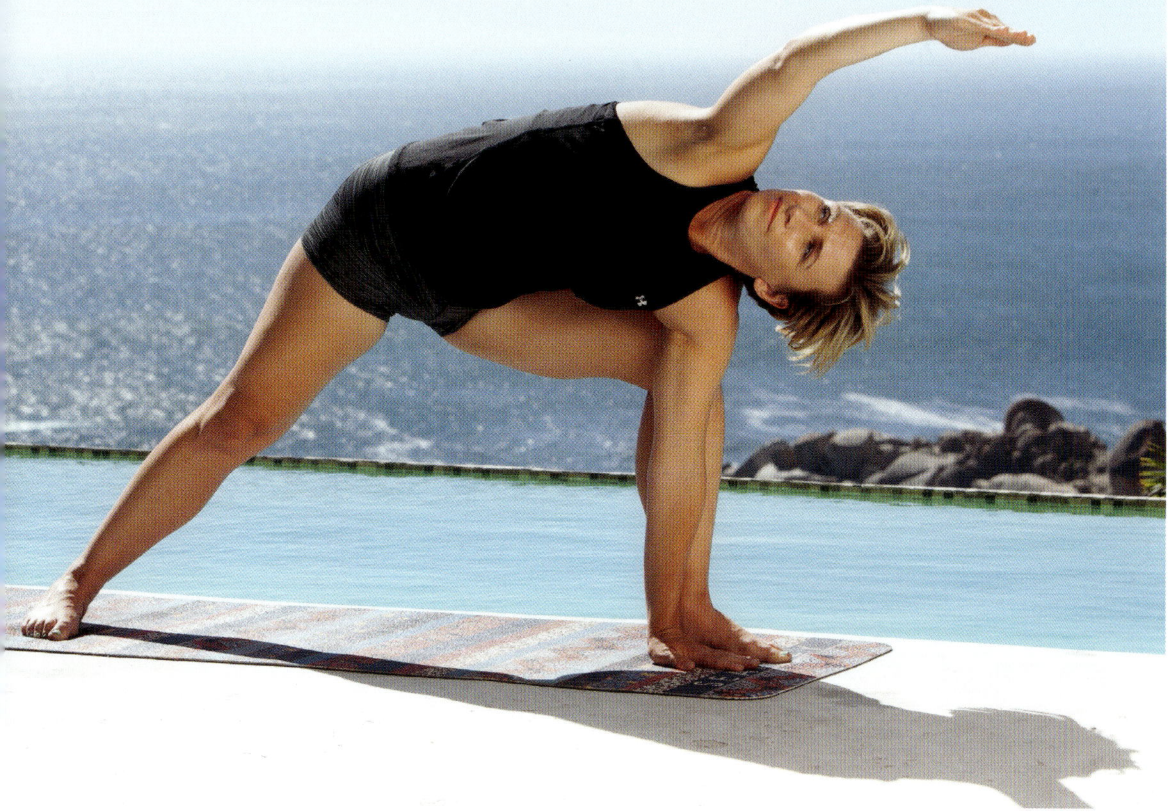

8 GEBUNDENER WINKEL: BADDHA PARSVAKONASANA

Kraft	★★
Beweglichkeit	★★★★
Ausdauer	★
Koordination	★★★
Balance	★★★
Körperspannung	★★★

All-over-Rating:

Leicht Mittel **Schwer**

Besonderheiten

Die Haltung ist sehr fordernd für die Schultern und erfordert ein hohes Maß an Beweglichkeit. Wenn das Handgelenk nicht gegriffen werden kann, können die Finger auch ineinander verhakt werden. Beim Herantasten an die Bindung kann ein Bademantelgürtel, ein Tuch oder ein Gurt hilfreich sein.

Mein persönlicher Tipp

Konzentration auf die Atmung ist bei allen Balancehaltungen der Schlüssel. Durch die Bindung kommt aber ein anderes Element hinzu: Die schnelle Reaktion der Arme ist im Falle des Umkippens nicht möglich. Auch wenn man weich fällt, triggert das die Urangst, sich zu verletzen – und wie bei allen Balancehaltungen geht es ums Durchhalten. Immer einmal mehr aufstehen als hinfallen, das ist das Prinzip – und es hat mich zähes, unbequemes Durchhaltevermögen gelehrt. Aufgeben ist keine Option, auch für dich nicht! Bislang habe ich keinen Yogi getroffen, der sich in dieser Haltung durch Umfallen verletzt hat.

Effekte

Beine, Hüften und Schultern werden intensiv gedehnt, die Balance stark gefordert. Die energetische Verbundenheit zur Erde kommt ins Bewusstsein und Vertrauen in die eigene Standfestigkeit wird aufgebaut.

Die Haltung im Flow

Das Dreieck ist eine gute Ausgangshaltung, aber auch nach dem Gestreckten Winkel oder dem Gebundenen Dreieck kann man diese Asana gut üben. Der gebundene Halbmond ist eine gute Anschlusshaltung, aber auch die Pyramide oder Unterarmbalance funktionieren super im Anschluss.

Beine weit grätschen, den rechten Fuß nach vorn ausrichten und dabei die zweite Zehe und die Ferse auf eine Linie setzen. Der linke Fuß befindet sich in der Verlängerung dieser Linie, er ist leicht auswärts in einem spitzen Winkel eingedreht. Beide Füße gleichmäßig belasten. Arme zunächst auf Schulterhöhe ausstrecken, einatmen, dann das rechte Knie beugen, bis der Oberschenkel nahezu parallel zum Boden ist, und die rechte Hand innen neben dem rechten Fuß aufsetzen, ausatmen.

Einatmen, den linken Arm zuerst nach oben strecken, dann beugen und hinter den Rücken schieben, bis die Hand den rechten Oberschenkel berühren kann. Ausatmen, die rechte Hand vom Boden lösen und unter dem rechten Oberschenkel hindurchführen. Dann mit der rechten Hand das linke Handgelenk greifen und den Arm strecken, den Brustkorb gleichzeitig nach links und oben rotieren. Den Blick nach oben richten und die Hüfte noch tiefer setzen.

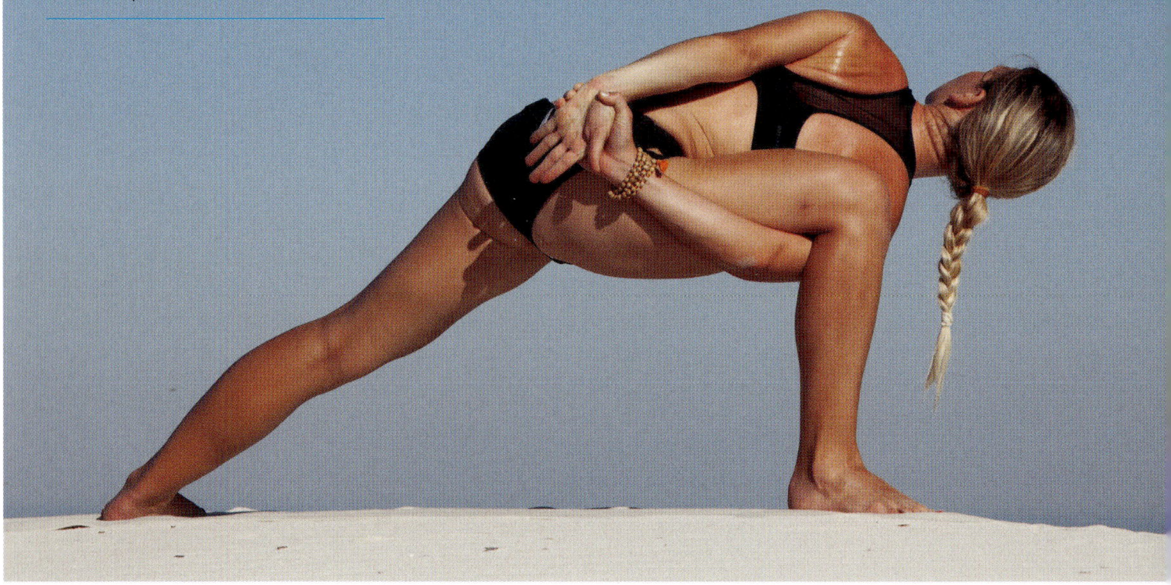

9 PARADIESVOGEL: SVARGA DVIJASANA

Kraft	★★★★
Beweglichkeit	★★★★★
Ausdauer	★★
Koordination	★★★★
Balance	★★★★★
Körperspannung	★★★★

All-over-Rating:

Leicht — Mittel — **Schwer**

Effekte

Vor allem das Standbein wird intensiv gekräftigt, das Spielbein intensiv gedehnt. Auch der Rumpf erfährt eine Mobilisierung und Dehnung. Auf energetischer Ebene ist diese Haltung für die Verbindung von Fein- und Grobstofflichem förderlich.

Die Haltung im Flow

Die Haltung entwickelt sich immer aus einer, in der die Füße einen weiten Krieger-1-Stand einnehmen. Das kann der Krieger 1, Krieger 2, das Dreieck oder eine gebundene Variante davon sein. In eine solche Haltung lässt es sich auch wieder zurückkehren. Auch die Planke ist eine gute Folgehaltung.

Besonderheiten

Die Haltung anschließend genauso auflösen, wie sie eingenommen wurde: Das rechte Bein wieder beugen, dann den Oberkörper nach vorn neigen, das linke Bein beugen und den rechten Fuß wieder absetzen. Mit links zurück in die Ausgangsposition. Rechte Hand an die Innenkante des rechten Fußes setzen und den linken Arm nochmal senkrecht nach oben strecken. Dann weiter mit der nächsten Haltung.

In der stehenden Position den Oberkörper bewusst aufrichten: Das setzt die rechte Schulter weiter nach hinten und schafft Raum, um das rechte Bein besser strecken zu können.

Die Bindung ist der Schlüssel für die Stabilität: Es können auch die Hände ineinander verschränkt werden, aber das fühlt sich nicht so belastbar an wie die Bindung am Handgelenk.

Die tiefsitzenden kleinen Core-Muskeln müssen Schwerstarbeit leisten: Nur mit einer soliden Atemtechnik kann die Balance erreicht werden, die für diese Haltung nötig ist.

Mein persönlicher Tipp

Ich habe diese jahrelang bestaunt und nie geübt, weil ich dachte: Kann ich sowieso nicht. Erst als ich die Bindung am Handgelenk beherrscht habe, hat der Paradiesvogel plötzlich funktioniert – und das hat ein paar Jahre gedauert. Auch, wenn man diese Haltung sehr häufig sieht: Es ist nicht normal, was man auf Social Media sieht. Es ist normal, dass man diese Haltung zunächst nicht beherrscht.

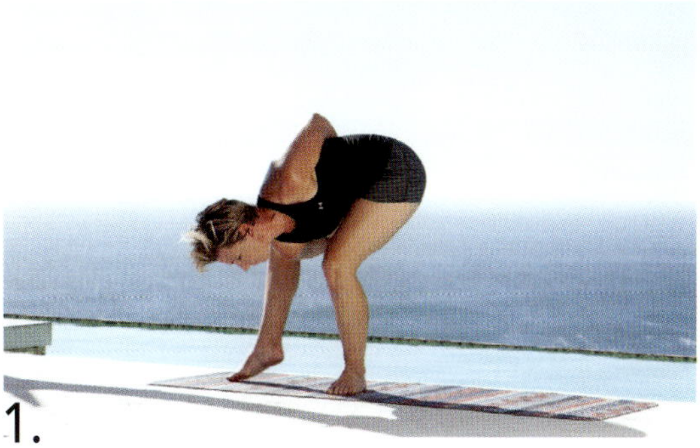

1.

Aus einem weiten Stand mit Krieger-1-Füßen kommend das rechte Bein stark beugen und die rechte Hand zunächst an die Innenkante des rechten Fußes setzen. Dann die Arme binden wie beim Gestreckten Winkel: Den rechten Arm unter dem rechten Oberschenkel hindurchführen, den linken Arm hinter dem Rücken beugen. Mit der rechten Hand wenn möglich das linke Handgelenk fassen und den linken Arm dadurch etwas mehr strecken. Ausatmen. Dann das Gewicht zunächst auf den rechten Fuß verlagern und mit dem linken Fuß näher an den rechten heran hüpfen, dabei sehr kontrolliert vorgehen. Einatmen, das Gewicht nach links verlagern und den rechten Fuß langsam und kontrolliert vom Boden lösen.

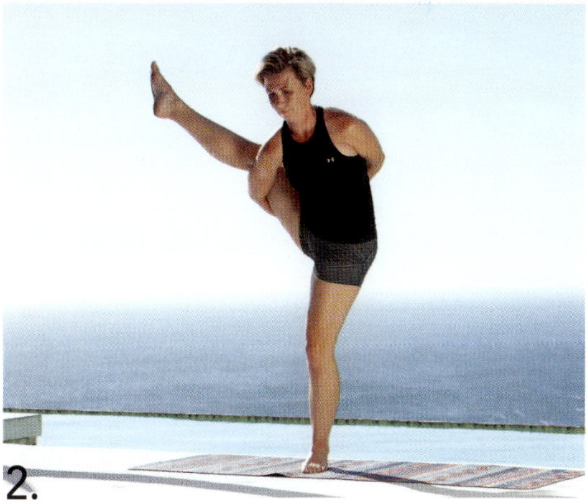

2.

Ausatmen und den Körper aufrichten. Das linke Bein und den Oberkörper strecken, so gut es möglich ist. Einatmen. Wenn sich die Aufrichtung stabil anfühlt, das rechte Bein mit einer Ausatmung so gut wie möglich ausstrecken und die Atmung für ein paar Atemzüge fließen lassen.

(10) PYRAMIDE: PARSVOTTASANA

Kraft	*
Beweglichkeit	* *
Ausdauer	*
Koordination	*
Balance	* *
Körperspannung	* *

All-over-Rating:

Leicht *Mittel* *Schwer*

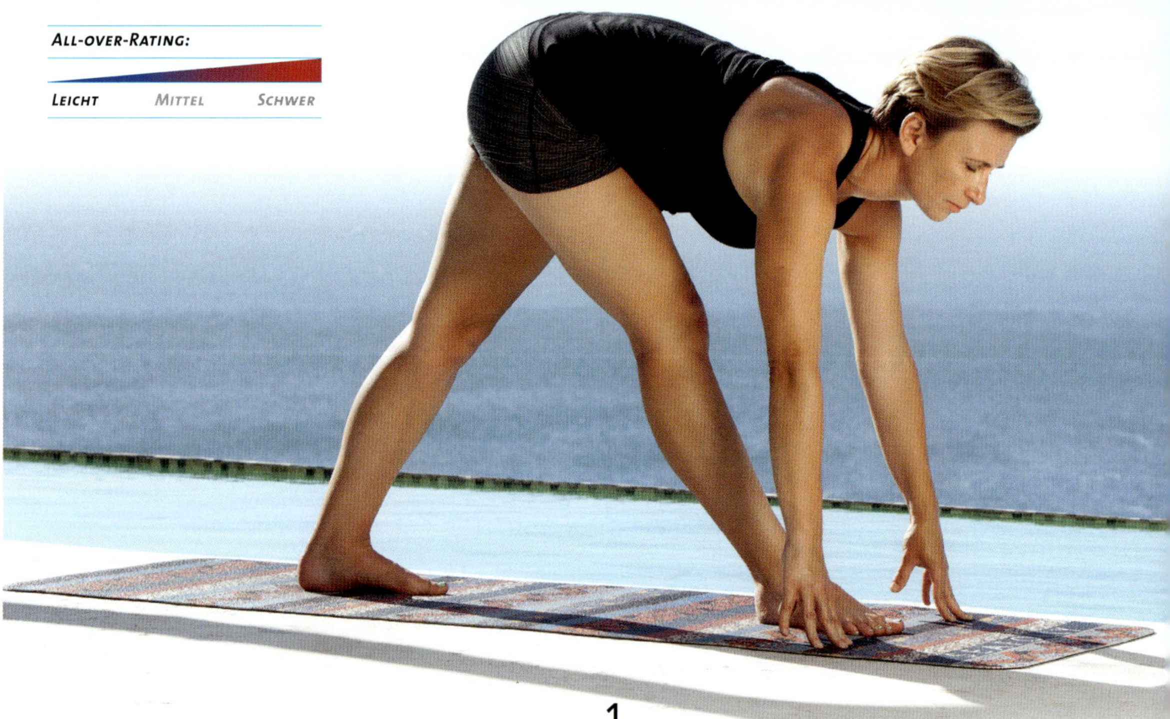

1.

Effekte

Das Herz wird entlastet, der Blutrückfluss zum Herzen erleichtert. Die Beinrückseite erfährt eine starke Dehnung. Geist und Seele können in dieser Asana prima entspannen.

Die Haltung im Flow

Das Dreieck ist eine gute Ausgangshaltung, aber auch nach dem Gestreckten Winkel kann man diese Asana gut üben. Aus der Haltung kommt man in viele einbeinige Balancen, zur Planke, zum Dreieck oder in den Stand.

Die Haltung startet in der Fuß- und Beinposition von Krieger 1: Der rechte Fuß zeigt gerade nach vorn, der linke Fuß ist eine Beinlänge entfernt auf der gleichen Linie aufgestellt, die Zehen sind minimal nach außen gedreht. Beide Oberschenkel aktivieren, indem die Kniescheiben hochgezogen werden. Beide Beine strecken, so gut es geht. Wenn du nicht beide Beine strecken kannst, konzentriere dich auf die Streckung des linken Beins und beuge das rechte Bein, so weit du es beugen musst. Die linke Hüfte parallel zur rechten halten, den Rücken zunächst mit einer Einatmung gut aufrichten. Bauch, Rücken und Beckenboden leicht anspannen. Mit der Ausatmung den Oberkörper gestreckt aus der Hüfte heraus nach vorn neigen, bis die Finger den Boden berühren. Ist das nicht möglich, benutze Yogablöcke oder dicke Bücher dafür. Die Schultern von den Ohren weg nach hinten ziehen.

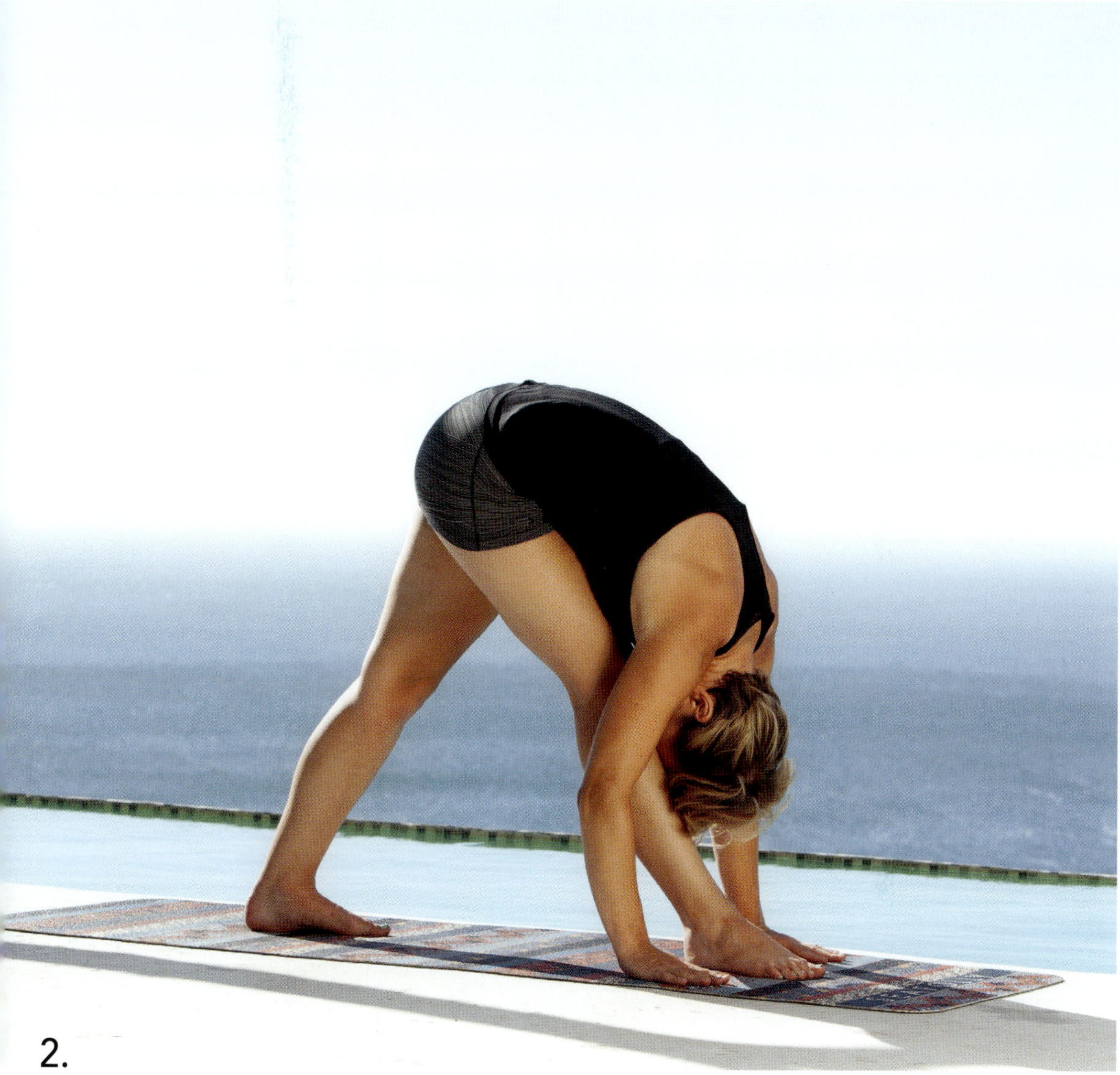

2.

Die Hände links und rechts vom rechten Fuß flach aufsetzen, Bauch und Beckenboden fester anspannen, einatmen und den Rücken maximal strecken. Ausatmen, dann die Stirn zum Schienbein bringen. Das Kinn minimal zur Brust ziehen.

Mein persönlicher Tipp

Die Pyramide ist nach anstrengenden Haltungen mit Bindung oder einbeinigen Balancehaltungen mein Liebling. Ich genieße es, wenn der Herzschlag sich beruhigt und sowohl Hände als auch Füße den Boden berühren: Das erdet mich ungemein!

Besonderheiten

Nur wenn die Hüften wirklich parallel sind, kann die Haltung ihre volle Wirkung entfalten.

Für eine starke Aktivierung der Schilddrüse kann der Rücken stattdessen gerundet und die Stirn aufs Knie gedrückt werden: Das hilft der Schilddrüse, sich auszubalancieren und optimal zu funktionieren.

Um nicht abzudriften und Gedanken nachzuhängen, ist eine bewusste Konzentrierung auf die Atmung notwendig.

Um die Haltung fordernder zu gestalten, eine Bindung hinzufügen: Im Stehen die Arme hinter den Körper bringen und die Hände verschränken, die Handballen aneinanderpressen und die Schultern zurückrollen. Arme strecken. Dann aus der Hüfte heraus nach vorn beugen und die gebundenen Arme über den Kopf Richtung Boden ziehen.

11 REVERSE WARRIOR: VIPARITA VIRABHADRASANA

KRAFT	**
BEWEGLICHKEIT	**
AUSDAUER	*
KOORDINATION	**
BALANCE	**
KÖRPERSPANNUNG	**

ALL-OVER-RATING:

LEICHT BIS MITTEL SCHWER

EFFEKTE

Die Körpervorderseite, Beine und die Hüften werden sanft gedehnt. Das Vertrauen in die Kraft der Beine und die energetische Anbindung an die Erde wird durch den Blick nach oben gestärkt.

DIE HALTUNG IM FLOW

Krieger 1 und Krieger 2 sind gute Positionen, um in die Asana hineinzukommen. Im Anschluss können beispielsweise Planke, Halbmond oder Krieger 3 geübt werden.

BESONDERHEITEN

Die offene Position der Hüfte erfordert ein hohes Maß an Bewegungskontrolle, damit das vordere Knie nicht nach innen abkippt.

Die Hand auf dem hinteren Bein sollte nur abgelegt sein und keine abstützende Funktion einnehmen: Das gilt besonders, wenn die Hand auf dem Knie liegt!

Auf die Spannung im gestreckten Bein achten: Ist die Muskulatur nicht aktiv, wird unnötiger Druck auf das Knie ausgeübt.

Das vordere Knie kann in der Endposition nachkorrigiert und stärker gebeugt werden.

MEIN PERSÖNLICHER TIPP

Die Haltung lässt viel Freiheit bei der Ausführung, und Fehler machen sich nicht unmittelbar bemerkbar. Ich mag es, diese Haltung gelegentlich vor einem Spiegel zu üben und mithilfe des Spiegelbilds Fehler auszumerzen, die sich möglicherweise eingeschlichen haben.

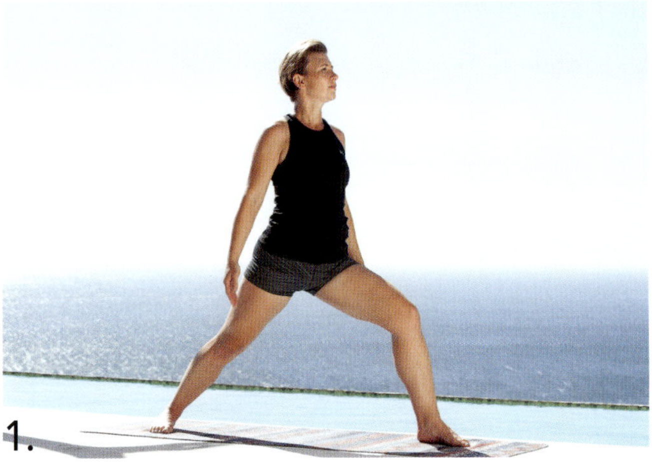

1.

Die Beine sind eine Beinlänge weit geöffnet wie beim Krieger 1. Der linke Fuß zeigt nach vorn, der rechte ist in einer Linie mit dem vorderen Fuß platziert, aber leicht auswärts gedreht. Beide Füße sind gleichmäßig belastet, die Arme hängen locker neben dem Körper herab. Einatmen und das linke Knie beugen, bis der Oberschenkel parallel zum Boden ist. Das Knie steht senkrecht über dem Knöchel.

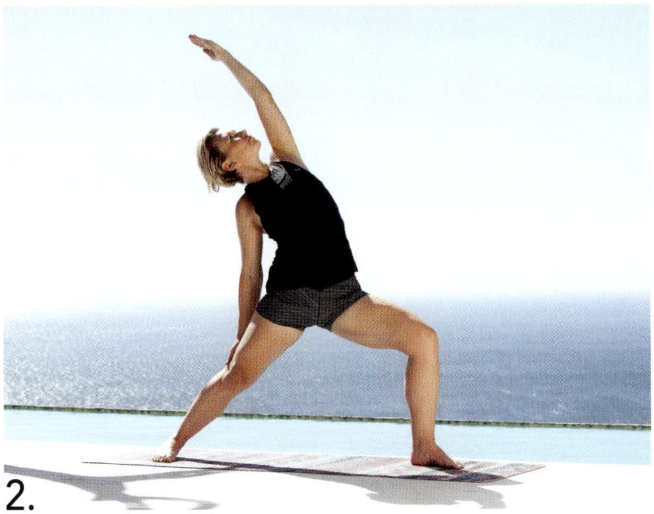

2.

Mit der Ausatmung den linken Arm nach oben heben und ausstrecken, die rechte Hand auf den rechten Oberschenkel legen. Mit einer Einatmung den Körper nochmal strecken, die Wirbelsäule aufrichten. Ausatmend den Körper aus der Brustwirbelsäule heraus wie über einen großen Ball nach hinten neigen, den linken Arm nach hinten ziehen, Handfläche nach unten und Blick in die Hand richten. Die rechte Hand rutscht tiefer am rechten Oberschenkel herab. Das rechte Bein ist gestreckt, Beckenboden und Bauch sind aktiviert.

12 GEBUNDENE STEHENDE RÜCKBEUGE: VIPARITA BADDHA TRIKONASANA

KRAFT	★★
BEWEGLICHKEIT	★★★
AUSDAUER	★
KOORDINATION	★★★
BALANCE	★★★★
KÖRPERSPANNUNG	★★

ALL-OVER-RATING:

LEICHT **MITTEL** SCHWER

EFFEKTE

Die Koordination von Beinen und Balance wird besonders in der Rückbeuge gut geschult. Das Vertrauen in die Verbindung von Atem und Körper darf wachsen.

DIE HALTUNG IM FLOW

Das Dreieck ist eine gute Ausgangshaltung, aber auch nach dem Gestreckten Winkel kann man diese Asana gut üben. Ich würde keine Vorbeuge wie die Pyramide anschließen, sondern lieber ein Vinyasa, um die Wirbelsäule zu neutralisieren.

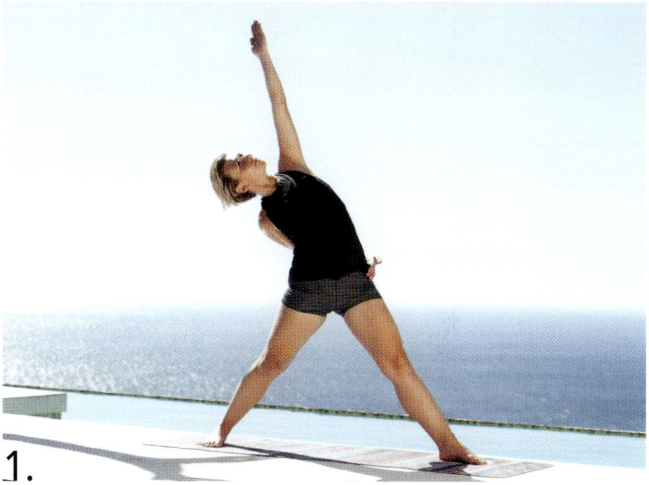

1.

Die Füße stehen wieder auf einer Linie: Der linke Fuß zeigt nach vorn, der rechte Fuß ist nach vorn eingedreht. Mit einer Einatmung das linke Bein beugen und den rechten Arm hinter den Rücken legen. Die rechte Hand binden und auf den linken Oberschenkel setzen. Mit der Ausatmung das linke Bein strecken, die rechte Hand bleibt in ihrer Position eng am Oberkörper mit der Handfläche nach außen gedreht. Kniescheiben nach oben ziehen und die Beinmuskulatur aktivieren. Den linken Arm nach oben strecken und den Blick zur linken Hand richten. Einatmen.

BESONDERHEITEN

Die gebundene Hand benötigt ein hohes Maß an Aufmerksamkeit, damit sie nicht aus ihrer Position rutscht. Die Atmung hilft dabei.

Falls die Rückbeuge noch zu anspruchsvoll erscheint, einfach in der Position mit senkrecht nach oben gestrecktem Arm bleiben.

Wer wackelt, sollte die Beinspannung überprüfen.

MEIN PERSÖNLICHER TIPP

Übe keine intensive Vorbeuge direkt nach einer Rückbeuge und vice versa! Die Wirbelsäule braucht einen Moment, um von einer Herausforderung zur nächsten zu gelangen: Schalte am besten ein Vinyasa zwischen Vor- und Rückbeuge oder übe eine reine Drehhaltung wie den Drehsitz dazwischen.

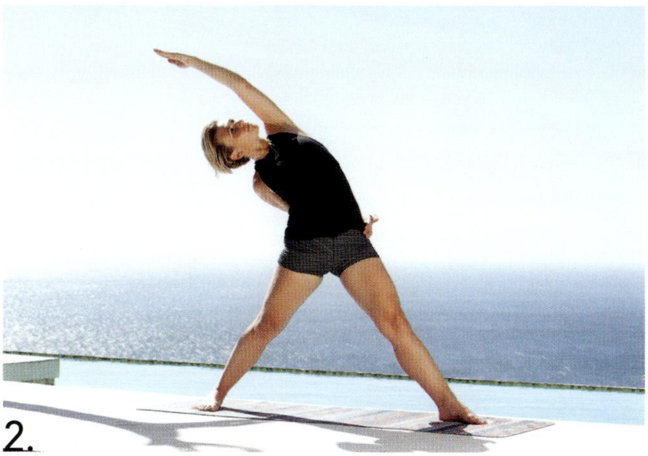

2.

Die Spannung in beiden Beinen, im Bauch und im Beckenboden erhöhen. Mit der Ausatmung den Oberkörper wie über einen großen Ball nach hinten neigen und den gestreckten linken Arm dabei über den Kopf ziehen. Der Blick folgt der linken Hand.

(13) HALBMOND: ARDHA CHANDRASANA

Kraft	★★
Beweglichkeit	★★★
Ausdauer	★★
Koordination	★★★
Balance	★★★★
Körperspannung	★★★

All-over-Rating:

Leicht **Mittel bis Schwer**

Effekte

Gleichgewicht, Atmung und muskuläre Anspan- nung werden perfekt miteinander kombiniert und erlauben eine Verbesserung der Feinmotorik. Das Bewusstsein für das Gleichgewicht wird nicht nur körperlich, sondern auch energetisch verbessert.

Die Haltung im Flow

Das Dreieck ist eine gute Ausgangshaltung, aber auch nach dem gestreckten Winkel kann man diese Asana gut üben. Standing Split bietet sich im Anschluss an, aber auch die Vorbeuge Uttanasana ist eine gute Folgehaltung. Auch der Runner's Lunge ist passend.

Besonderheit

Durch das angehobene Bein entsteht ein Gegengewicht zum Oberkörper, das durch die Gewichtsverteilung auf dem Standbein ausgeglichen werden muss. Diese Fläche ist sehr klein, daher ist die Balance in dieser Haltung extrem schwer zu halten.

Mein persönlicher Tipp

Wähle sehr bewusst, ob du drinnen oder draußen übst! Ich bin während meiner eigenen Praxis nur sehr selten draußen anzutreffen – und das aus gutem Grund: Meine Atmung unterstützt die Konzentration, aber wenn ich ein bewegtes Umfeld habe, wird es richtig schwierig. Vor allem ein weiter Himmel oder ein wellenbewegtes Meer sind für meine Balancehaltungen ein regelrechter Dealbreaker. Unterrichte ich eine Gruppe, ist das etwas anders: Hier kann ich mit meiner Präsenz und einer unterstützenden Musikauswahl einen guten Aufmerksamkeitsanker schaffen, und es gelingt meinen Schülern vieles, aber wahrscheinlich nicht alles in puncto Gleichgewicht.

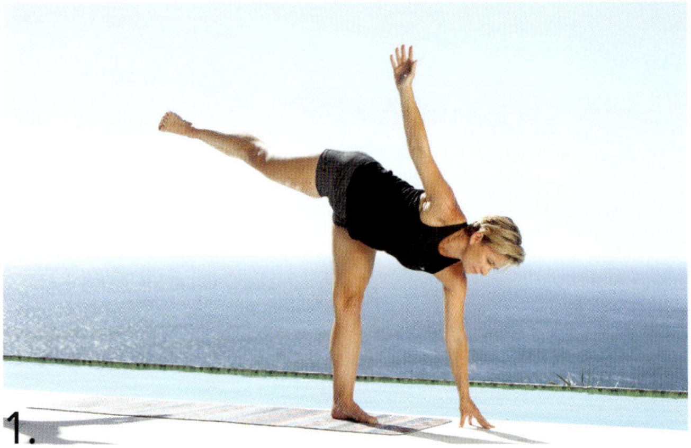

Aus einer weiten Schrittstellung heraus das Gewicht auf den linken Fuß verlagern, linkes Bein dabei stark beugen. Das rechte Bein deutlich entlasten. Bauch, Rücken und Beckenboden anspannen. Einatmen, die linken Fingerspitzen vor dem linken Fuß platzieren und das rechte Bein kontrolliert und ohne Schwung vom Boden lösen. Dabei das linke Bein langsam strecken, die Kniescheibe hochziehen. Den rechten Fuß beugen, flexen, dabei die rechten Zehenspitzen zur Seite zeigen lassen und die Hüfte im 90-Grad-Winkel öffnen. Ausatmen, den rechten Arm senkrecht nach oben strecken und das rechte Bein so ausrichten, dass sich Oberkörper und Beine auf einer Ebene befinden. Das rechte Bein befindet sich etwas über Hüfthöhe, der Blick ist auf die linke Hand gerichtet.

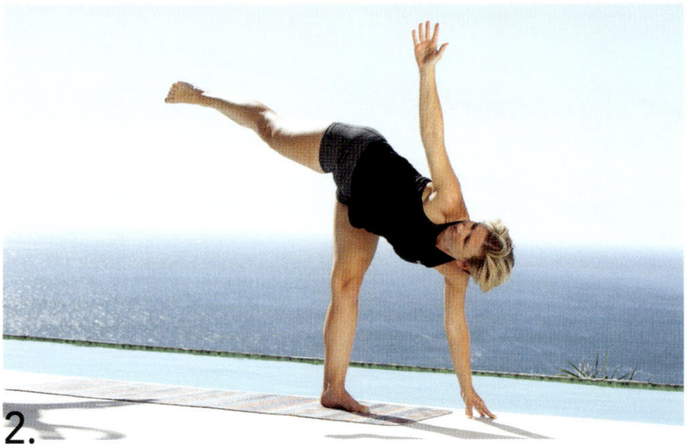

Einatmen. Jetzt den Blick nach oben richten und die rechte Schulter zart nach hinten korrigieren. Das rechte Bein ebenfalls in die optimale Position ziehen: Die Beine sind minimal über 90 Grad geöffnet, das Gewicht auf dem Standbein schiebt minimal weiter nach vorn Richtung Fußballen, bis der Körper optimal stabilisiert ist. Ausatmen. Auf den linken Fingerspitzen ruht wenig bis kein Gewicht; sie dienen nur der Balance und sind eher eine mentale als eine körperliche Stütze.

14 GEBUNDENER HALBMOND: BADDHA ARDHA CHANDRASANA

Kraft	★★
Beweglichkeit	★★★★
Ausdauer	★★
Koordination	★★★
Balance	★★★★★
Körperspannung	★★★★

All-over-Rating:

Leicht Mittel **Schwer**

Effekte

Kopf und Körper kommen hier an ihre Grenzen: Nur mit viel Bewegungskontrolle kann man diese Asana einnehmen und in ihr für eine Weile ausharren. Das stärkt nicht nur Beinmuskulatur und Rumpf, sondern auch die Geduld.

Die Haltung im Flow

Das Dreieck ist eine gute Ausgangshaltung, aber auch nach dem Gestreckten Winkel kann man diese Asana gut üben. Die Pyramide, Standing Split oder Krieger 3 funktionieren super im Anschluss. Auch ein Vinyasa im Anschluss kann belebend und entspannend wirken!

Besonderheiten

Die Haltung ist sehr fordernd für die Hüften und die Beinrückseiten.

Wenn die Hand nicht auf dem Boden platziert werden kann, darf sie auf dem Schienbein oder einem Yogablock aufgesetzt werden.

Die Haltung funktioniert für Einsteiger auch mit gebeugtem rechten Bein.

Mein persönlicher Tipp

Wer hier nie wackelt, muss ein Alien sein: Die Haltung erfordert so viele Fähigkeiten auf hohem Niveau gleichzeitig, dass einem schwindlig werden kann. Umso wichtiger ist die Atmung: Konzentrierte, tiefe Atemzüge unterstützen die Balance.

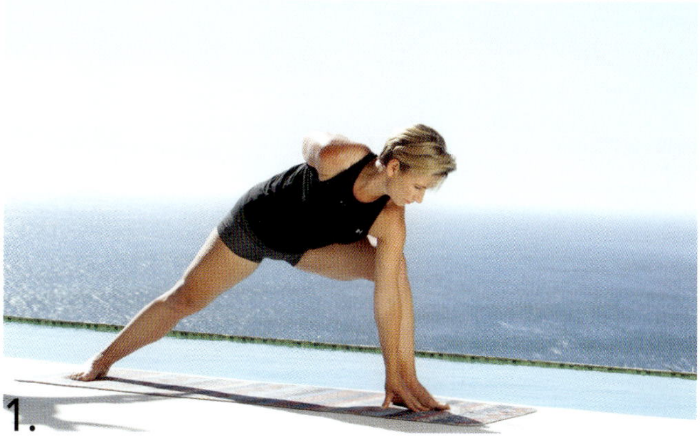

1.

Die Füße sind ausgerichtet wie beim Krieger 1: Linker Fuß zeigt nach vorn, der rechte Fuß ist nach vorn eingedreht. Einatmen, das linke Knie tief beugen und den rechten Arm hinter den Rücken führen. Die linke Hand auf dem rechten Oberschenkel ablegen und binden. Das rechte Bein strecken, die Kniescheiben hochziehen. Den linken Arm nach vorn strecken, die Fingerspitzen vor dem rechten Fuß zum Boden bringen. Der Blick geht zum Boden. Bauch, Beckenboden und Rücken aktivieren. Die Hüften weiter absenken, ausatmen.

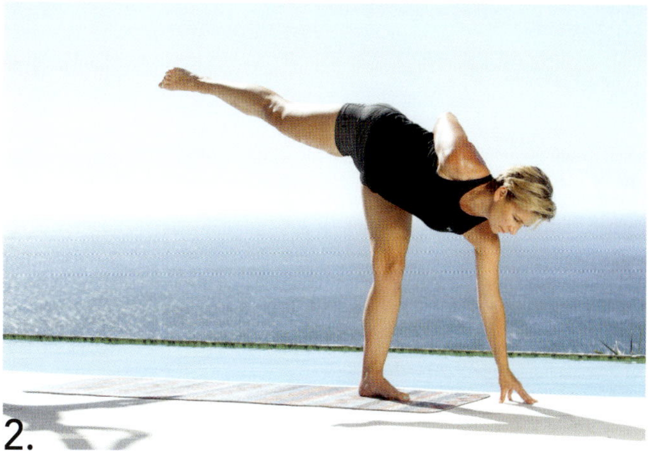

2.

Einatmen und das Gewicht auf das linke Bein verlagern. Ausatmen, das linke Bein weiter ausstrecken und das rechte Bein gestreckt anheben wie beim Halbmond. Die rechten Zehenspitzen zeigen dabei zur Seite, der Fuß ist im 90-Grad-Winkel gebeugt. Das rechte Bein in eine Ebene mit dem Oberkörper bringen. Wenn möglich, die rechte Schulter weiter nach hinten ziehen.

15 EASY WARRIOR: ANJANEYASANA

Kraft	*
Beweglichkeit	**
Ausdauer	*
Koordination	*
Balance	**
Körperspannung	**

All-over-Rating:

Leicht Mittel **Schwer**

Die Haltung beginnt in einem sehr großen Ausfallschritt. Einatmen, den linken Fuß nach hinten setzen. Ausatmen und das Knie kontrolliert und langsam ablegen, das rechte Bein gleichzeitig beugen. Das rechte Knie befindet sich nun fast senkrecht über dem rechten Knöchel. Bauch, Rücken und Beckenboden anspannen. Mit einer Einatmung die Arme nach oben heben, die Handflächen zeigen zueinander. Die Hüften ganz bewusst parallel halten: Dazu die linke Hüfthälfte stärker nach vorn drücken. Die Schultern nach hinten und unten ziehen, das Brustbein heben, ausatmen und die Hüften sanft nach vorn drücken, bis das Knie senkrecht über dem Knöchel ist.

Effekte

Die Hüften werden sanft gedehnt: Auf energetischer Ebene regen Hüftöffner die Auflösung von Beziehungsproblemen an.

Die Haltung im Flow

Die Haltung kann aus dem Stand oder aus einer Kriegerposition entstehen. Im Anschluss kann eine Planke folgen, in den Stand oder eine Kriegerhaltung gewechselt werden.

Besonderheiten

Um den unteren Rücken zu schützen, ist die Aktivierung des Beckenbodens und der Bauchmuskulatur sehr wichtig.

Der hintere Fuß bleibt aufgestellt, um die Haltung mühelos wieder aufzulösen.

Mein persönlicher Tipp

Auch wenn es eine sanfte Haltung ist: Hüftöffner können immer emotionale Reaktionen hervorrufen, die nicht unmittelbar auftreten müssen. Wenn du also nach dem Üben einer Yogastunde vollgepackt mit Hüftöffnern ein wenig emotional wirst, am selben Tag oder am Tag danach, dann wundere dich nicht: Trust the process! Alles, was hochkommt, darf gesehen und bearbeitet werden – und sich letzten Endes auflösen.

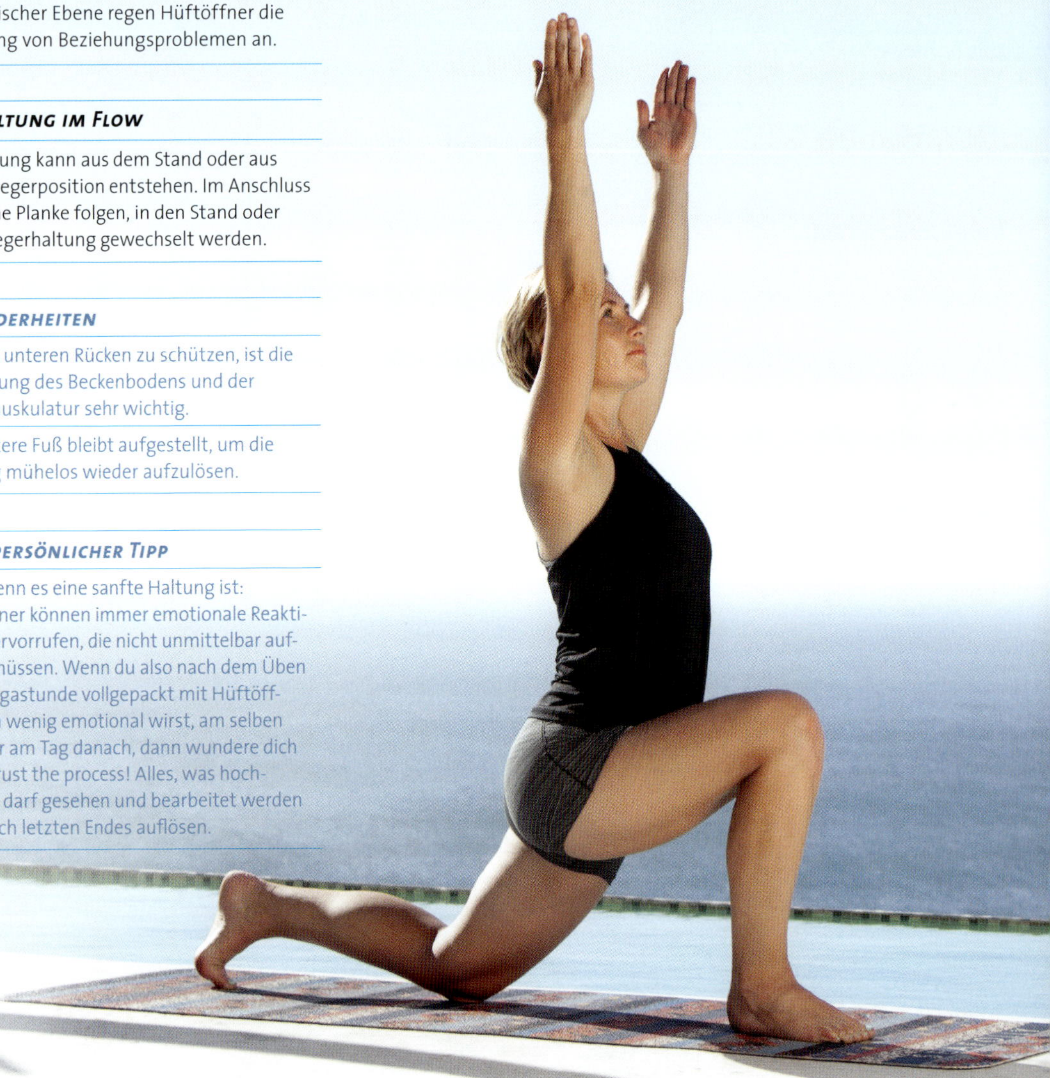

16 HIGH LUNGE: ASHTA CHANDRASANA

Kraft	**
Beweglichkeit	**
Ausdauer	*
Koordination	*
Balance	**
Körperspannung	**

All-over-Rating:

Leicht bis Mittel Schwer

Die Haltung beginnt genau wie der Easy Warrior in einem sehr großen Ausfallschritt. Einatmen, den linken Fuß nach hinten setzen. Ausatmen und das Knie kontrolliert und langsam ablegen, das rechte Bein gleichzeitig beugen. Das rechte Knie befindet sich nun fast senkrecht über dem rechten Knöchel. Bauch, Rücken und Beckenboden anspannen. Mit einer Einatmung die Arme nach oben heben, die Handflächen zeigen zueinander. Jetzt den linken Oberschenkel anspannen und das Knie vom Boden lösen, bis das linke Bein gestreckt ist. Die Hüften unbedingt weiterhin parallel halten!

Effekte

Die Hüften werden gedehnt, die Beine gekräftigt.

Die Haltung im Flow

Aus dem Easy Warrior ist diese Haltung die logische Fortführung. Anschließend lässt es sich gut in die Planke oder den Stand kommen. Die Stehende Vorbeuge oder Standing Split sind auch gute Folgehaltungen.

Besonderheiten

Der Beckenboden ist in dieser Haltung die Lebensversicherung für die Lendenwirbelsäule: Nur wenn er angespannt ist, lastet weniger Gewicht im unteren Rücken und die Bandscheiben werden geschützt.

Wer sehr beweglich ist und über ein hohes Maß an Körperkontrolle verfügt, darf sich in dieser Asana an eine Rückbeuge wagen: Aus dem Brustwirbelbereich heraus kann der Rücken nach hinten geneigt werden, die Arme zeigen dann nach oben.

Mein persönlicher Tipp

Viel besser als eine tiefe Rückbeuge in dieser Position ist ein sauberer Aufbau der Grundhaltung: Nur so kannst du den unteren Rücken schützen.

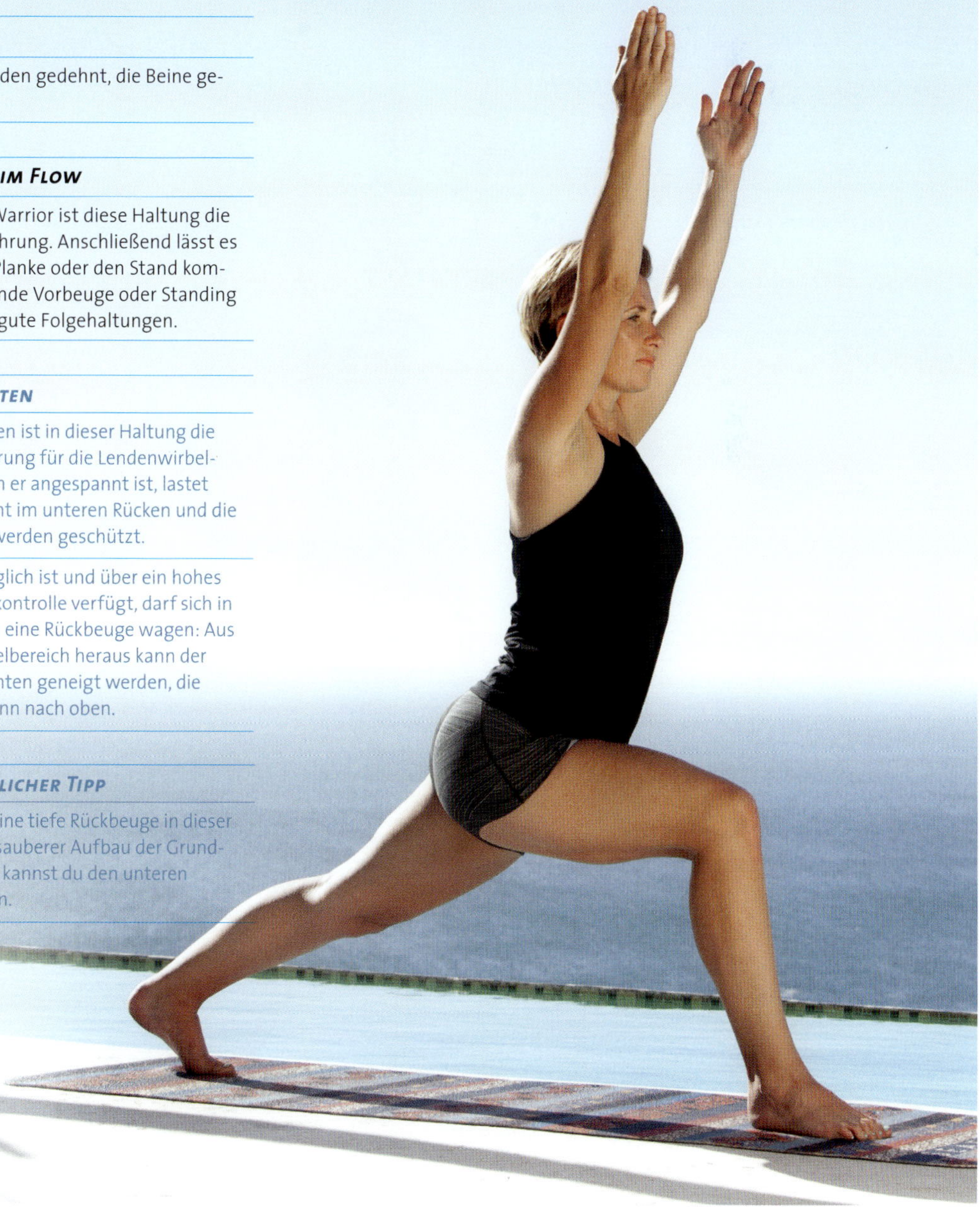

17 GEDREHTER HIGH LUNGE: PARIVRTTA ANJANEYASANA

Kraft	⋆⋆
Beweglichkeit	⋆⋆⋆
Ausdauer	⋆
Koordination	⋆
Balance	⋆⋆⋆
Körperspannung	⋆⋆

All-over-Rating:

Leicht *Mittel* *bis* *Schwer*

Effekte

Die Balance wird geschult, Beine und Hüften gedehnt.

Die Haltung im Flow

Der High Lunge ist unweigerlich die Ausgangshaltung. Anschließend mit Standhaltungen fortfahren.

Besonderheit

Wenn der untere Rücken nicht gut genug stabilisiert und gerade gehalten werden kann, den Oberkörper ein wenig nach vorn schieben.

Mein persönlicher Tipp

Ich übe gern zu Musik. Wenn die dann noch den richtigen Beat zu meinem Atemtempo hat – super!

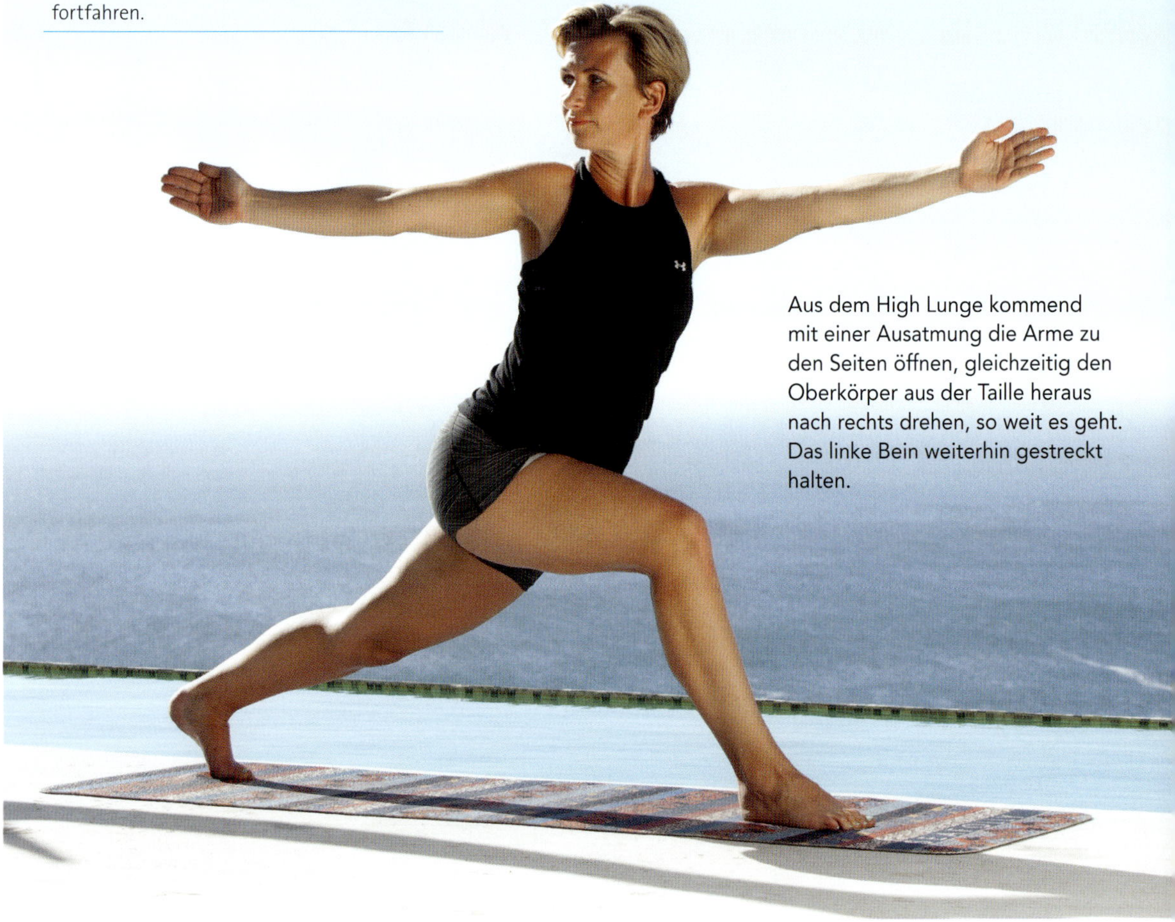

Aus dem High Lunge kommend mit einer Ausatmung die Arme zu den Seiten öffnen, gleichzeitig den Oberkörper aus der Taille heraus nach rechts drehen, so weit es geht. Das linke Bein weiterhin gestreckt halten.

YOGA VERBINDET UNS

Es ist schön, dass es im Internet viele Angebote gibt und zahlreiche Lehrer für einen bunten Strauß an Optionen sorgen. Trotzdem gibt es nichts, was das physische Miteinander im Yogaraum ersetzen kann: Was inspiriert mehr, als die Energie einer Gruppe zu spüren und sich gemeinsam Flügel wachsen zu lassen! Klar kann es auch irritieren, wenn neben dir jemand im Baum rumeiert und du eigentlich schon recht stabil stehen kannst – und deswegen vielleicht umfällst. Frag dich in dieser Situation einfach, warum dich das stört – wenn es doch nur Yoga ist? Wir wachsen durch diese Gruppendynamik, denn die Mityogis sind nichts anderes als ein Spiegel, in den du ganz bewusst blicken darfst: Wenn dich etwas irritiert, stört, nervt, ist es nicht die Person, die das macht. Das bist immer du selbst, es gibt dann etwas in dir, was dich triggert und deine eigene Baustelle aufzeigt. Dreh es um, nutze es für dich! Tritt einen Schritt zurück, beobachte dein Verhalten und deine Gefühle und denk daran: Jedes Mal, wenn du wegen eines anderen Yogis umfällst, trainierst du deine Gelassenheit. Jedes Mal, wenn dich die laute Uyyaji-Atmung deines Nachbarn so richtig nervt, schulst du dein Mitgefühl. Jedes Mal, wenn dir eine Haltung misslingt, schenk dir Selbstliebe und schüttel es einfach ab.

LASS DICH INSPIRIEREN!

Wer keine Kurse besucht, keine neuen Lehrer ausprobiert und sich nicht im Internet auf die Suche nach neuen Abfolgen, unbekannten Haltungen und anderen Übergängen begibt, wird irgendwann in einen Trott verfallen und immer die gleichen Haltungen üben. In so einer Lage ist die persönliche Entwicklung gemindert. Eine eigene Praxis und eine solide Routine zu haben, ist sehr gut – aber ab und zu darf man sich Anregungen holen und inspirieren lassen. Was für einen selbst Sinn macht, ist eine ganz andere Sache: Manchmal komme ich in eine Yogastunde und finde einige Übergänge super, andere fraglich, und manchmal bin ich auch insgesamt einfach nicht zufrieden mit einer Zusammenstellung, wenn die Stunde zu Ende ist. Aber es gibt auch die andere Seite der Skala: Die Stunden, aus denen ich herausschwebe und fast platze, weil es mir so gut danach geht. Das Schönste ist, wenn ich ausbilde und meine neuen Lehrerinnen mir dieses Gefühl vermitteln können: Was gibt es Großartigeres als zu wissen, dass das eigene System funktioniert! Eines, das Regeln, aber auch Freiheiten gibt und das so flexibel ist, dass etwas komplett Ungewohntes aus bekannten Asanas entstehen kann! Ich gehe gern zu meinen Schülerinnen in den Unterricht und freue mich, wenn wir uns danach austauschen können. Auf Augenhöhe, von Schüler zu Schüler. Das ist die Art von Verbindung, die ich mir auch für dich wünsche: Verbunden durch Yoga, aber trotzdem in der Lage, selbständig und effektiv zu üben.

HILFSMITTEL IM YOGA

Es gibt unzählige Hilfsmittel für Yogis: Blöcke, Gurte, Bolster, Kissen, Meditationsstühle ... Im Grunde genommen müsste man sogar die Matte aufzählen, denn die Ur-Yogis haben einfach auf dem Boden geübt. Was sollte man sich also anschaffen, was macht Sinn? Da ich selber viel unterwegs bin, habe ich zu diesem Thema eine minimalistische Meinung: Du brauchst nur das, was dir wichtig ist. Ich persönlich habe zwei super leichte Schaumstoffblöcke, die ich für Personal Yoga unterwegs einpacke. Einen Gurt nehme ich nicht mit: Bademäntel gibt es überall und die sind genauso effektiv; zur Not tut es auch ein Schal oder ein Springseil. Meine Matte packe ich grundsätzlich nicht ein, dafür ein Tuch in Mattengröße mit Anti-Rutsch-Noppen darunter. Das ist mein persönlicher Wohlfühl-Yogateppich.

Müsste ich dieses Thema als Neueinsteiger betrachten, würde ich mir zwei Blöcke aus Kork, eine Matte und eventuell ein Mattentuch bestellen.

Das führt unweigerlich zur Mattenfrage: Hier mag ich keine geschäftstüchtige Empfehlung abgeben, sondern einige grundsätzliche Überlegungen anstellen. Schwitzt du viel? Ich bin ein bekennender Schwitzer, und meine Recherche zu Anti-Rutsch-Eigenschaften einer Matte hat ergeben: Es gibt definitiv keine Matte, die mir gerecht wird. Ich benutze das erwähnte Mattentuch, und das wird danach gewaschen, fertig. Worauf ich bei meiner eigenen Übungsmatte achte: Sie darf nicht zu leicht sein, damit sie nach dem Ausrollen sofort flach auf dem Boden liegt. Für größere Menschen sei erwähnt, dass es Matten in Übergrößen gibt. Ob Kautschuk oder herkömmliches Plastik: Ich

würde ein Naturmaterial kaufen, wenn es nicht extra rutschig wird beim Üben und definitiv Kork unter die Lupe nehmen. Eine meiner Matten hat 20 Euro gekostet, eine andere knapp 40. Beide sind nicht aus Naturmaterialien und tun ihren Job wunderbar. Ansonsten benutze ich meine sechs Matten (vier davon habe ich ungefragt geschenkt bekommen) seit größtenteils über 15 Jahren: Eine davon ist sogar 25. Sie sieht zwar auch so aus, aber das ist mir vollkommen egal. Ich stecke übrigens alle gnadenlos bei 30 Grad in die Waschmaschine: Alle haben das bisher überlebt.
Last but not least: die Yogadecke. Ich mag keine Studiodecken, denn ich weiß nicht, wo wie oft gewaschen wird. Deswegen habe ich gern einen leichten Schal dabei oder ein Sweatshirt, was ich in Savasana überwerfen kann. Der Schal würde bei mir auch auf jeden Fall ein Augenkissen ersetzen, wenn ich im Studio eines angeboten bekäme. Die haben ja meistens eine Füllung aus Kirschkernen oder ähnlichem Material und werden ganz sicher nicht heiß gewaschen.

ZEIGT HER EURE FÜSSE!

Es gibt eine Sache, die ich nicht verstehe: Warum riechen Leute, die zum Yoga kommen, nach Schweiß, um Himmels Willen? Ich habe mich mit einigen Kollegen ausgetauscht und wir haben etliche Theorien dazu entwickelt. Fakt ist: Man geht nicht mit Körpergeruch zum Sport und schon gar nicht zum Yoga, denn da zieht man ja zu allem Überfluss auch noch die Schuhe aus und übt barfuß! Es ist ein ungeschriebenes Gesetz der Höflichkeit, dass man sich zumindest die Füße vor dem Üben wäscht: Das ist zum einen dem Lehrer gegenüber eine nette Geste, denn der steigt beim Korrigieren vielleicht auf die Matte der Übenden und möchte sich dabei sicher keinen Fußpilz einfangen. Zum anderen gelten Füße in Indien (übrigens aus ähnlichen Gründen, denn dort läuft man viel barfuß herum und hatte lange Zeit überhaupt keine Matten) als unrein, und schon das Liegen in Savasana mit den Füßen zum Lehrer gilt als respektlos. Wenn alle Stricke reißen: Ein Desinfektionsspray passt in jede Yogatasche und das ist besser, als dem Mief freien Lauf zu lassen.

(18) KRIEGER 3: VIRABHADRASANA 3

KRAFT	**
BEWEGLICHKEIT	***
AUSDAUER	*
KOORDINATION	*
BALANCE	***
KÖRPERSPANNUNG	**

ALL-OVER-RATING:

LEICHT MITTEL BIS SCHWER

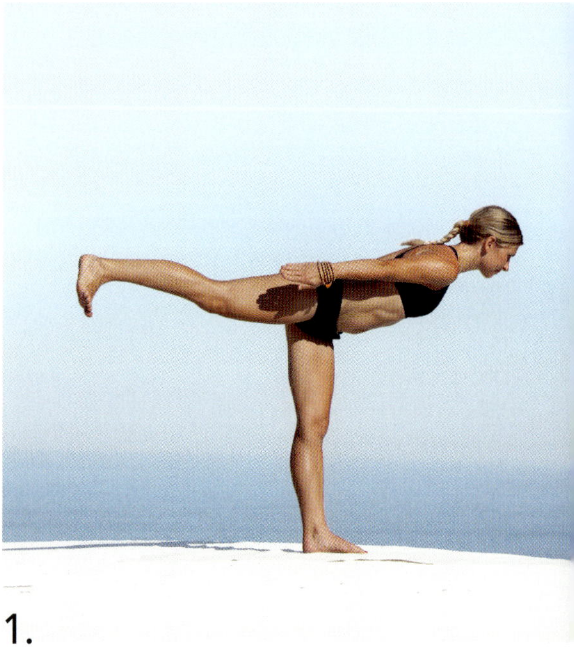

1.

Das Gewicht auf den linken Fuß verlagern und das Knie tief beugen, den rechten Fuß weit nach hinten setzen, die linke Ferse ist angehoben. Die Arme neben dem Körper ausstrecken, Handflächen zeigen zum Körper. Spannung im Oberkörper aufbauen, einatmen, das Gewicht komplett auf den linken Fuß verlagern und das linke Bein strecken, Kniescheibe hochziehen. Ausatmen und das rechte Bein bis auf Hüfthöhe anheben.

Effekte

Die Balance wird geschult, Beine und Schultern gedehnt. Das Vertrauen in die eigene Kraft wird aufgebaut.

Die Haltung im Flow

Entweder der Stand oder eine Haltung mit Krieger-1-Fußposition geht voraus. Im Anschluss eignen sich Standhaltungen, gegrätschte Haltungen oder ein Vinyasa super, um mit der Praxis fortzufahren.

Besonderheit

Die Zehenspitzen des Spielbeins zeigen zum Boden, die Hüften bleiben während der gesamten Haltung parallel.

Mein persönlicher Tipp

Die Hüfthaltung ist essenziell beim Krieger 3: Man kann die Hüfte des Spielbeins immer wieder nach unten kippen, in allen drei Abschnitten macht das Sinn.

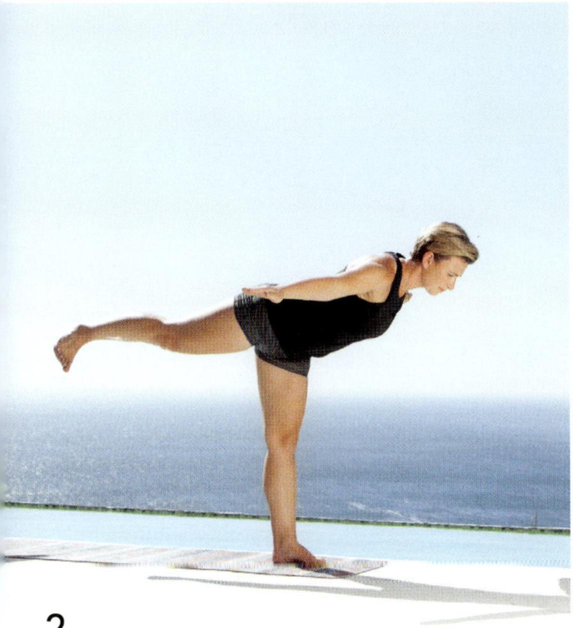

2.

Einatmen, die Arme zu den Seiten ziehen und auf Schulterhöhe halten, die Handflächen zeigen nach unten. Ausatmen.

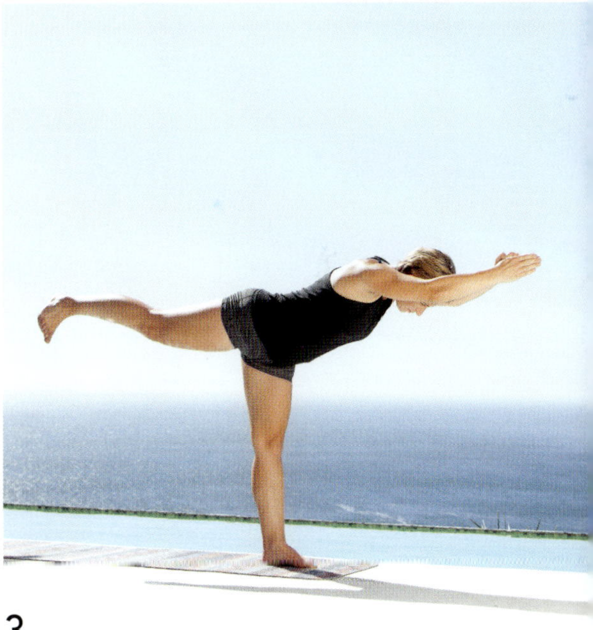

3.

Einatmen und die Arme nach vorn ziehen, Handflächen aneinander. Ausatmen. Die Arme sind gestreckt und bilden die Verlängerung der Wirbelsäule.

19 DANCING SHIVA: NATARAJASANA

Kraft	★★★
Beweglichkeit	★★★
Ausdauer	★★
Koordination	★★★
Balance	★★★
Körperspannung	★★★

All-over-Rating:

Leicht Mittel bis Schwer

Effekte

Das Gleichgewicht wird körperlich und energetisch verbessert.

Die Haltung im Flow

Diese Asana kann aus dem Stand oder einer einbeinigen Balancehaltung heraus entstehen. Anschließend kann eine Standhaltung oder eine einbeinige Balance folgen.

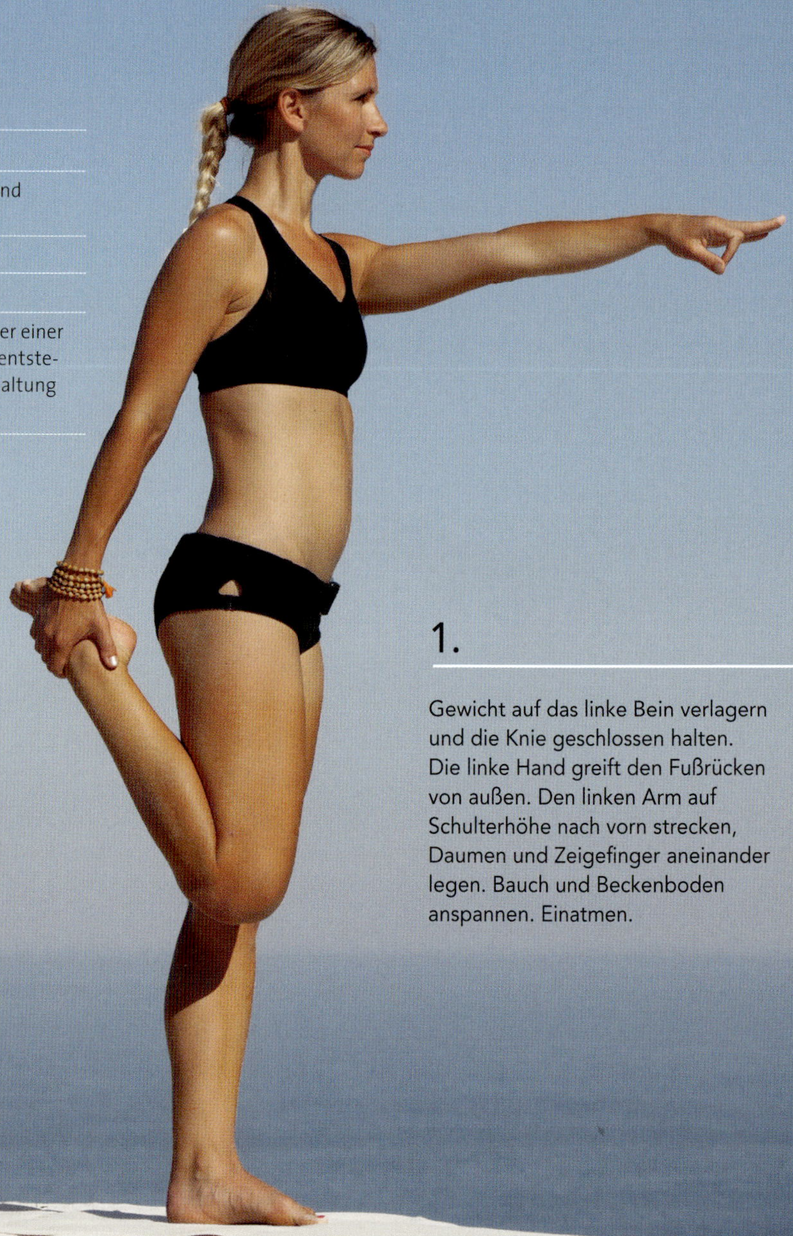

1.

Gewicht auf das linke Bein verlagern und die Knie geschlossen halten. Die linke Hand greift den Fußrücken von außen. Den linken Arm auf Schulterhöhe nach vorn strecken, Daumen und Zeigefinger aneinander legen. Bauch und Beckenboden anspannen. Einatmen.

Besonderheiten

Kraft und Balance stehen bei dieser Asana in einem ausgewogenen Verhältnis: Kippst du nach vorn, musst du den Fuß mehr gegen die Hand drücken. Kippst du nach hinten, muss die Hand stärker ziehen und gegen das Spielbein arbeiten.

Mein persönlicher Tipp

Ob ich in dieser Haltung stabil stehen kann, hängt komplett von meiner Grundenergie ab. Guter Tag: super Stand. Schlechter Tag: Wackelpudding. Stresst mich das, wenn's nicht klappt? Nein, es ist doch nur Yoga!

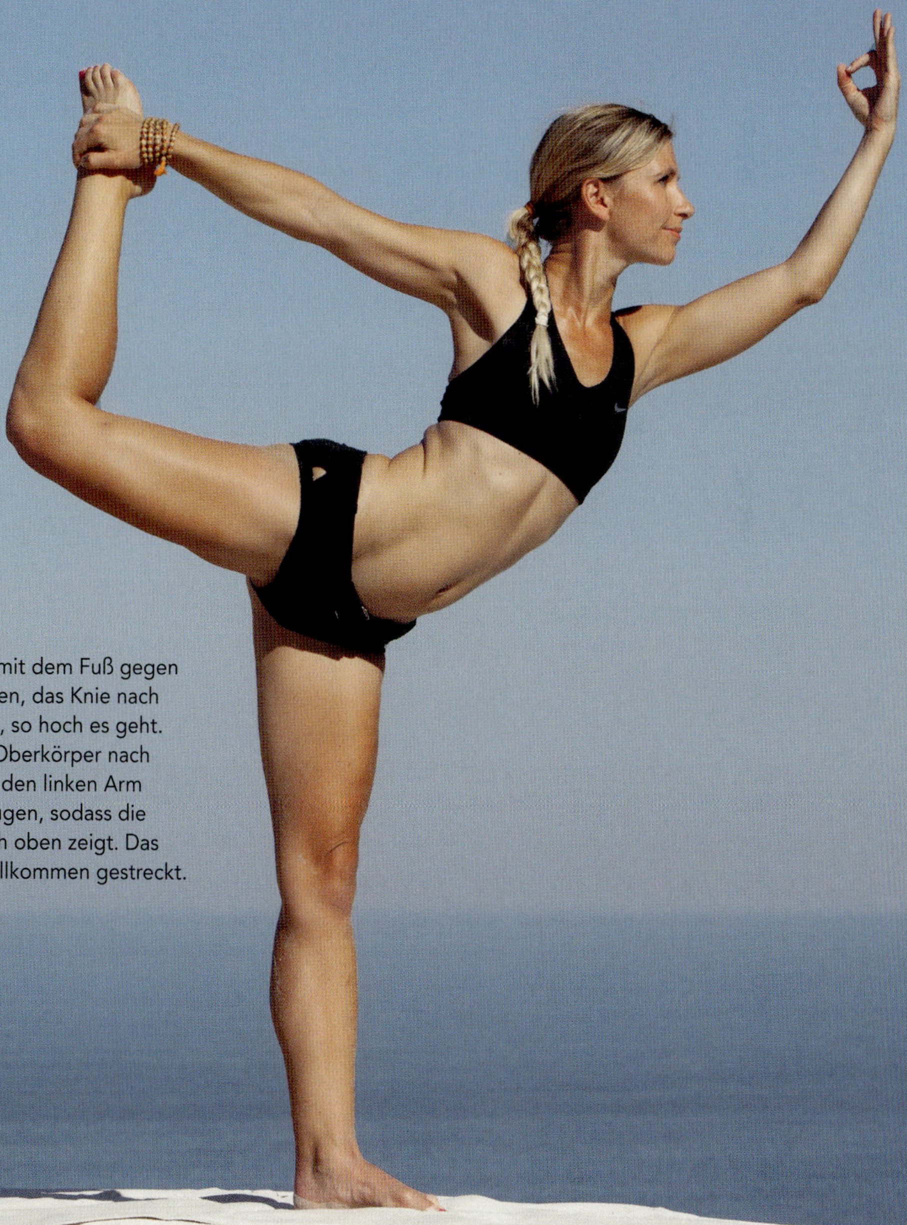

2.

Ausatmen und mit dem Fuß gegen die Hand drücken, das Knie nach hinten anheben, so hoch es geht. Dann erst den Oberkörper nach vorn absenken, den linken Arm drehen und beugen, sodass die Handfläche nach oben zeigt. Das linke Bein ist vollkommen gestreckt.

20 STANDING SPLIT: URDHVA PRASARITA EKA PADASANA

KRAFT	* * *
BEWEGLICHKEIT	* * * *
AUSDAUER	*
KOORDINATION	* * *
BALANCE	* * * *
KÖRPERSPANNUNG	* * *

ALL-OVER-RATING:

LEICHT MITTEL BIS SCHWER

EFFEKTE

Hüften und Beine werden intensiv gedehnt, das Herz körperlich und energetisch entlastet.

DIE HALTUNG IM FLOW

Meist folgt die Haltung auf eine einbeinige Balance wie den Halbmond und endet in einer Vorbeuge oder der Spiralförmigen Abwärtsbewegung.

1.

Einatmen und in einen großen Ausfallschritt kommen: Linkes Bein nach vorn und tief beugen, das rechte Bein nach hinten gestreckt. Die Hände links und rechts neben dem linken Fuß aufsetzen. Oberkörper und hinteres Bein sind auf einer Linie. Die Hüfte dafür absenken, Bauchspannung aktivieren und ausatmen.

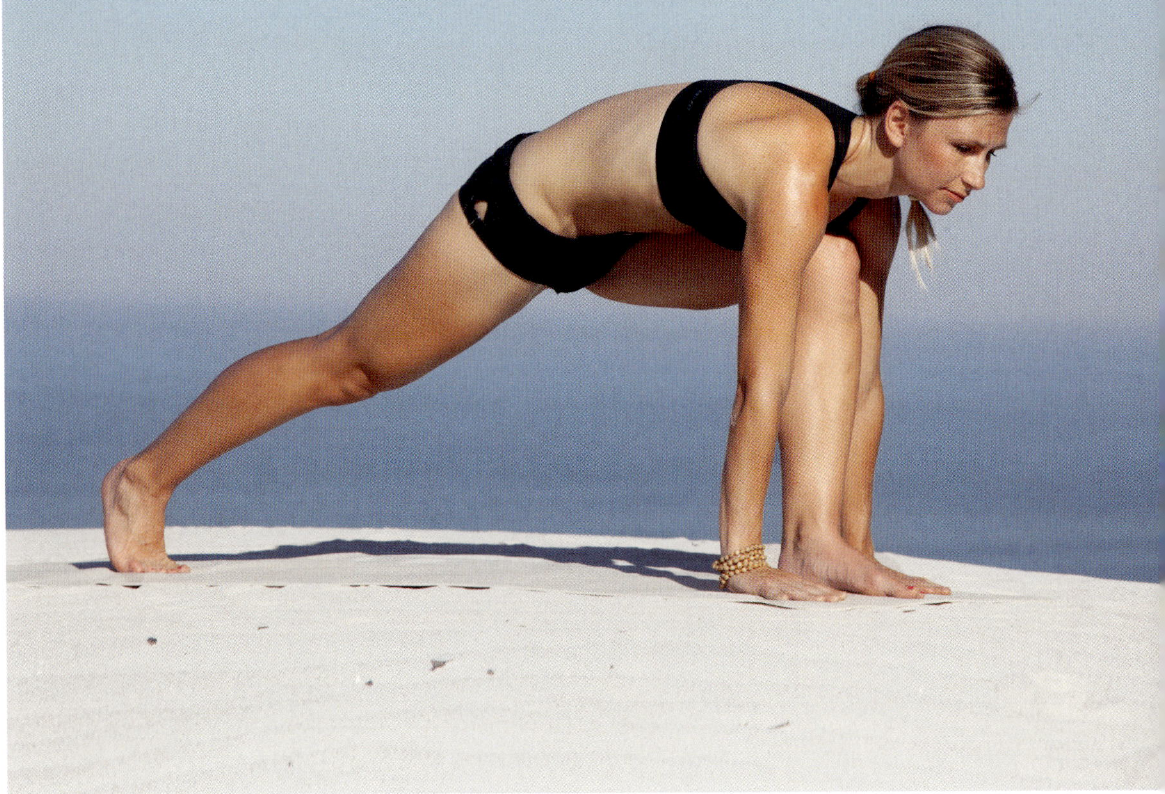

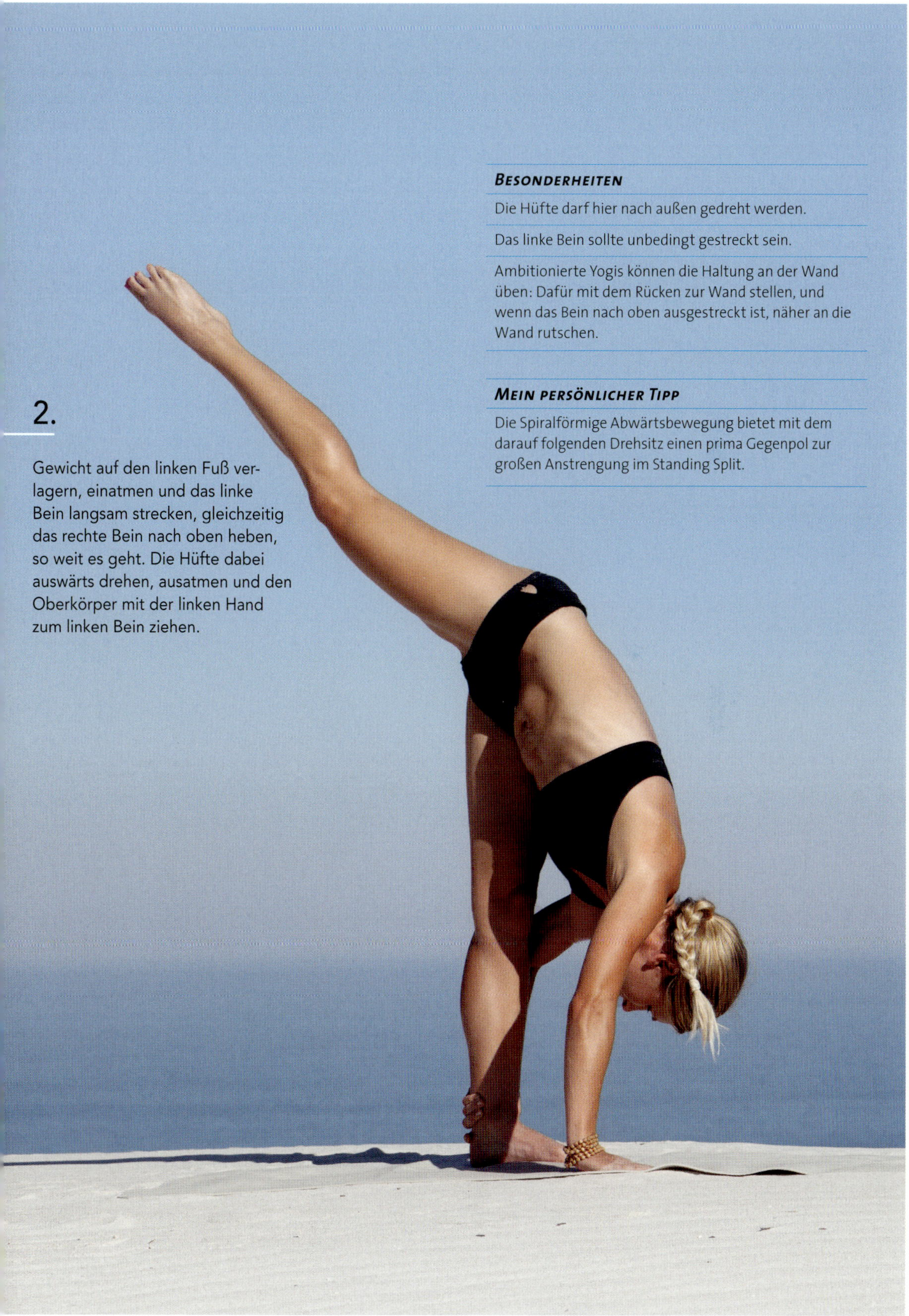

2.

Gewicht auf den linken Fuß verlagern, einatmen und das linke Bein langsam strecken, gleichzeitig das rechte Bein nach oben heben, so weit es geht. Die Hüfte dabei auswärts drehen, ausatmen und den Oberkörper mit der linken Hand zum linken Bein ziehen.

Besonderheiten

Die Hüfte darf hier nach außen gedreht werden.

Das linke Bein sollte unbedingt gestreckt sein.

Ambitionierte Yogis können die Haltung an der Wand üben: Dafür mit dem Rücken zur Wand stellen, und wenn das Bein nach oben ausgestreckt ist, näher an die Wand rutschen.

Mein persönlicher Tipp

Die Spiralförmige Abwärtsbewegung bietet mit dem darauf folgenden Drehsitz einen prima Gegenpol zur großen Anstrengung im Standing Split.

21 SPIRALFÖRMIGE ABWÄRTSBEWEGUNG: ÜBERGANG ZUM DREHSITZ

Kraft	**
Beweglichkeit	**
Ausdauer	*
Koordination	*
Balance	**
Körperspannung	**

All-over-Rating:

Leicht bis Mittel Schwer

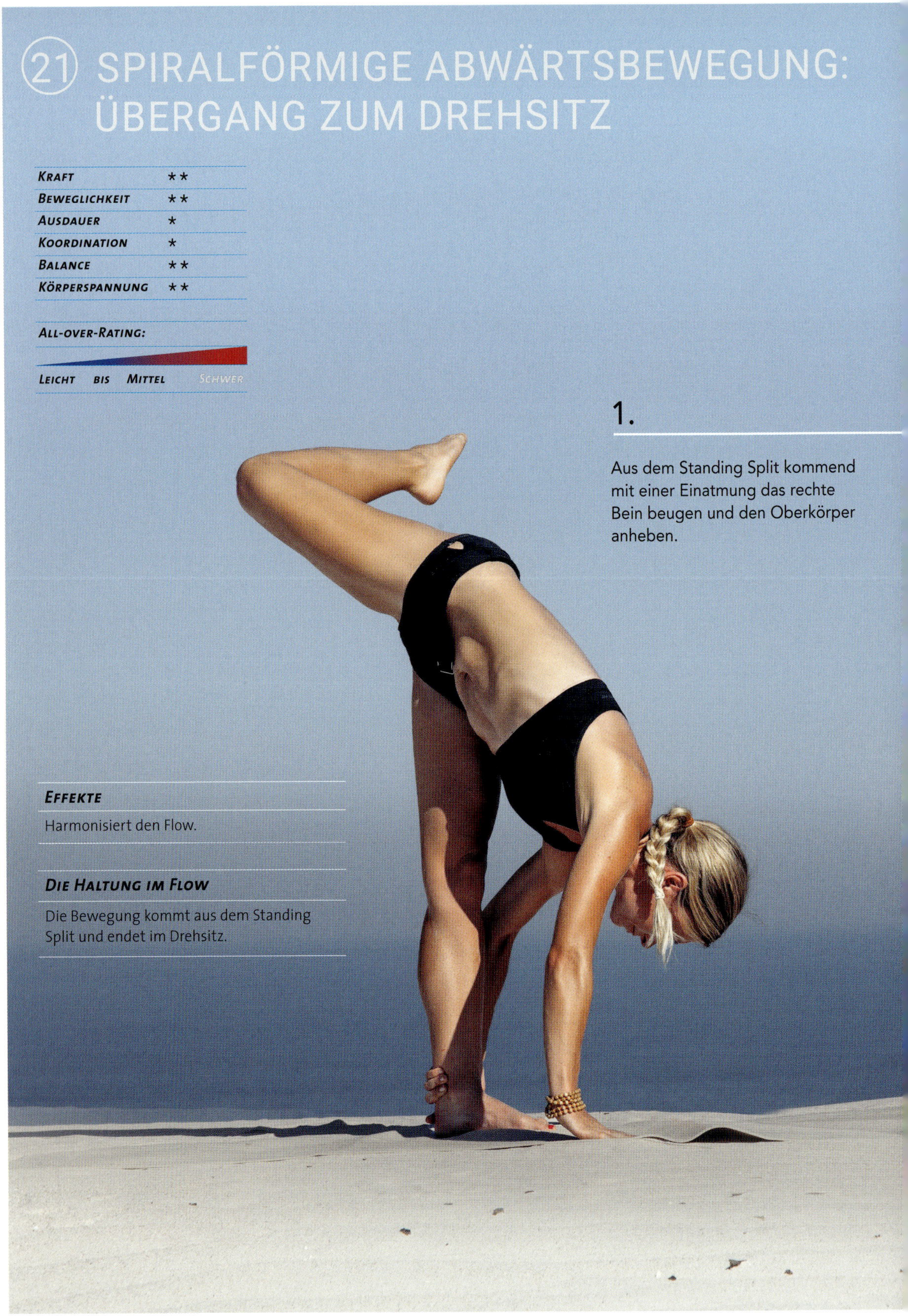

1.

Aus dem Standing Split kommend mit einer Einatmung das rechte Bein beugen und den Oberkörper anheben.

Effekte

Harmonisiert den Flow.

Die Haltung im Flow

Die Bewegung kommt aus dem Standing Split und endet im Drehsitz.

2.

Beide Hände zum Boden setzen und mit einer Ausatmung das linke Bein ebenfalls beugen, das gebeugte rechte Bein hinter dem gebeugten linken Bein bis knapp über den Boden führen.

Das Bein wieder nach oben bis in die Streckung führen und die Abwärtsbewegung insgesamt drei- bis fünfmal im Atemrhythmus wiederholen, dann den Drehsitz anschließen.

Besonderheiten

Diese Übung ist keine klassische Yogahaltung, aber ein perfekter Übergang, um im Flow auf den Boden zu kommen.

Ambitionierte Yogis können die Haltung an der Wand üben: Dafür mit dem Rücken zur Wand stellen und wenn das Bein nach oben ausgestreckt ist, näher an die Wand rutschen.

Mein persönlicher Tipp

Die Bewegung ist der Hit, um auf den Boden zu kommen: Yoga oder nicht, ich habe sie fest in meinem Repertoire integriert!

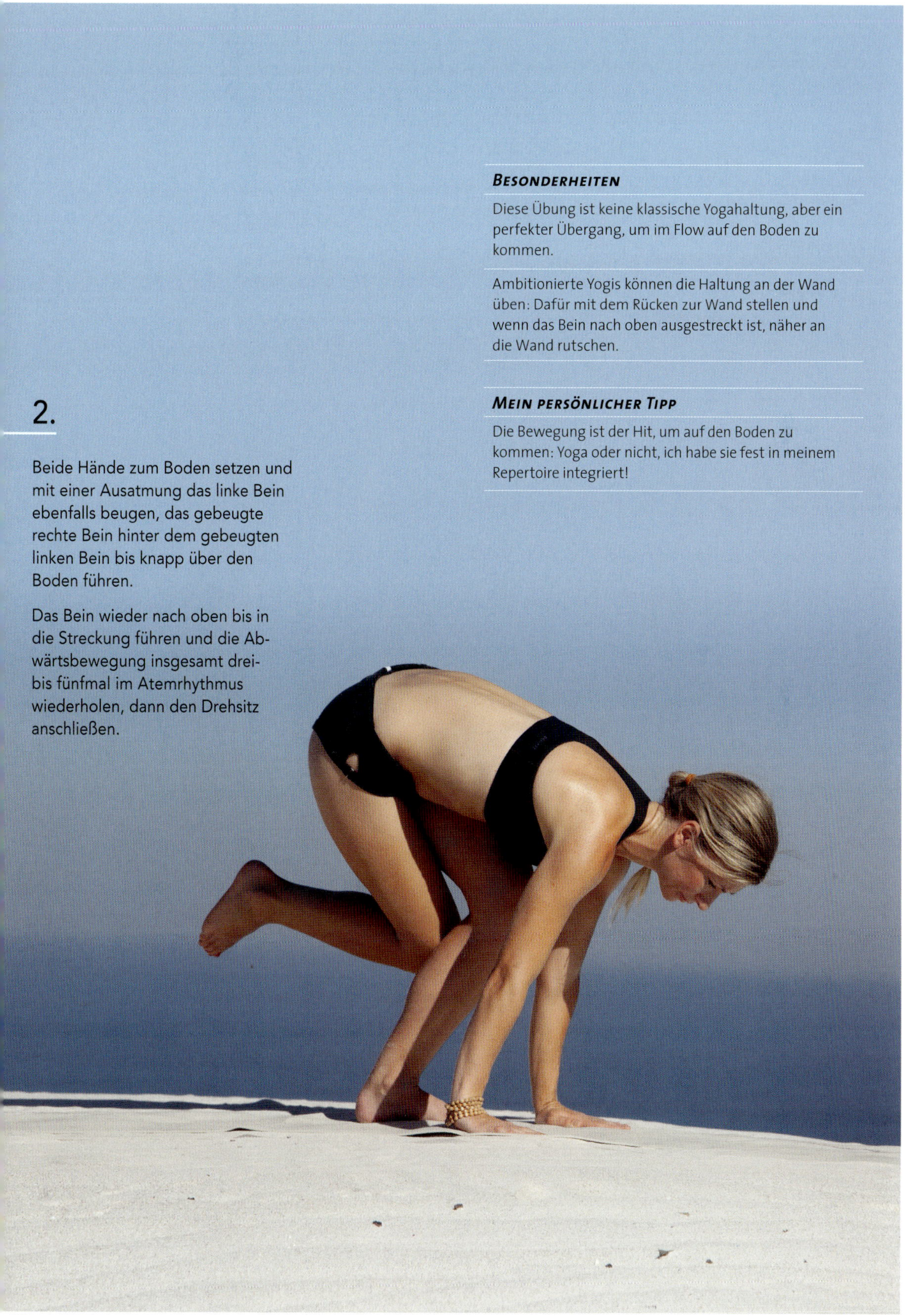

22 BAUM: VRKSASANA

Kraft	★★
Beweglichkeit	★★
Ausdauer	★
Koordination	★★
Balance	★★★
Körperspannung	★★

All-over-Rating:

Leicht — **Mittel** — Schwer

Effekte

Die Hüften werden sanft gedehnt, das Standbein gekräftigt. Atmung und Balance werden harmonisiert.

Die Haltung im Flow

Die Haltung entsteht aus dem Stand oder einer einbeinigen Balancehaltung heraus, was deutlich schwieriger ist. Anschließend kann ein Vinyasa geübt werden, auch der Tiefe Sitz und Ganurasana sind tolle Anschlusshaltungen.

Besonderheiten

Die Hüften sind parallel.

Bauch und Beckenboden aktivieren, um nicht ins Hohlkreuz zu sinken.

Mein persönlicher Tipp

In Indien wird der Baum mit geöffneten Armen unterrichtet: Logisch, da gibt's ja auch keine Tannenbäume, sondern eher Palmen. Ich finde die Variante mit geöffneten Armen ab und zu erfrischend, aber auch viel schwieriger. Einfach mal ausprobieren!

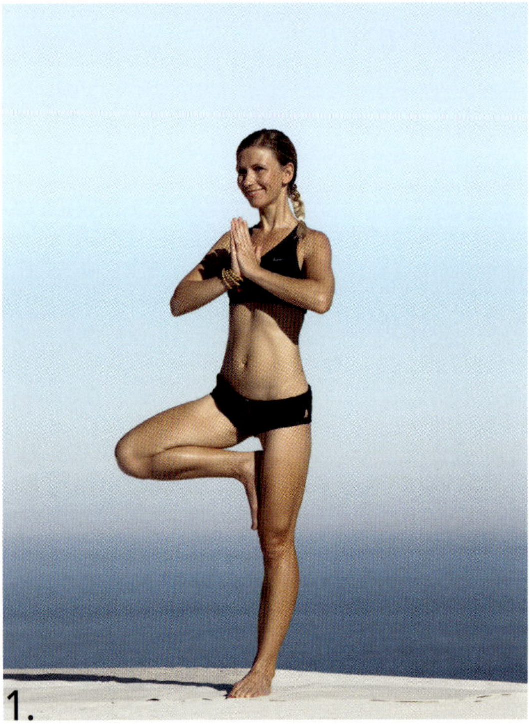

1.

Zunächst aufrecht stehen. Dann das Gewicht auf das linke Bein verlagern, die linke Kniescheibe hochziehen und das Bein anspannen. Das rechte Bein anheben und den Fuß an den linken Innenschenkel setzen: Die Fußspitzen zeigen nach unten. Falls das nicht möglich ist, den Fuß weiter unten am Bein aufsetzen, aber die Fußspitzen auf jeden Fall nach unten richten und das Knie nach außen ziehen. Einatmen, die Hände vor der Brust aneinander legen und das Brustbein heben.

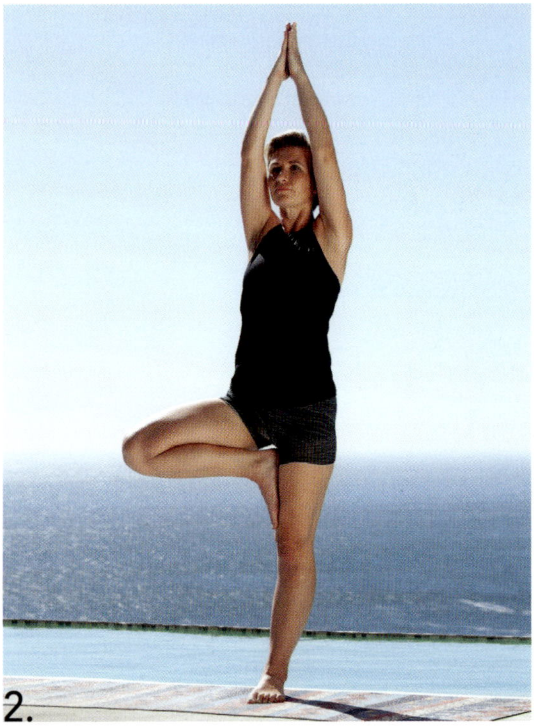

2.

Ausatmen, die Arme nach oben ausstrecken, dabei die Handflächen aneinander drücken.
Schultern entspannen.

23 GENEIGTER BAUM: PARSVA VRKSASANA

KRAFT	★★
BEWEGLICHKEIT	★★★
AUSDAUER	★
KOORDINATION	★★★
BALANCE	★★★
KÖRPERSPANNUNG	★★★

ALL-OVER-RATING:

LEICHT MITTEL BIS SCHWER

EFFEKTE

Die Flanke wird gedehnt, das Gleichgewicht geschult.

DIE HALTUNG IM FLOW

Der Baum ist die Ausgangshaltung. Anschließend können Standhaltungen, einbeinige Balancehaltungen oder ein Vinyasa folgen. Auch der Tiefe Sitz und Ganurasana sind gute Folgehaltung.

BESONDERHEITEN

Die Hüften zeigen während der gesamten Übung nach vorn.

Oberkörper kontrolliert zur Seite neigen und nicht abkippen lassen!

MEIN PERSÖNLICHER TIPP

Wenn man die Sache mit der Balance raus hat, kann man ziemlich lang in der Haltung bleiben und intensiv in den Körper hineinspüren. Die Seiten werden schön gestreckt, das belebt wie ein Espresso: Was für ein Genuss nach stundenlanger Computer- Arbeit!

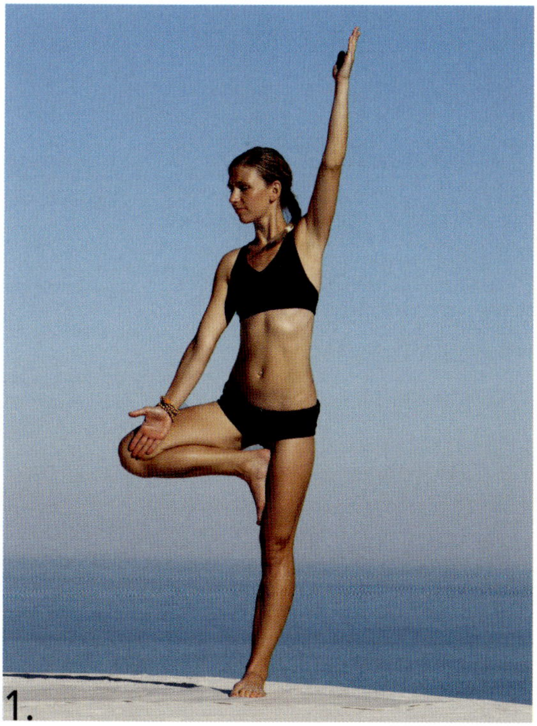

1.

Aufrecht stehen und den rechten Fuß wie beim Baum an den linken Innenschenkel legen, das Knie nach außen drehen. Hände vor dem Herz aneinanderlegen, einatmen und die Arme nach oben strecken. Ausatmen, den rechten Arm sinken lassen, Handfläche nach vorn drehen und den Unterarm gegen das rechte Bein drücken: Die Hüftöffnung wird unterstützt.

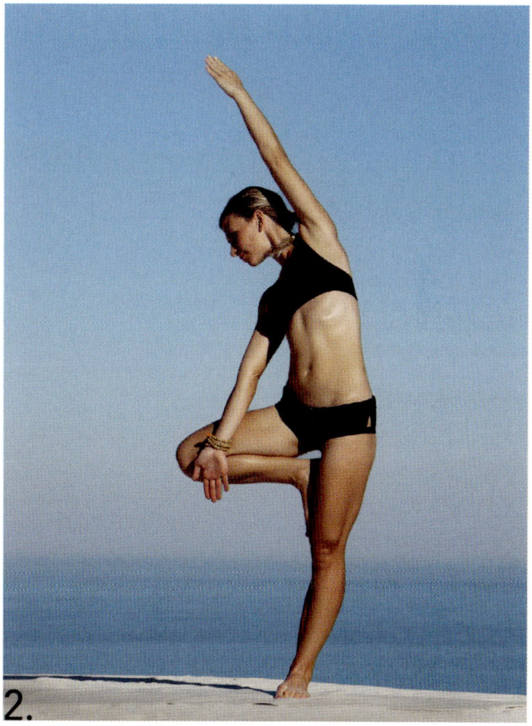

2.

Einatmen, den rechten Arm betont nach oben strecken und den Oberkörper nach rechts neigen, dabei die Hüfte nach links schieben. Der Druck vom rechten Arm gegen das Bein stabilisiert die Haltung. Ausatmen.

24 ADLER: GANURASANA

Kraft	★★★
Beweglichkeit	★★★★
Ausdauer	★★★
Koordination	★★★★
Balance	★★★★
Körperspannung	★★★★

All-over-Rating:

Leicht Mittel **sehr Schwer**

Besonderheiten

Die doppelte Bindung von Armen und Beinen erfordert sehr viel Konzentration und Körpergefühl.

Das Gewicht ruht eher auf den Fersen als auf dem vorderen Fußbereich: Das entlastet die Knie, da die Oberschenkel stärker angespannt werden müssen.

Mein persönlicher Tipp

Diese Haltung kostet Nerven, wenn man sie das erste Mal übt – und auch heute, nach jahrelanger Übung, habe ich immer wieder Tage, an denen die Verknotung von Armen und Beinen einfach nicht klappen will. An solchen Tagen trainiere ich dann meine Geduld.

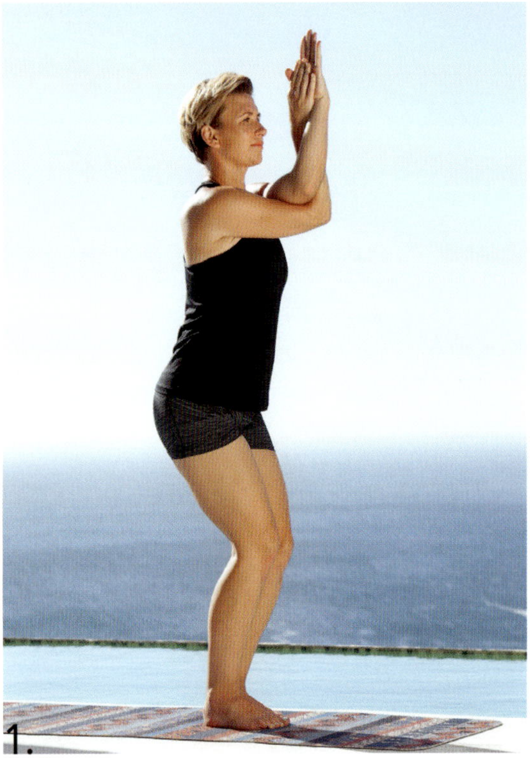

1.

Aufrecht stehen, die Füße geschlossen halten. Einatmen, die Arme über den Kopf nach oben heben und Handflächen aneinander legen. Ausatmen und den rechten Arm über die Seite nach unten schwingen, den linken Ellbogen in die rechte Ellbogenbeuge ziehen und auch die Unterarme verschlingen, Handflächen aneinanderlegen. Die Knie beugen.

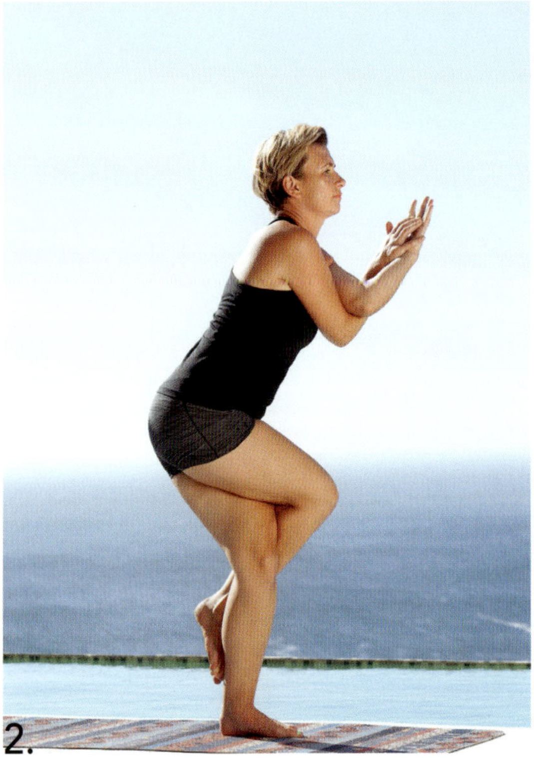

2.

Einatmen und Körperspannung aufbauen, die Knie tiefer beugen und das rechte Bein über das linke legen, eventuell auch den rechten Fuß um den linken Knöchel schlingen. Tiefer absetzen und dabei ausatmen.

Effekte

Die Haltung wirkt entgiftend und öffnet die Hüften. Die Balance wird geschult.

Die Haltung im Flow

Die Haltung kann nach einer Standhaltung ausgeführt werden. Im Anschluss sind Standhaltungen oder Balancehaltungen eine gute Wahl.

25 TIEFER SITZ: UTKATASANA

Kraft	★★★
Beweglichkeit	★★
Ausdauer	★
Koordination	★★
Balance	★★
Körperspannung	★★

All-over-Rating:

Leicht ***Mittel*** *Schwer*

Besonderheiten

Die Aktivierung des Beckenbodens ist für die Beckenstabilisierung in dieser Haltung sehr wichtig.

Die Beine sind stark gebeugt, die Knie sollten senkrecht über dem Mittelfußbereich sein und die Zehen noch sichtbar.

Mein persönlicher Tipp

Ich habe kein Problem mit der Beinkraft, daher konzentriere ich mich bei dieser Asana stark auf die Rückenspannung und Dehnung im Brustbereich. Vor allem Läufer und Radsportler sollten diese Haltung regelmäßig üben!

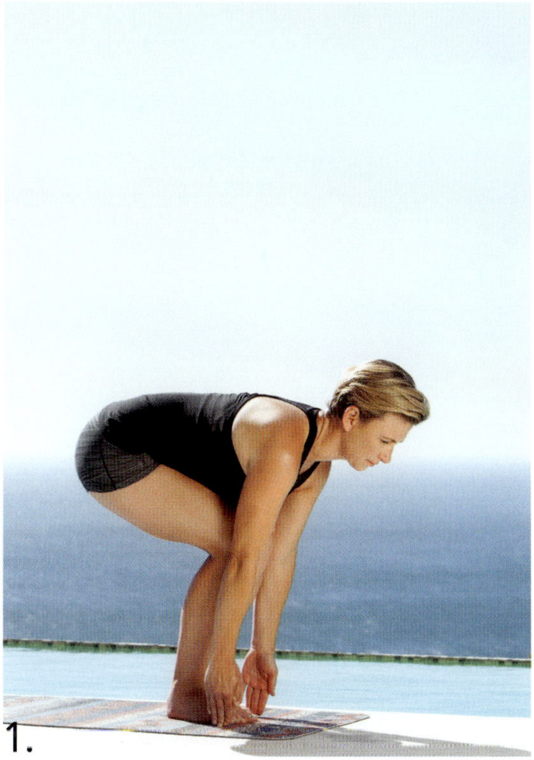

1.

Füße geschlossen halten, den Rücken aufrichten. Körperspannung aufbauen, einatmen und Knie tief beugen. Die Arme zum Boden strecken, bis die Mittelfingerspitzen den Boden berühren. Das Gewicht ruht auf dem mittleren und dem hinteren Bereich der Füße.

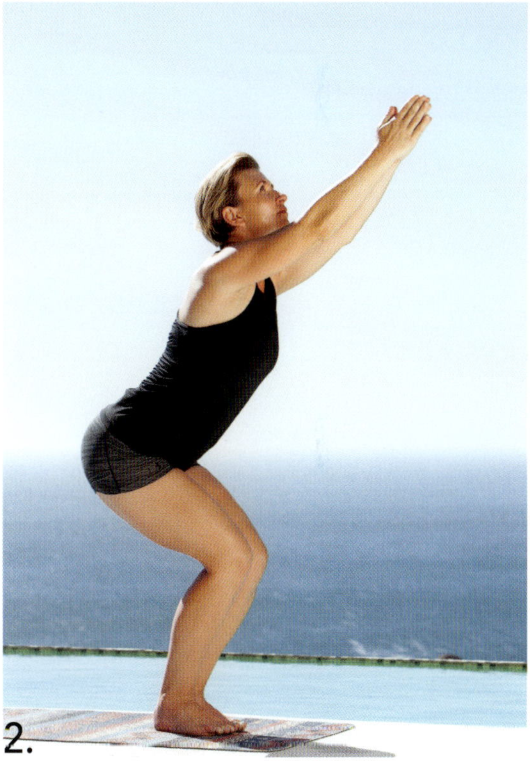

2.

Mit der Einatmung die Arme in Verlängerung des Oberkörpers anheben und die Handflächen aneinander legen. Ausatmen, tiefer setzen, den Rücken strecken und aus der Brustwirbelsäule leicht nach hinten neigen, den Blick zu den Händen richten.

Effekte

Beine und Po werden gekräftigt, der Brustbereich gedehnt. Der Körper wird energetisiert.

Die Haltung im Flow

Im Anschluss lassen sich gut die Vorbeuge oder Balancehaltungen üben. Auch der Gedrehte Tiefe Sitz ist geeignet.

26 GEDREHTER TIEFER SITZ: PARIVRTTA UTKATASANA

Kraft	★★★
Beweglichkeit	★★
Ausdauer	★
Koordination	★★
Balance	★★
Körperspannung	★★

All-over-Rating:

Leicht *Mittel* ***Schwer***

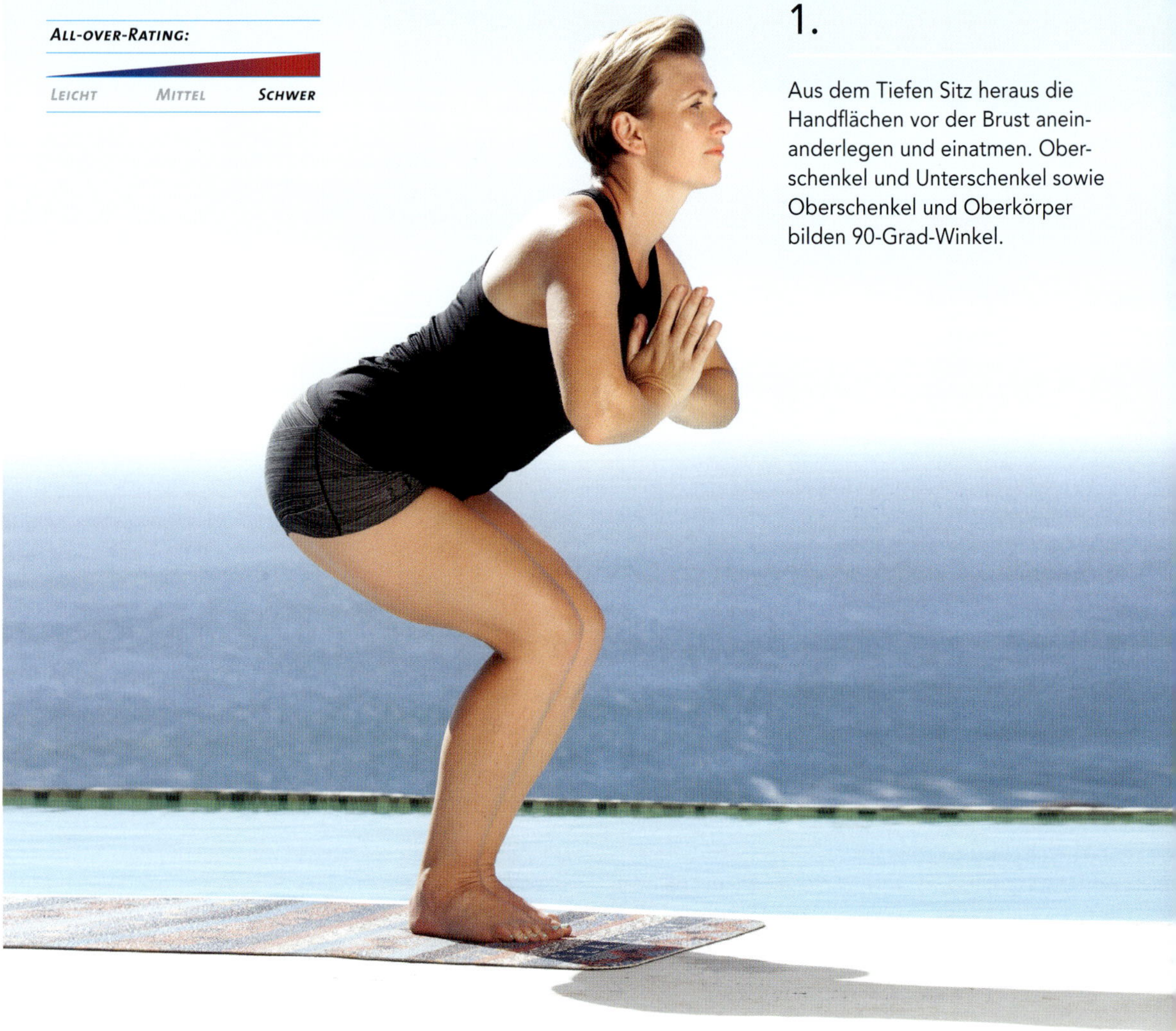

1.

Aus dem Tiefen Sitz heraus die Handflächen vor der Brust aneinanderlegen und einatmen. Oberschenkel und Unterschenkel sowie Oberschenkel und Oberkörper bilden 90-Grad-Winkel.

Effekte

Die Wirbelsäule wird mobilisiert, Beine und Po gekräftigt, die Balance verbessert.

Die Haltung im Flow

Die Haltung entsteht aus dem Tiefen Sitz. Im Anschluss können Standhaltungen, Balancehaltungen oder die Vorbeuge geübt werden.

2.

Mit der Ausatmung den Oberkörper aus der Taille heraus nach rechts drehen und den linken Ellbogen von außen an das rechte Knie legen, den Blick nach oben richten.

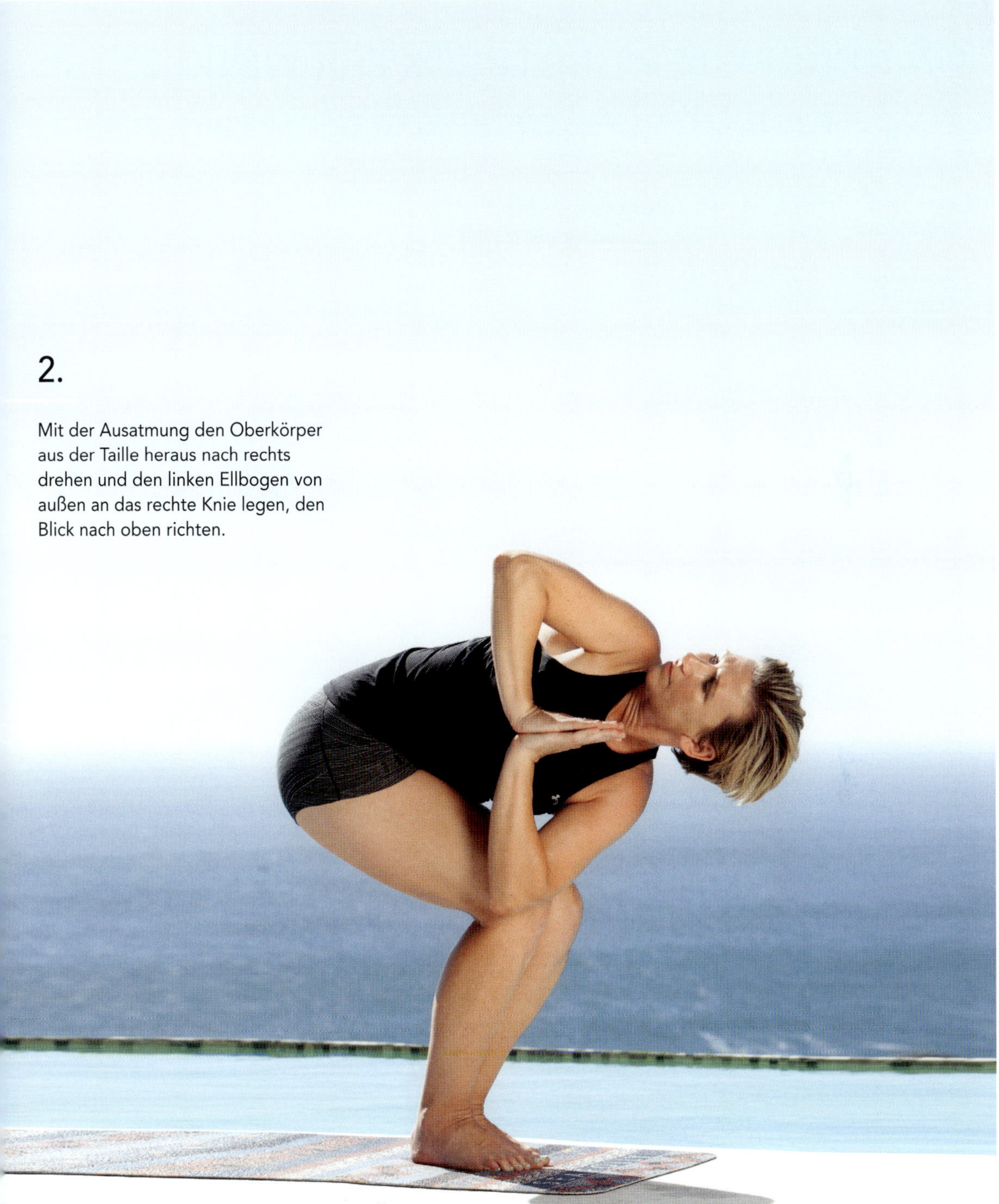

Besonderheiten

Knie und Hüften auch während der Rotation parallel halten!

Schultern von den Ohren weg ziehen und Handflächen aktiv aneinander drücken.

Der Druck des Arms gegen das Bein unterstützt die Drehbewegung.

Mein persönlicher Tipp

Drehhaltungen sind für mich das Manna der gesunden Wirbelsäule und müssen in jeder guten Yogastunde enthalten sein.

27 GEDREHTER GESTRECKTER WINKEL: PARIVRTTA PARSHVAKONASANA

Kraft	★★★
Beweglichkeit	★★
Ausdauer	★
Koordination	★★
Balance	★★
Körperspannung	★★

All-over-Rating: Leicht – Mittel – **Schwer**

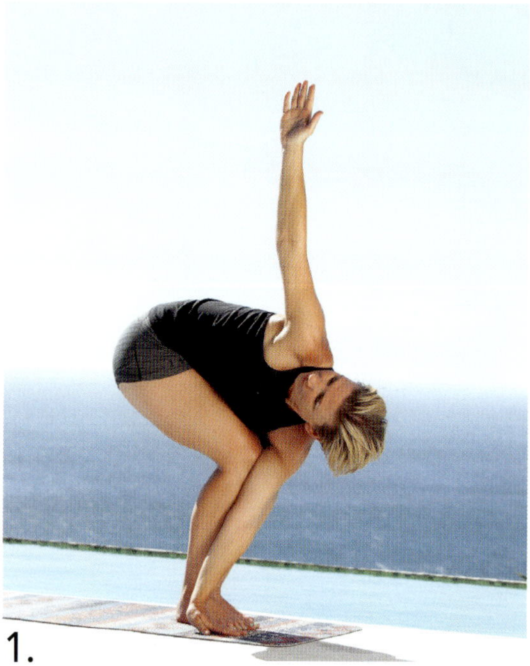

1.

Einatmen. Aus dem Gedrehten Tiefen Sitz heraus die Handflächen voneinander lösen und die linke Handfläche, wenn möglich, auf den Boden setzen. Ist das nicht möglich, kann ein dickes Buch oder ein Yogablock die Haltung unterstützen. Den rechten Arm nach oben strecken, der Blick ist zur rechten Hand gerichtet.

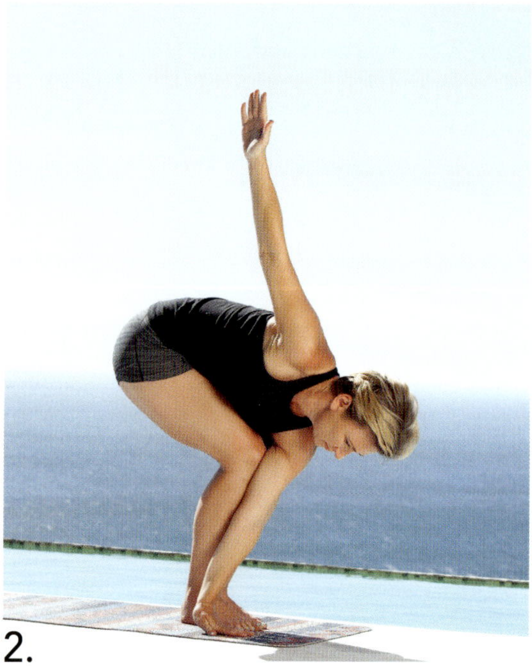

2.

Die linke Hand an der Außenseite des rechten Fußes fest in den Boden drücken. Mit der Ausatmung den Blick zum Boden richten und mehr Gewicht nach rechts verlagern.

Effekte

Die Wirbelsäule wird mobilisiert, das Gleichgewicht geschult.

Die Haltung im Flow

Die Haltung entsteht aus dem Gedrehten Tiefen Sitz oder dem High Lunge. Im Anschluss können Standhaltungen oder eine Vorbeuge geübt werden, aber auch Stützhaltungen sind möglich.

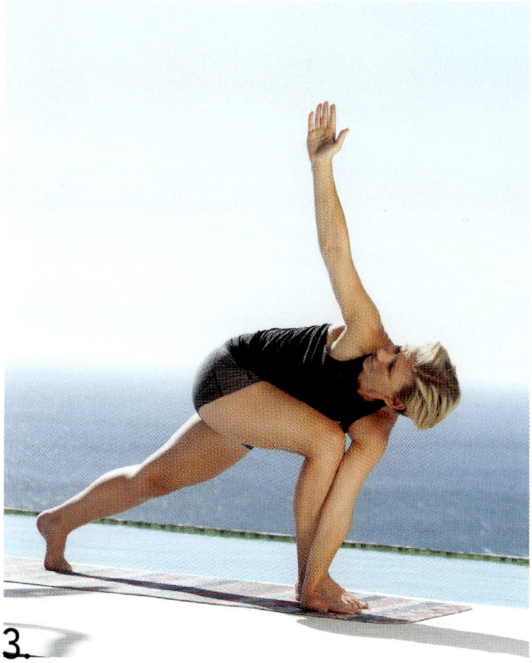

3.

Einatmen, das Gewicht komplett auf den rechten Fuß verlagern und mit dem linken Fuß einen großen Ausfallschritt nach hinten machen. Der Blick ist zur rechten Hand gerichtet.

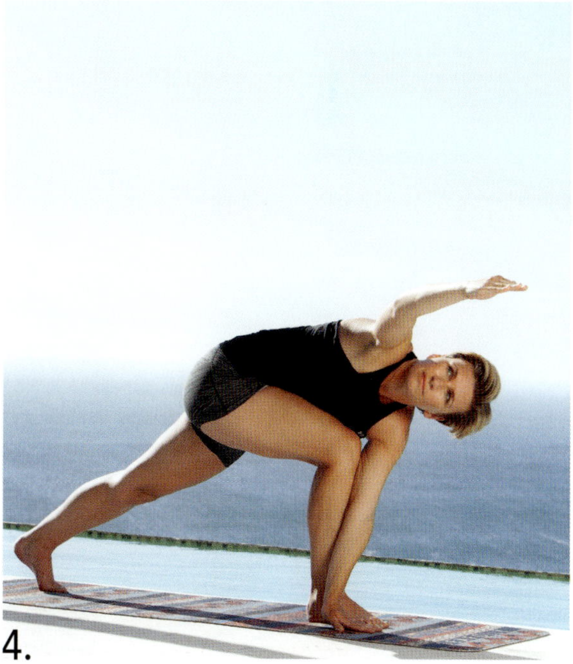

4.

Ausatmen, den rechten Arm so gut es geht über dem Kopf nach vorn ziehen und tiefer in die Hüfte sinken.

Besonderheiten

Die Bewegung kann auch aus dem High Lunge ausgeführt werden; in diesem Fall die High Lunge ausführen.

Die Haltung erfordert ein hohes Maß an Balance und Beweglichkeit.

Mein persönlicher Tipp

Nach einer intensiven Drehhaltung tut mir ein Vinyasa gut.

(28) EINFACHER BALANCESTAND:
ARDHA HASTA PADANGUSTHASANA

Kraft	**
Beweglichkeit	**
Ausdauer	*
Koordination	**
Balance	**
Körperspannung	**

All-over-Rating:

Leicht bis Mittel Schwer

Effekte

Die Hüften werden gedehnt, das Gleichgewicht geschult.

Die Haltung im Flow

Die Haltung entsteht aus dem Stand. Im Anschluss können weitere Standhaltungen oder ein Vinyasa geübt werden.

1.

Aufrecht stehen und das Gewicht nach links verlagern. Linke Kniescheibe hochziehen, den Oberschenkel anspannen. Einatmen, Bauch- und Rückenspannung aktivieren, das rechte Knie heben und mit der rechten Hand greifen. Die linke Hand an die Taille setzen, den Blick nach vorn richten.

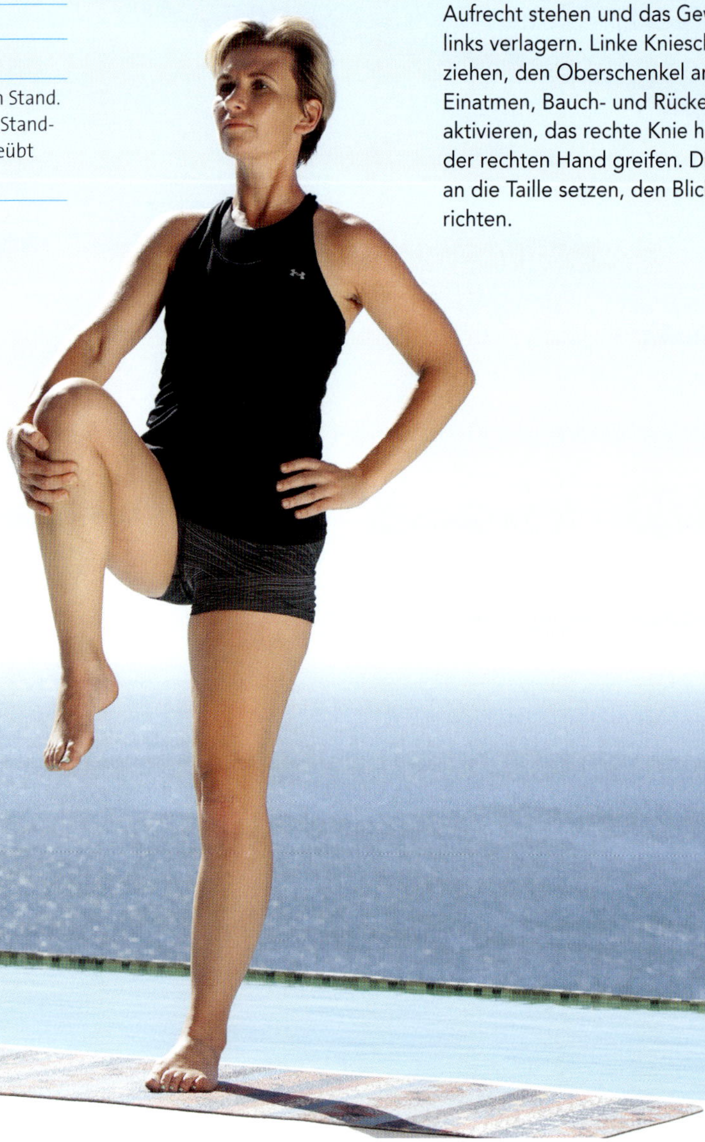

Besonderheiten

Die Haltung bereitet optimal auf die Variante mit gestrecktem Bein vor.

Das gestreckte Bein ist die Voraussetzung für eine stabile Haltung.

Mein persönlicher Tipp

Diese Haltung übe ich gern vor dem vollen Hasta Padangustasana. Das hilft mir, die Hüften zu korrigieren.

2.

Mit der Ausatmung das rechte Knie zur Seite führen, dabei die rechte Hüfte betont nach unten ziehen. Ganz zum Schluss den Blick nach links richten.

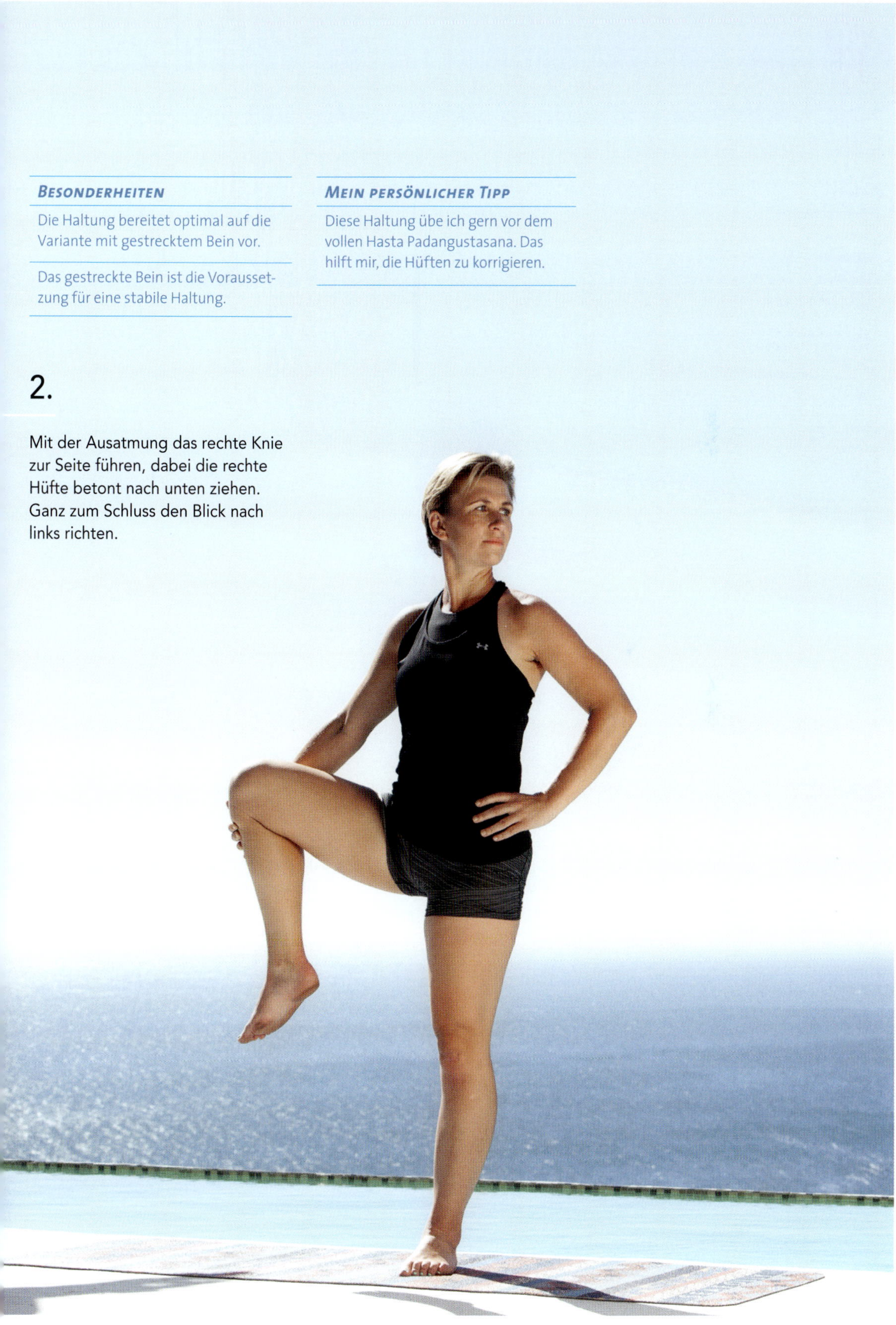

29 BALANCESTAND: HASTA PADANGUSTHASANA

Kraft	★★★
Beweglichkeit	★★★★
Ausdauer	★
Koordination	★★★
Balance	★★★
Körperspannung	★★★

All-over-Rating:

Leicht Mittel **Schwer**

Effekte

Die Balance wird geschult, die tiefliegende Muskulatur wird gekräftigt.

Die Haltung im Flow

Die Asana entsteht aus einer Standhaltung oder einer einbeinigen Balancehaltung heraus. Diese beiden Bewegungsformen können angeschlossen werden; auch ein Vinyasa kann folgen.

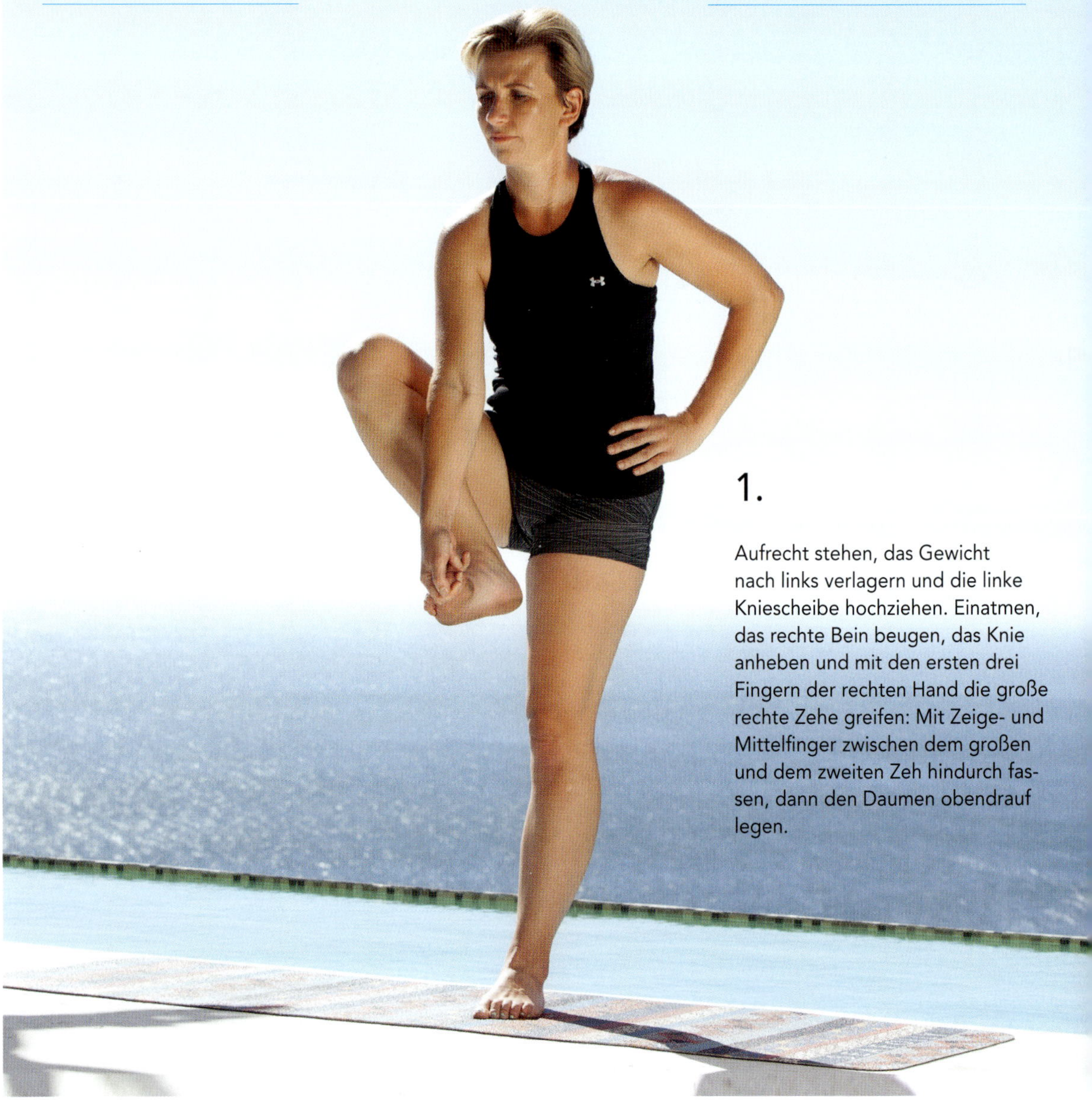

1.

Aufrecht stehen, das Gewicht nach links verlagern und die linke Kniescheibe hochziehen. Einatmen, das rechte Bein beugen, das Knie anheben und mit den ersten drei Fingern der rechten Hand die große rechte Zehe greifen: Mit Zeige- und Mittelfinger zwischen dem großen und dem zweiten Zeh hindurch fassen, dann den Daumen obendrauf legen.

Besonderheiten

Die Atmung sorgt für Stabilität in der Haltung.

Die Fußspitze des Standbeins zeigt gerade nach vorn: Zweiter Zeh und Ferse liegen auf einer Linie.

Mein persönlicher Tipp

Wenn ich Schwierigkeiten mit dieser Haltung habe, achte ich darauf, die Sitzende Vorbeuge öfter zu üben und die Beinrückseiten intensiver zu dehnen.

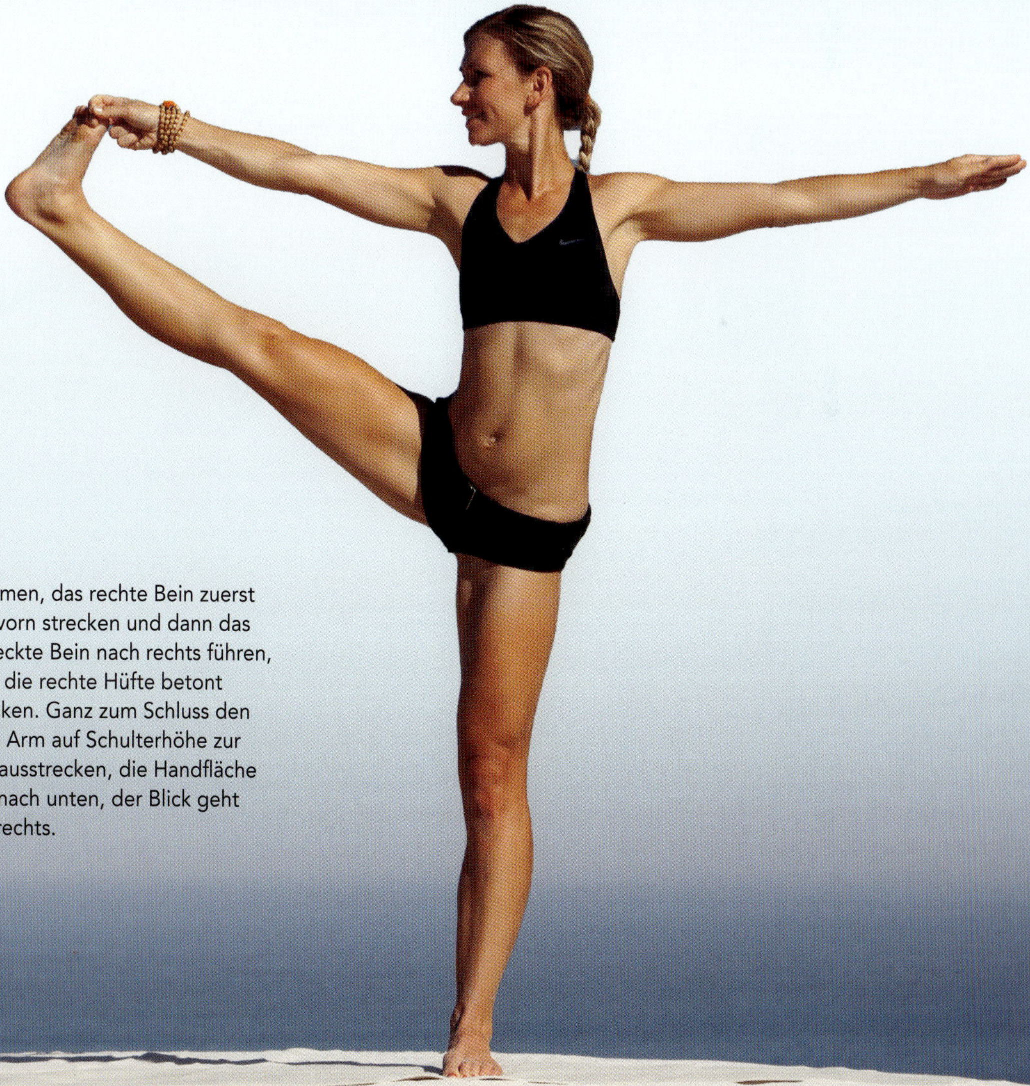

2.

Ausatmen, das rechte Bein zuerst nach vorn strecken und dann das gestreckte Bein nach rechts führen, dabei die rechte Hüfte betont absenken. Ganz zum Schluss den linken Arm auf Schulterhöhe zur Seite ausstrecken, die Handfläche zeigt nach unten, der Blick geht nach rechts.

30 GEDREHTER EINBEINIGER STAND: PARVRTTA ARDHA HASTA PADANGUSTHASANA

Kraft	***
Beweglichkeit	****
Ausdauer	*
Koordination	***
Balance	****
Körperspannung	***

All-over-Rating:

Leicht – Mittel – **Schwer bis sehr schwer**

Effekte

Die Wirbelsäule wird mobilisiert, die Beinrückseiten intensiv gedehnt. Die Balance wird trainiert.

Die Haltung im Flow

Eine Standhaltung bildet in der Regel die Ausgangsposition. Anschließend kann ein Vinyasa geübt werden.

Besonderheiten

Die Haltung erfordert eine sehr gute Koordination, um die Balance zu halten.

Wichtiger als das ausgestreckte Bein ist die Haltung der Hüften: Beide Hüftseiten bleiben auf gleicher Höhe und zeigen während der gesamten Übung nach vorn.

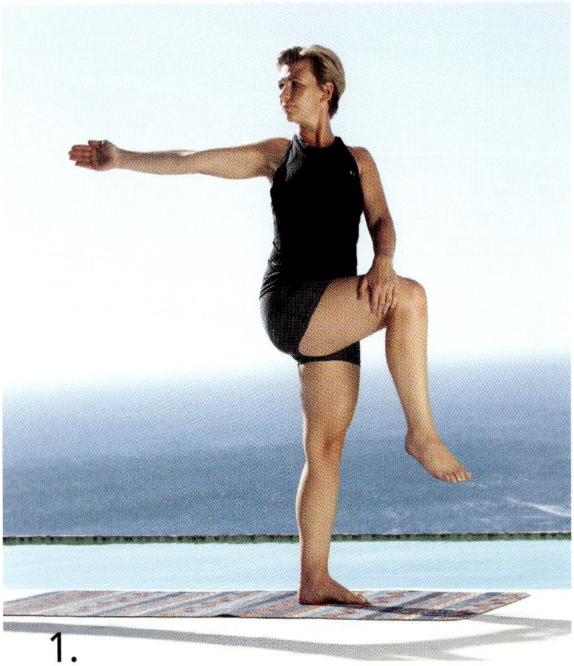

1.

Das Gewicht auf das linke Bein verlagern. Einatmen und das rechte Knie auf Hüfthöhe anheben, die Hüften dabei parallel halten. Mit der linken Hand die Außenseite des rechten Oberschenkels knapp über dem Knie greifen, das gebeugte Bein fixieren. Ausatmen und den Oberkörper aus der Taille heraus nach rechts drehen. Den rechten Arm auf Schulterhöhe nach hinten strecken, den Blick nach hinten richten.

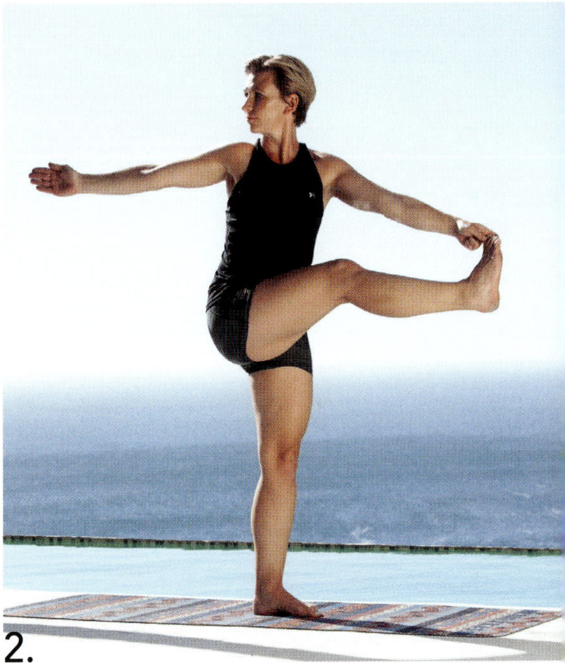

2.

Um die Haltung zu erschweren, statt dem gebeugten Bein den gleichen Griff wie beim Balancestand verwenden: Einatmen, mit den ersten drei Fingern der linken Hand den rechten großen Zeh umschlingen. Ausatmen und das rechte Bein so gut wie möglich nach vorn ausstrecken. Einatmen, den Oberkörper so weit es geht nach rechts drehen. Ausatmen und den rechten Arm auf Schulterhöhe nach hinten strecken, den Blick ebenfalls nach hinten richten.

Mein persönlicher Tipp

Diese Asana ist eine gute Peak Pose: Zuvor übe ich gern den Balancestand und den Krieger 3 sowie den Gedrehten Tiefen Sitz.

31 EINBEINIGER SITZ:
EKA PADA UTKATASANA

KRAFT	**
BEWEGLICHKEIT	**
AUSDAUER	*
KOORDINATION	**
BALANCE	**
KÖRPERSPANNUNG	**

ALL-OVER-RATING:

LEICHT BIS MITTEL SCHWER

EFFEKTE

Das Gleichgewicht wird gefördert, die Hüfte sanft geöffnet. Der Energiefluss im Körper wird sanft angeregt.

DIE HALTUNG IM FLOW

Die Asana kann nach einer Standhaltung oder einer Kriegerhaltung gut ausgeführt werden. Sie lässt sich prima mit anderen einbeinigen Balancehaltungen wie dem Krieger 3 davor oder danach kombinieren.

BESONDERHEITEN

Den Rücken während der gesamten Übungsdurchführung gestreckt halten.

Beckenboden, Bauch und Rückenmuskulatur sind aktiv.

Linkes Knie nicht über die Fußspitzen schieben!

Der Winkel zwischen Ober- und Unterschenkel sowie Oberkörper und Oberschenkel beträgt 90 Grad.

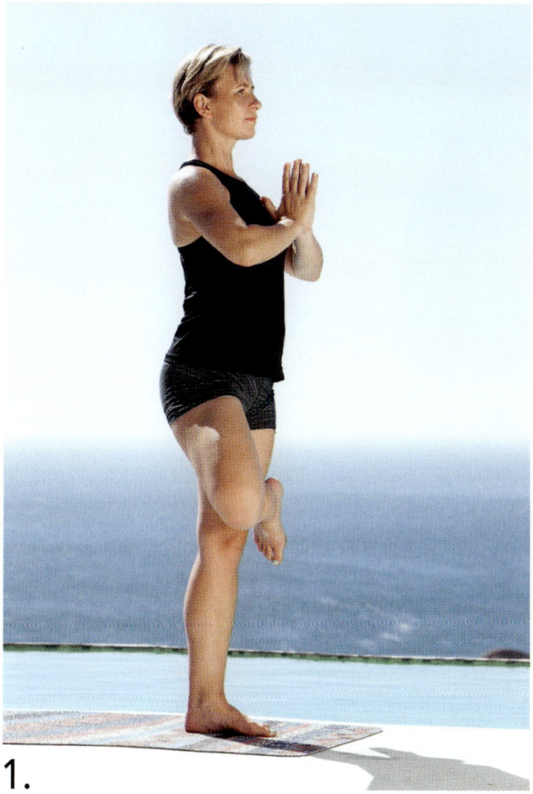

1.

Im Stehen das Gewicht auf das linke Bein verlagern. Einatmen und den rechten Fuß knapp über dem linken Knie ablegen, das rechte Knie dabei nach außen kippen lassen. Handflächen vor der Brust aneinanderlegen.

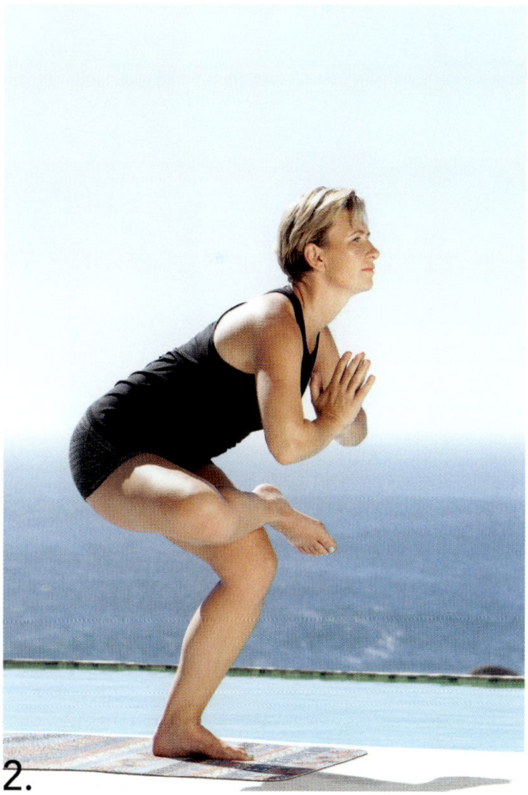

2.

Mit der Ausatmung das linke Knie tief beugen und das Gesäß weit nach hinten und unten absenken. Der Oberkörper neigt sich dabei aus der Hüfte heraus nach vorn.

MEIN PERSÖNLICHER TIPP

Die Haltung ist eine tolle Vorbereitung für intensivere Hüftöffner, beispielsweise den Gedrehten Grätschsitz.

(32) GEBEUGTER BALANCESTAND: DANDAYAMA JANU SIRSASANA

KRAFT	★★★
BEWEGLICHKEIT	★★★
AUSDAUER	★
KOORDINATION	★★
BALANCE	★★★
KÖRPERSPANNUNG	★★★

ALL-OVER-RATING:

LEICHT MITTEL **SCHWER BIS SEHR SCHWER**

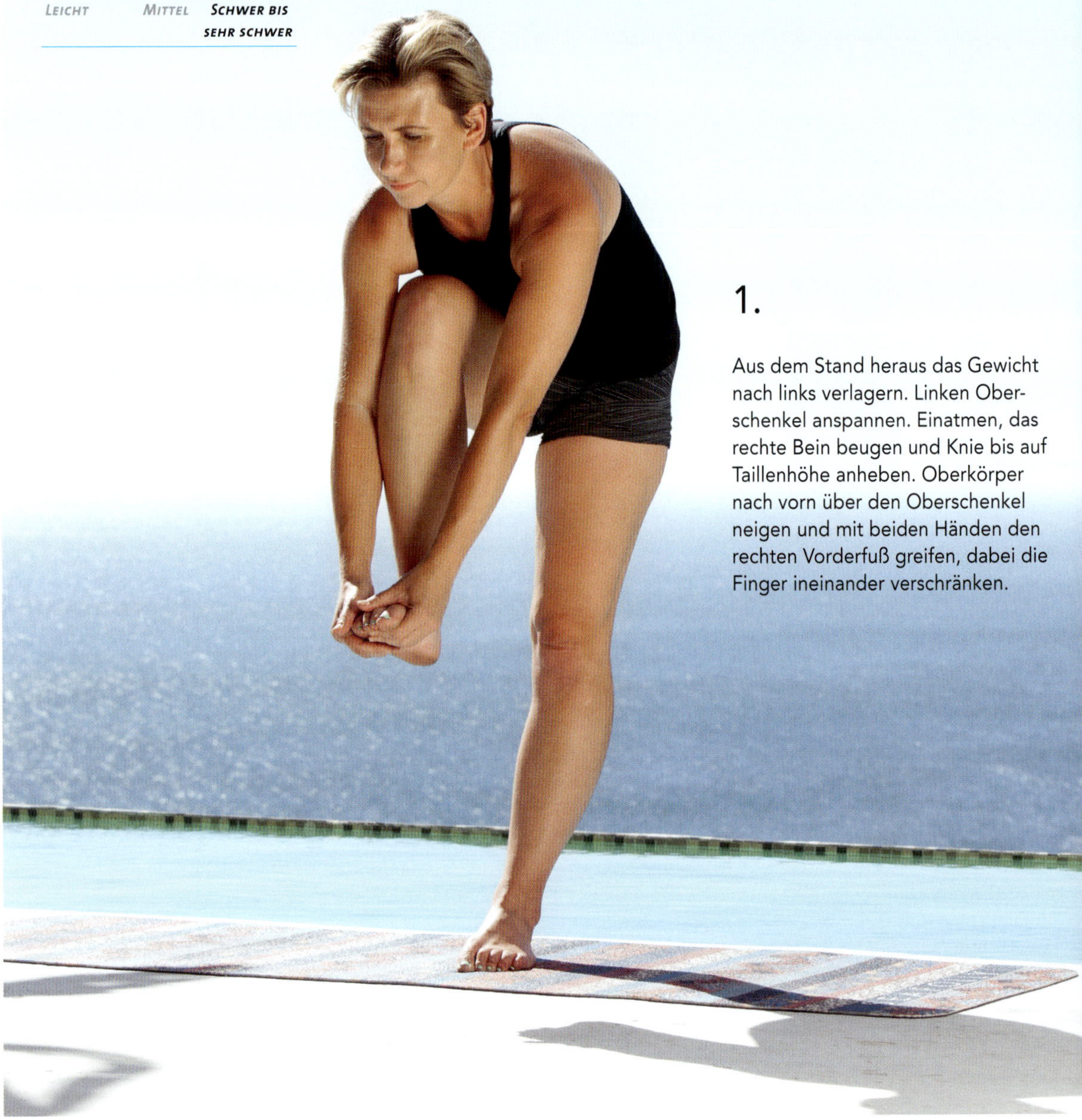

1.

Aus dem Stand heraus das Gewicht nach links verlagern. Linken Oberschenkel anspannen. Einatmen, das rechte Bein beugen und Knie bis auf Taillenhöhe anheben. Oberkörper nach vorn über den Oberschenkel neigen und mit beiden Händen den rechten Vorderfuß greifen, dabei die Finger ineinander verschränken.

Besonderheiten

Alle zehn Finger ineinander verschränken.

Wenn das Standbein nicht gestreckt bleiben kann, eine Stufe zurückschalten und einige Atemzüge lang in Step 1. und Step 2. halten.

Das Gewicht nicht zu weit nach hinten auf die Ferse verlagern, sondern durch Muskelspannung auf alle Fußbereiche verteilen!

Mein persönlicher Tipp

Die Gewichtsverteilung auf das Standbein erfordert viel Übung: Bitte nicht frustriert sein, wenn das nicht auf Anhieb klappt!

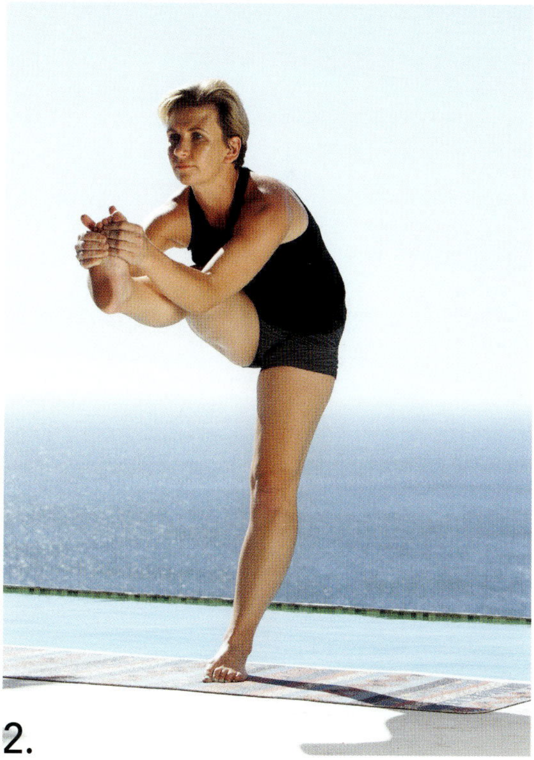

2.

Mit der Ausatmung das rechte Bein auf Hüfthöhe nach vorn ausstrecken, den Fuß dabei flexen und die Ellbogen neben den rechten Unterschenkel ziehen. Der Blick geht nach vorn.

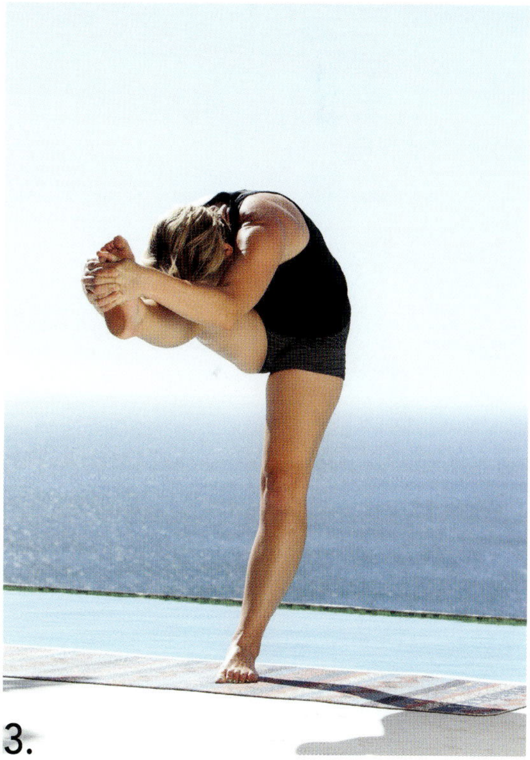

3.

Den Oberkörper für drei Atemzüge über das gestreckte rechte Bein beugen.

Effekte

Die Beinrückseiten werden gedehnt, die Koordination verbessert.

Die Haltung im Flow

Standhaltungen oder einbeinige Balancehaltungen können zuvor oder im Anschluss geübt werden.

33 BALANCESITZ: PADANGUSTHA PADMA UTKATASANA

KRAFT	★★★★
BEWEGLICHKEIT	★★★★
AUSDAUER	★
KOORDINATION	★★★★
BALANCE	★★★★
KÖRPERSPANNUNG	★★★★

ALL-OVER-RATING:

LEICHT MITTEL **SCHWER BIS SEHR SCHWER**

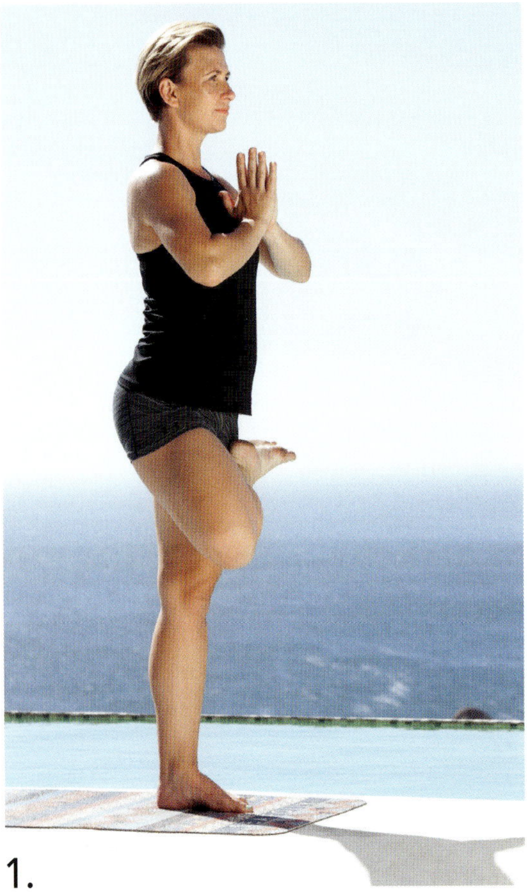

1.

Gerade stehen. Mit einer Einatmung das Gewicht auf das linke Bein verlagern, rechten Fuß vom Boden lösen, Knie beugen und den rechten Fuß in die linke Leiste legen. Die Fußsohle zeigt nach oben, Hände vor der Brust aneinanderlegen.

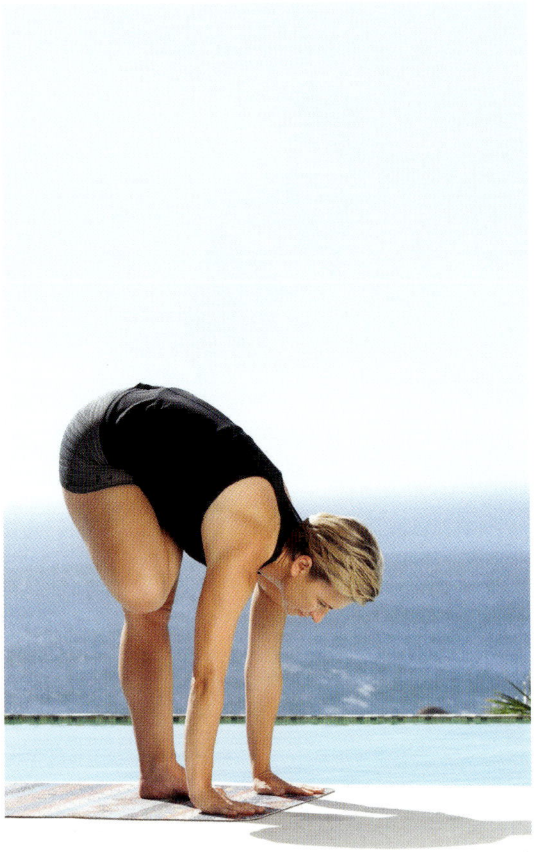

2.

Mit der Ausatmung den Oberkörper aus der Taille heraus nach vorn beugen und die Fingerspitzen zum Boden bringen.

Effekte

Die Haltung öffnet intensiv die Hüften und schult Koordination und Balance.

Die Haltung im Flow

Stehende Haltungen und einbeinige Balancehaltungen können vor- und nachher geübt werden. Auch ein Vinyasa ist eine gute Ein- oder Ausleitung für diese Asana.

Besonderheiten

Jeder Zwischenschritt, auch die Ausgangshaltung, kann gehalten und als Ersatz für die Endposition gehalten werden.

Die Haltung erfordert viel technische Finesse und eine grundsätzliche Beweglichkeit in Hüften und Knien.

Mein persönlicher Tipp

Bei einer Balancehaltung visiere ich immer einen festen Punkt an, um stabiler zu stehen.

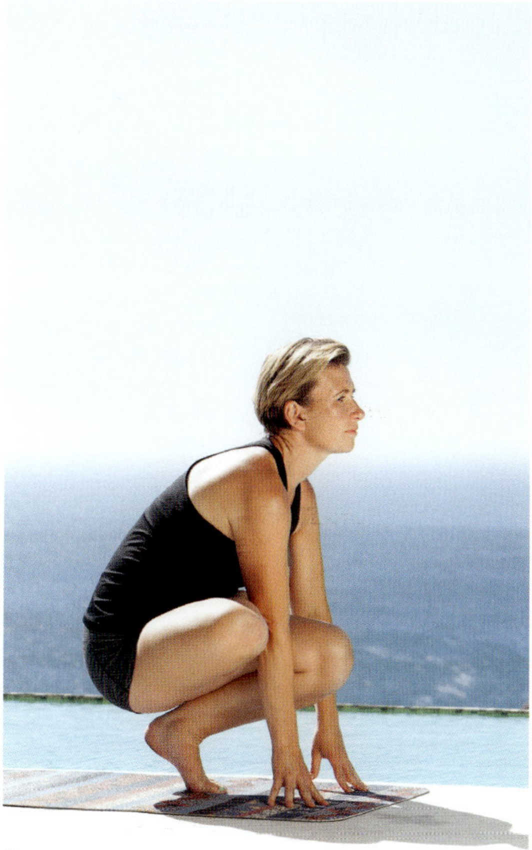

3.

Das linke Knie beugen, ausatmen, die Ferse vom Boden lösen und das Gesäß senken, bis es knapp über der linken Ferse ist. Den Beckenboden dabei fest anspannen.

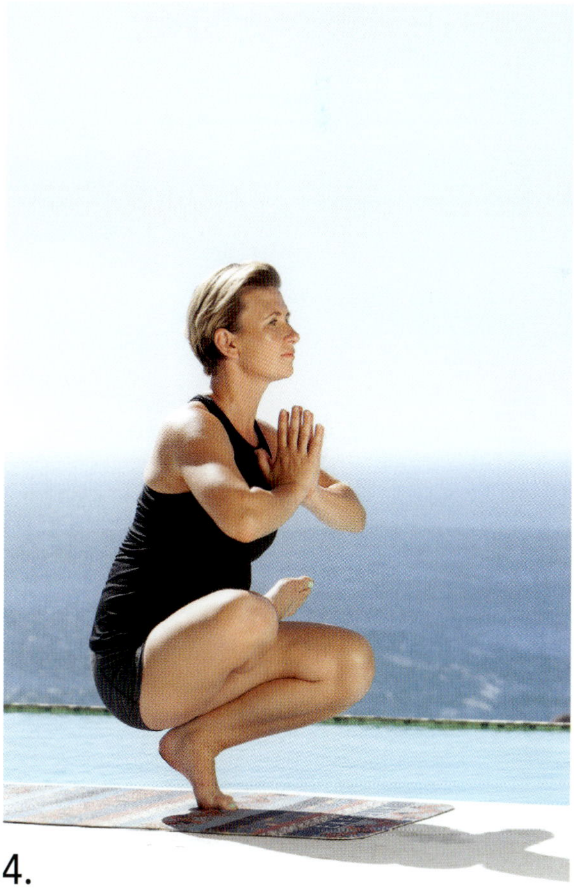

4.

Wenn möglich, mit einer Einatmung die Hände kontrolliert vom Boden lösen, die Wirbelsäule strecken und die Handflächen vor der Brust aneinanderlegen.

34 STEHENDE BEINDEHNUNG 1: PRASARITA ANGUSTHA PADOTTANASANA

KRAFT	***
BEWEGLICHKEIT	***
AUSDAUER	*
KOORDINATION	***
BALANCE	****
KÖRPERSPANNUNG	***

ALL-OVER-RATING:

LEICHT **MITTEL BIS SCHWER**

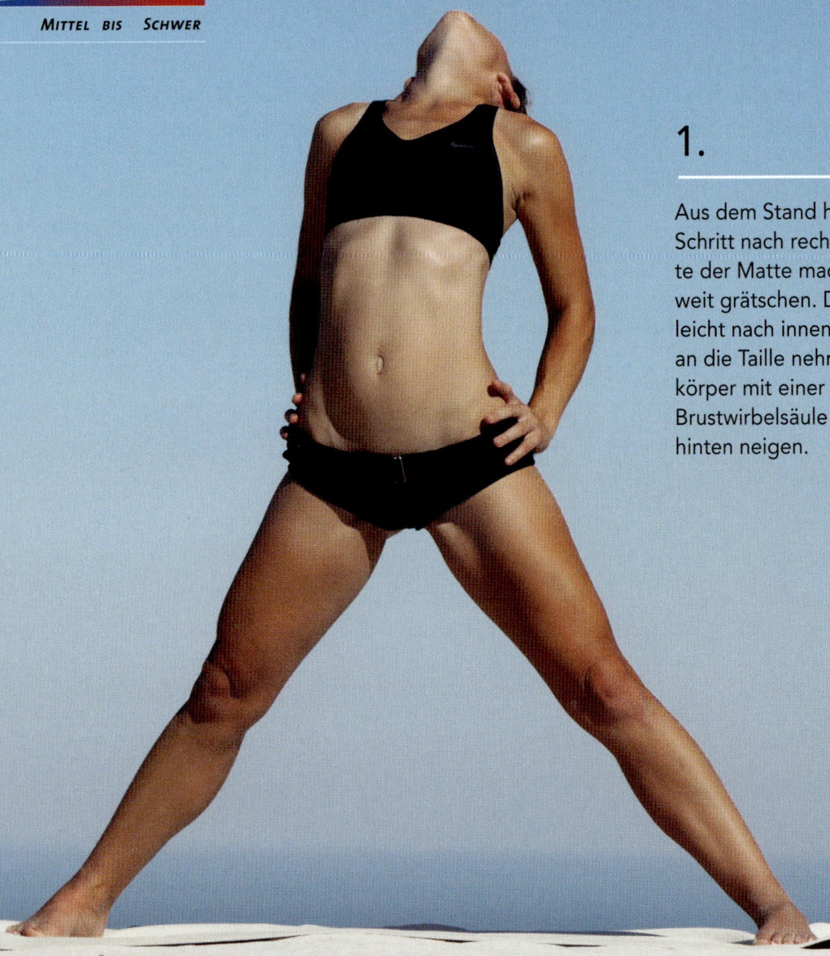

1.

Aus dem Stand heraus einen großen Schritt nach rechts auf die Längsseite der Matte machen und die Beine weit grätschen. Die Fußspitzen leicht nach innen eindrehen. Hände an die Taille nehmen und den Oberkörper mit einer Einatmung aus der Brustwirbelsäule heraus leicht nach hinten neigen.

EFFEKTE

Die Beinrückseiten werden intensiv gedehnt, der untere Rücken und auch das Herz angenehm entlastet.

DIE HALTUNG IM FLOW

Standhaltungen können vorbereitend geübt werden. Die seitliche Beindehnung ist eine gute Anschlusshaltung.

Besonderheiten

Beine während der gesamten Asana gestreckt lassen, Kniescheiben hochziehen, Oberschenkel anspannen.

Kommt der Scheitel noch nicht auf den Boden, können die Beine weiter gegrätscht oder ein Yogablock unter den Kopf gelegt werden.

Den Rücken aus dem Becken heraus strecken, die Sitzknochen dazu Richtung Himmel schieben.

Mein persönlicher Tipp

Meine Lieblingskombination besteht aus allen Stehenden Beindehnungen (auch die gedrehte Variante) plus der Beinkräftigung: Eine Rundum-Packung für Beine und Po!

2.

Mit der Ausatmung den Oberkörper aus der Taille heraus nach vorn absenken. Mit den ersten drei Fingern jeder Hand die großen Zehen umschlingen, die Schultern von den Ohren wegziehen und den Scheitel, wenn möglich, auf dem Boden aufsetzen.

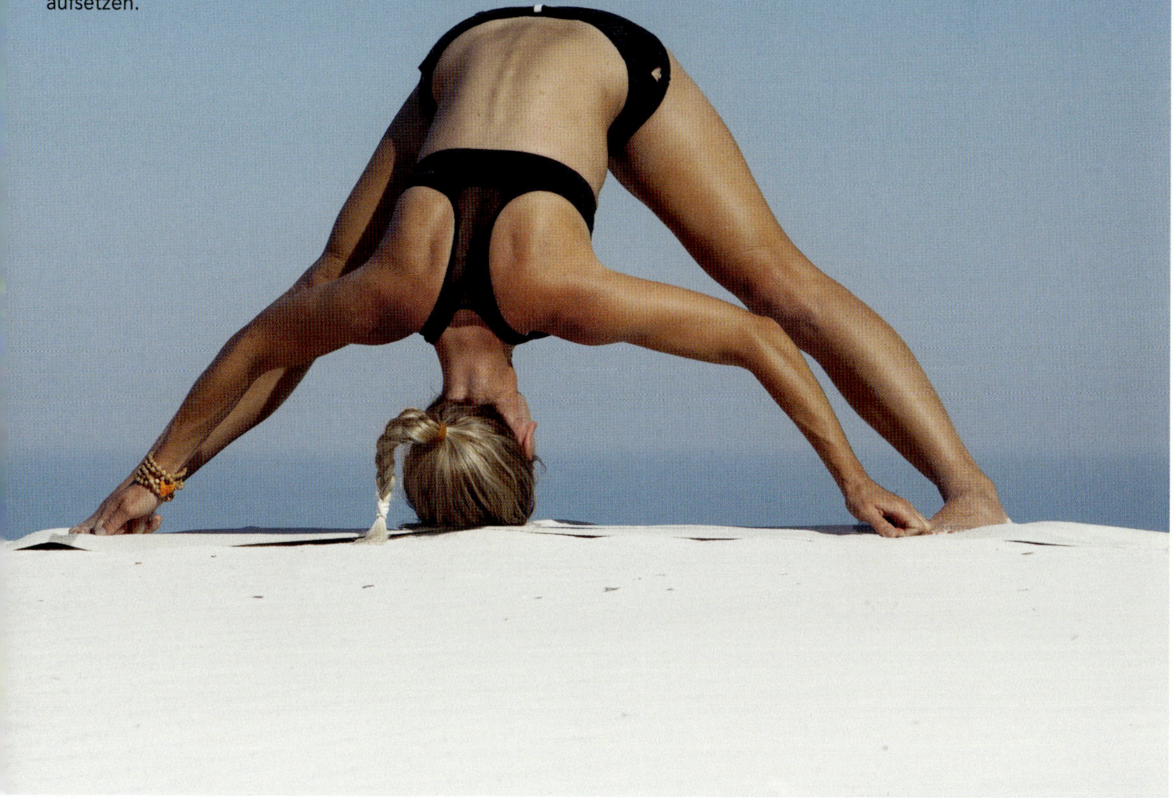

35 STEHENDE BEINDEHNUNG 2: BHUJA PRASARITA PADOTTANASANA

KRAFT	★★★
BEWEGLICHKEIT	★★★
AUSDAUER	★
KOORDINATION	★★
BALANCE	★★★
KÖRPERSPANNUNG	★★★

ALL-OVER-RATING:

LEICHT MITTEL BIS SCHWER

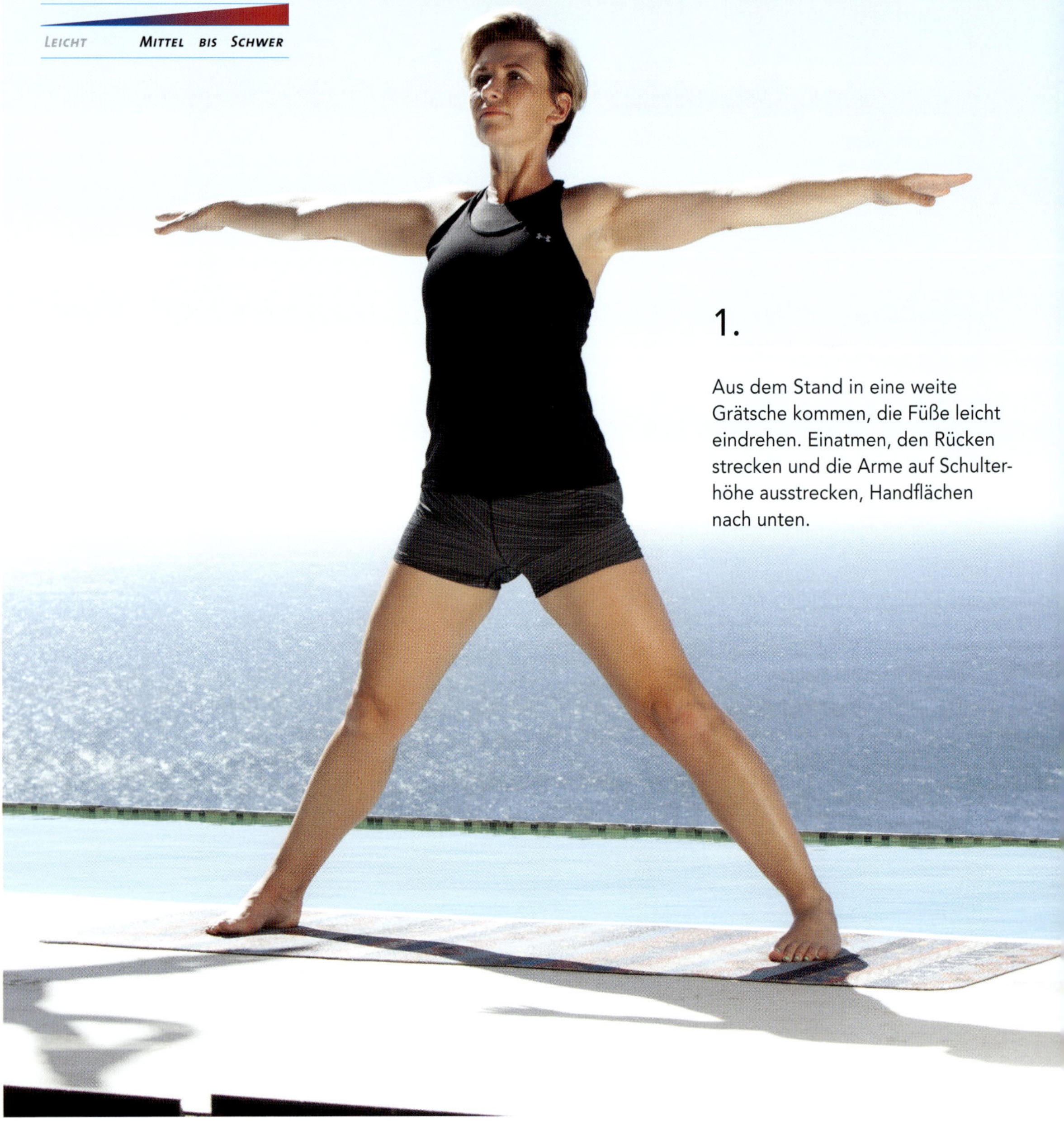

1.

Aus dem Stand in eine weite Grätsche kommen, die Füße leicht eindrehen. Einatmen, den Rücken strecken und die Arme auf Schulterhöhe ausstrecken, Handflächen nach unten.

Besonderheiten	**Mein persönlicher Tipp**
Die Haltung ist eine gute Vorbereitung für den Kopfstand. Wenn der Scheitel den Boden noch nicht berührt, die Beine weiter grätschen oder einen Yogablock unterlegen.	Der Beckenboden ist die Grundlage für jede anatomisch sinnvolle Rückenstreckung. Ich empfehle daher, die Anspannung des Beckenbodens intensiv zu üben.

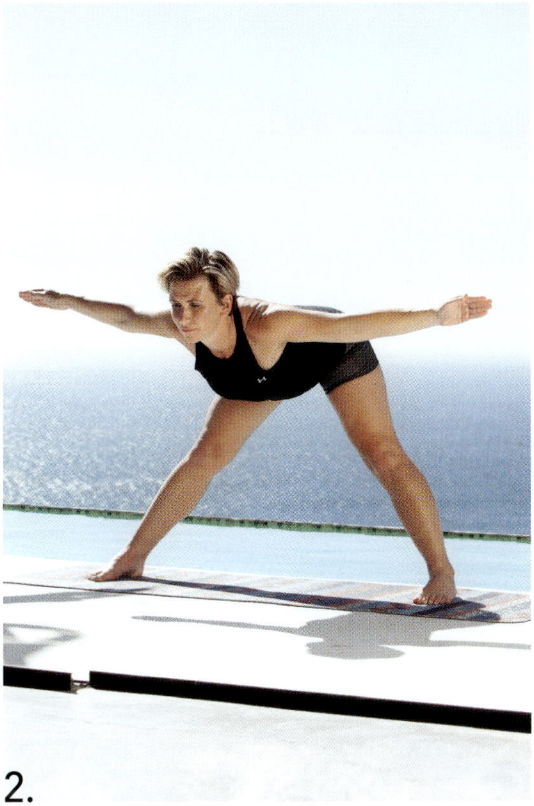

2.

Ausatmen, den Rücken aus der Hüfte heraus nach vorn neigen und die Arme seitlich ausstrecken.

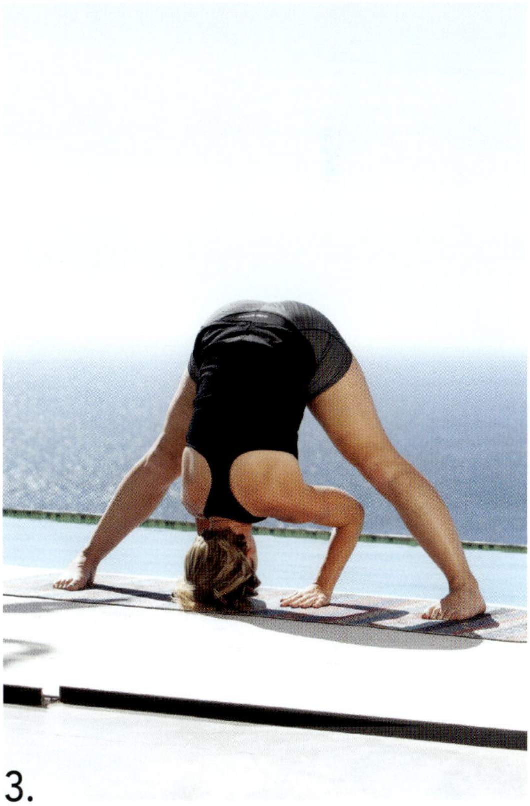

3.

Mit der Einatmung die Hände in einer Linie mit den Füßen aufsetzen, den Rücken erneut strecken. Mit der Ausatmung den Scheitel mittig vor den Händen aufsetzen und die Schultern von den Ohren weg ziehen.

Effekte	**Die Haltung im Flow**
Die Beinrückseiten werden gedehnt, das Herz und der untere Rücken entlastet.	Die Haltung entsteht aus einer Standhaltung. Anschließend kann die Beinkräftigung geübt werden.

36 GEDREHTE STEHENDE BEINDEHNUNG: PARIVRTTA PRASARITA PADOTTANASANA

Kraft	★★★
Beweglichkeit	★★★★
Ausdauer	★
Koordination	★★
Balance	★★★
Körperspannung	★★★

All-over-Rating:

Leicht · Mittel · **Schwer**

Effekte

Die Wirbelsäule wird sanft mobilisiert, die Beine gedehnt, das Herz entlastet.

Die Haltung im Flow

Die Haltung entsteht aus einer stehenden Vorbeuge heraus. Anschließend kann die Beinkräftigung geübt werden, eine Standhaltung oder ein Vinyasa.

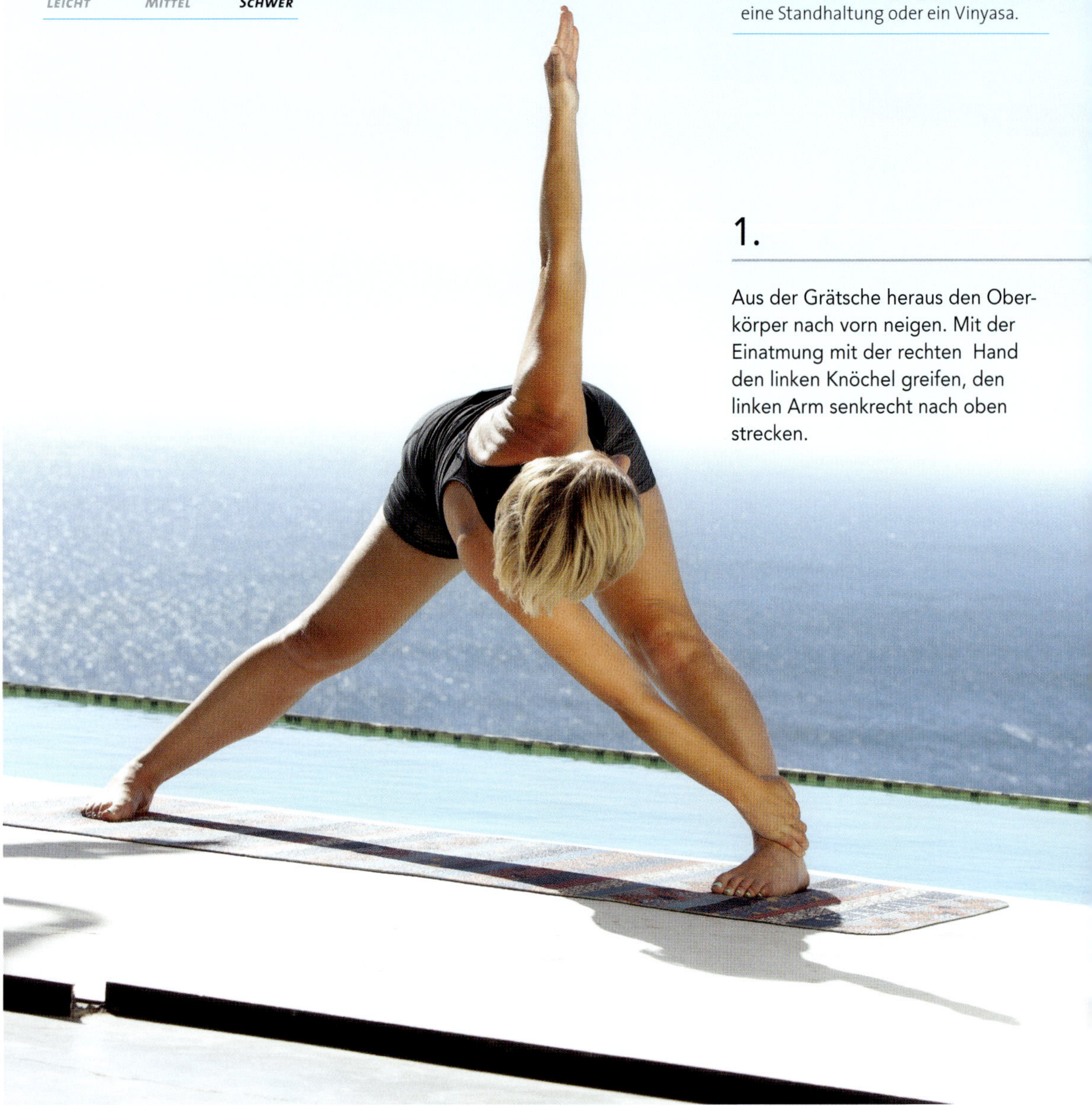

1.

Aus der Grätsche heraus den Oberkörper nach vorn neigen. Mit der Einatmung mit der rechten Hand den linken Knöchel greifen, den linken Arm senkrecht nach oben strecken.

Besonderheiten

Trotz der hohen Anforderung an Balance und Beweglichkeit wirkt die Haltung beruhigend.

Die Beinmuskulatur sollte angespannt bleiben.

Mein persönlicher Tipp

Diese Asana ist das Salz in der Suppe der Reihe »Stehende Vorbeugen«: Nicht weglassen!

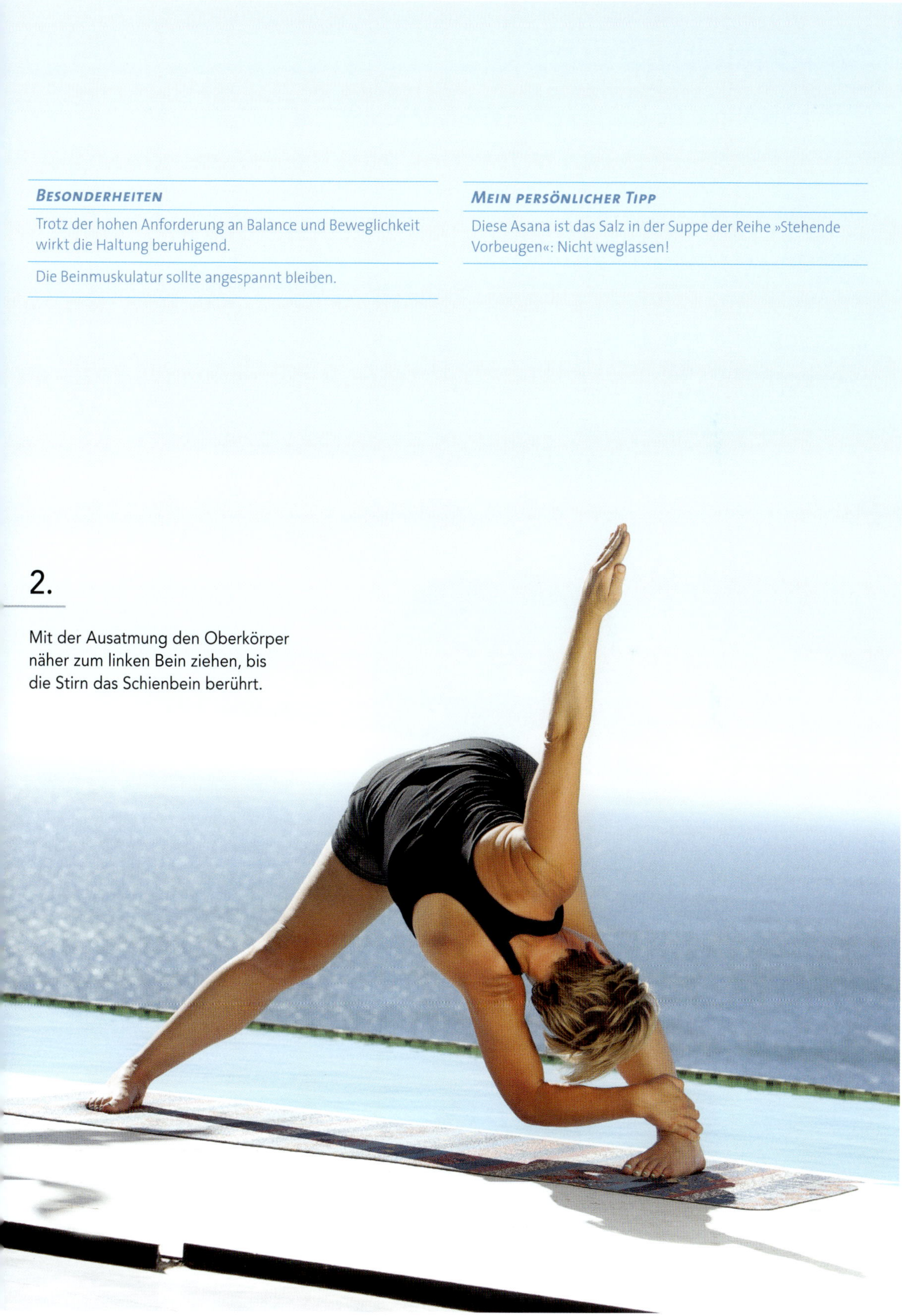

2.

Mit der Ausatmung den Oberkörper näher zum linken Bein ziehen, bis die Stirn das Schienbein berührt.

(37) BEINKRÄFTIGUNG: PARSVA DANDAYAMANA

Kraft	*****
Beweglichkeit	***
Ausdauer	***
Koordination	***
Balance	***
Körperspannung	***

All-over-Rating:

Leicht Mittel **Schwer**

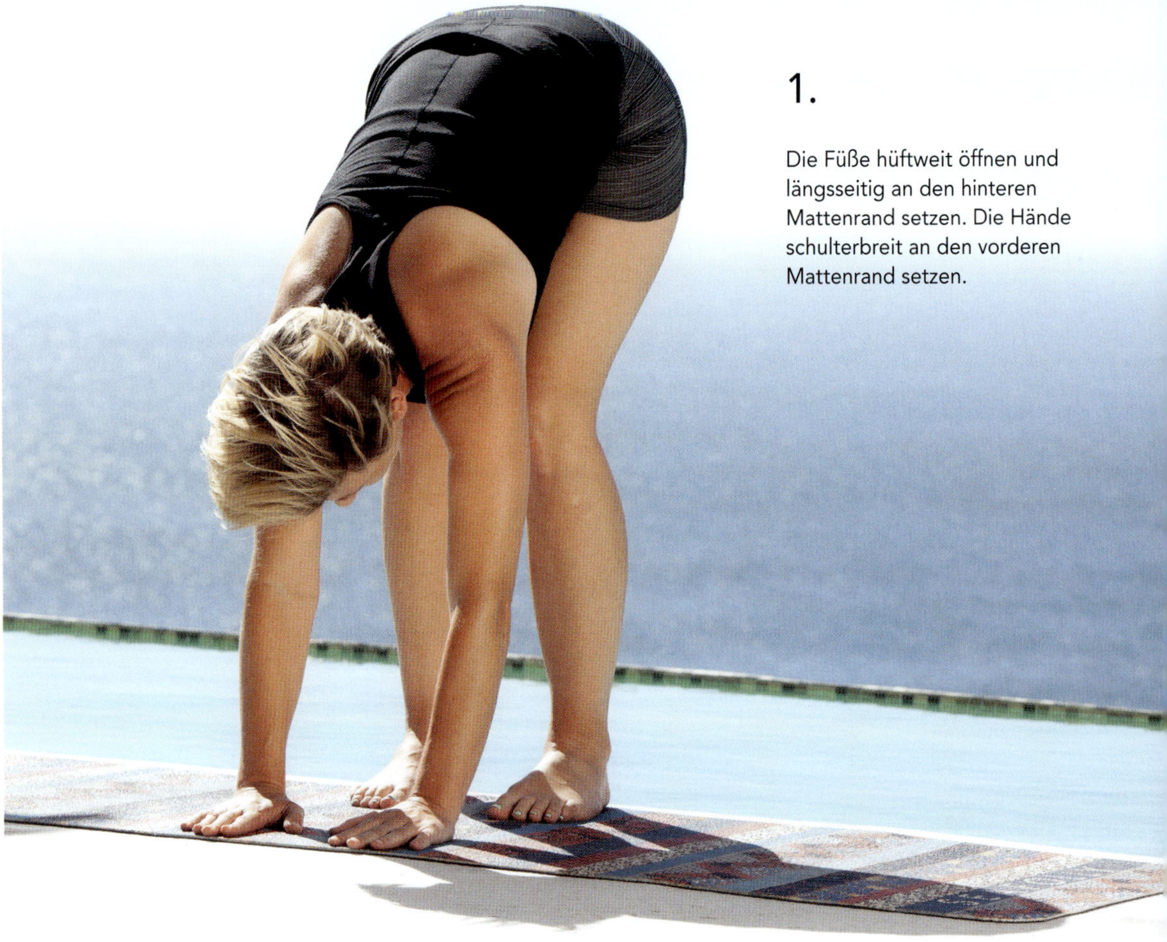

1.

Die Füße hüftweit öffnen und längsseitig an den hinteren Mattenrand setzen. Die Hände schulterbreit an den vorderen Mattenrand setzen.

Besonderheiten

Diese Kräftigungsserie muss ohne Pausen auf beiden Seiten absolviert werden, um bestmögliche Wirkung zu entfalten.

Das Standbein wird muskulär gestreckt, das Gewicht ruht gleichmäßig auf dem ganzen Fuß.

Das Spielbein wird seitlich angehoben, keine Abweichung nach hinten!

Mein persönlicher Tipp

Augen zu und durch: Ja, das kann ein wenig intensiver werden – aber hey, auch im Yoga kommt nur mit etwas Anstrengung der Knack an den Po!

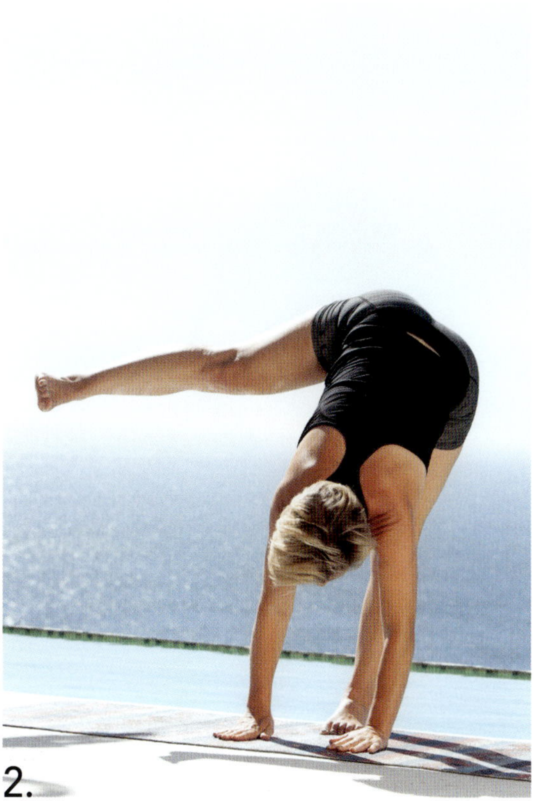

2.

Mit der Einatmung das rechte Bein seitlich anheben, so hoch es geht. Den Fuß dabei flexen und hier drei bis fünf komplette Atemzüge lang verharren. Mit der Ausatmung das Bein wieder senken.

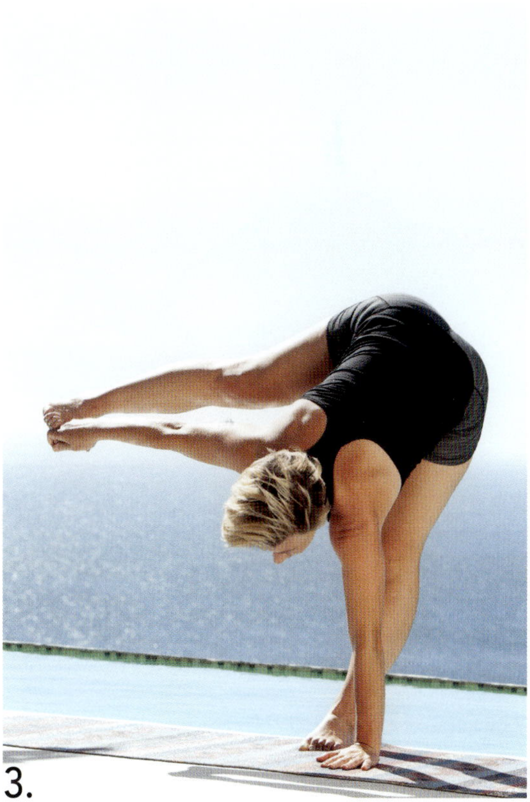

3.

Ohne Pause weiter: Jetzt mit den ersten drei Fingern der rechten Hand den rechten großen Zeh greifen und mit einer Einatmung das rechte Bein noch weiter als zuvor anheben. Linkes Bein stark anspannen. Wieder einige Atemzüge hier verharren, dann mit der Ausatmung absetzen und ohne Unterbrechung die Reihe mit dem anderen Bein wiederholen.

Effekte

Die Hüfte wird geöffnet, vor allem aber die Gesäßmuskulatur und die Oberschenkel intensiv gekräftigt.

Die Haltung im Flow

Nach den Beindehnungen in der Grätsche ist die Haltung ideal. Anschließend tut ein Vinyasa gut.

38 GEBUNDENE VORBEUGE 1: PADANGUSTHA UTTANASANA

Kraft	★★★
Beweglichkeit	★★★
Ausdauer	★★
Koordination	★★
Balance	★★★
Körperspannung	★★

All-over-Rating:

Leicht **Mittel bis Schwer**

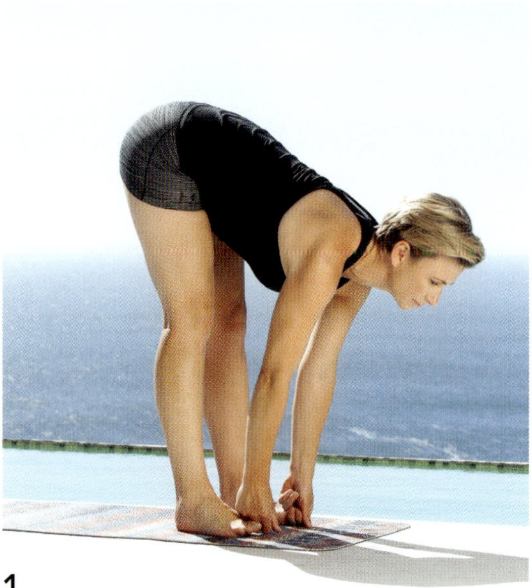

1.

Füße hüftweit öffnen, einatmen. Mit einer Ausatmung den Oberkörper gestreckt aus der Taille heraus nach vorn neigen und mit den ersten die Fingern jeder Hand die großen Zehen fassen. Beine und Rücken strecken, einatmen und den Blick nach vorn richten.

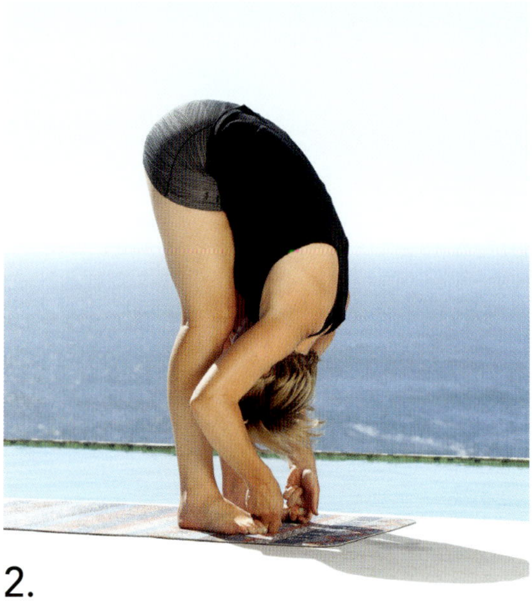

2.

Mit der Ausatmung die Ellbogen beugen. Arme anspannen und den Oberkörper näher an die Beine heranziehen; der Rücken darf sich hierbei leicht runden.

Effekte

Die Beinrückseiten werden gedehnt, Herz und Rücken entlastet.

Die Haltung im Flow

Diese Asana entsteht aus einer stehenden Haltung. Anschließend kann eine Balancehaltung, eine Standhaltung oder ein Vinyasa geübt werden.

Besonderheiten

Schultern von den Ohren wegziehen.

Gewicht nicht zu sehr auf die Fersen verlagern, sondern gleichmäßig auf den ganzen Fuß.

Mein persönlicher Tipp

In der tiefsten Haltung ausharren: Nicht wippen, sonst geht der Dehneffekt verloren!

39 GEBUNDENE VORBEUGE 2: PADAHASTA UTTANASANA

Kraft	★★★
Beweglichkeit	★★★
Ausdauer	★★
Koordination	★★
Balance	★★★
Körperspannung	★★★

All-over-Rating:

Leicht Mittel **Schwer**

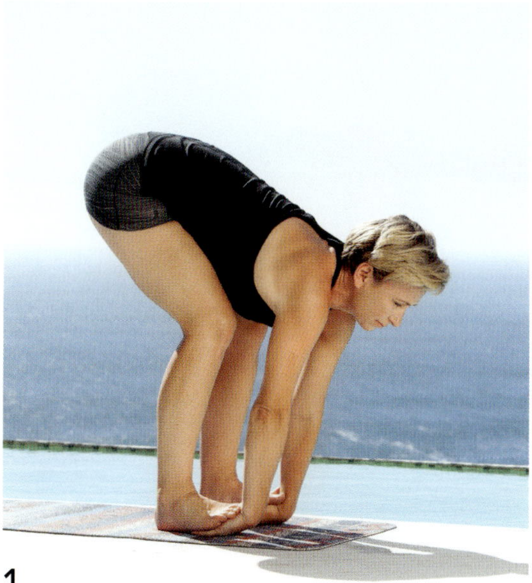

1.

Füße hüftweit öffnen, einatmen. Mit der Ausatmung den Oberkörper aus der Taille heraus gestreckt nach vorn neigen.

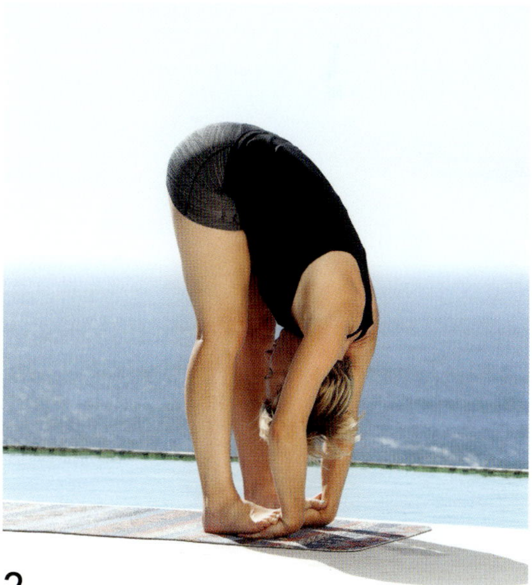

2.

Mit der Einatmung die Knie beugen und die Handflächen unter die Fußsohlen schieben. Die Zehen berühren die Handwurzelknochen. Ausatmen, Beine strecken, Ellbogen beugen und den Oberkörper näher an die Beine heranziehen.

Effekte

Die Beinrückseiten werden intensiv gedehnt, das Herz und der untere Rücken entlastet.

Die Haltung im Flow

Diese Asana entsteht aus einer stehenden Haltung oder wird nach der Gebundenen Vorbeuge 1 ohne Pause geübt. Anschließend kann eine Balancehaltung, eine Standhaltung oder ein Vinyasa geübt werden.

Besonderheit

Die Fußspitzen zeigen nach vorn, die Füße sind parallel.

Mein persönlicher Tipp

Ich übe gern alle Varianten der Gebundenen Vorbeuge nacheinander.

40 GEBUNDENE VORBEUGE 3: BADDHA UTTANASANA

Kraft	★★★
Beweglichkeit	★★★
Ausdauer	★
Koordination	★★
Balance	★★★
Körperspannung	★★★

All-over-Rating:

Leicht Mittel **Schwer**

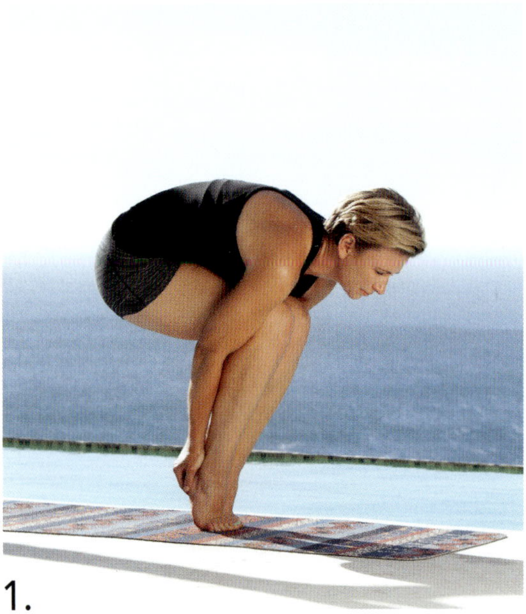

1.

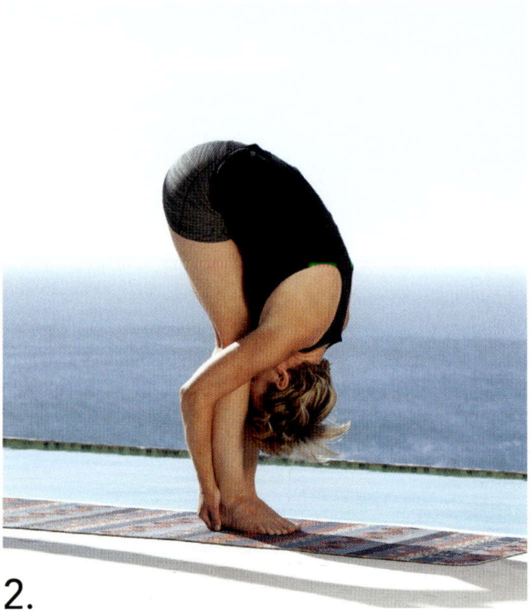

2.

Füße geschlossen halten, einatmen. Mit der Ausatmung den Oberkörper aus der Taille heraus gestreckt nach vorn neigen. Einatmen und die Knie beugen, die Fersen heben und die Handflächen von hinten unter die Fersen schieben. Die Unterschenkel hinter die Waden bringen.

Mit der Ausatmung die Beine strecken, die Stirn auf die Schienbeine ziehen und die Unterarme auf den Waden halten.

Effekte

Die Beine werden intensiv gedehnt.

Die Haltung im Flow

Die Haltung entsteht aus dem Stand oder einer Gebundenen Vorbeuge. Anschließend kann eine Standhaltung oder eine Balancehaltung geübt werden.

Besonderheit

Bei dieser Variante sind die Füße geschlossen.

Mein persönlicher Tipp

Diese Variante hebe ich mir für den Abschluss der Übungsreihe Gebundener Vorbeugen auf. Sie ist definitv am schwersten.

41 GEDREHTE STEHENDE VORBEUGE: ARDHA UTTANASANA

Kraft	⋆⋆
Beweglichkeit	⋆⋆
Ausdauer	⋆
Koordination	⋆⋆
Balance	⋆⋆⋆
Körperspannung	⋆⋆

All-over-Rating:

Leicht Mittel **Schwer**

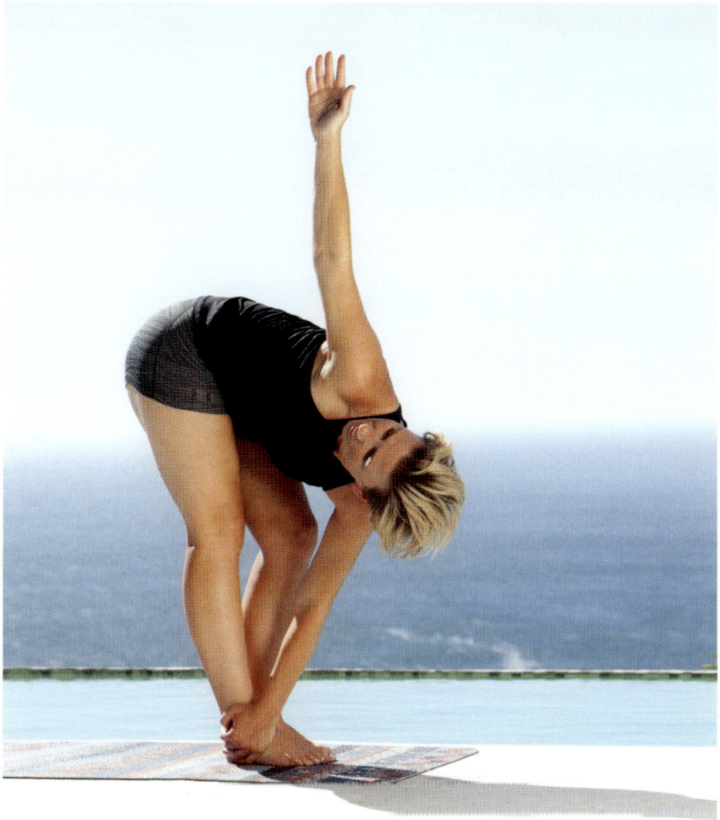

Füße geschlossen halten, einatmen. Mit der Ausatmung Oberkörper aus der Hüfte heraus gestreckt nach vorn beugen. Linke Hand auf den rechten Knöchel legen, einatmen. Mit der Ausatmung das linke Bein beugen und den rechten Arm zum Himmel strecken, der Blick folgt.

Effekte

Die Wirbelsäule wird mobilisiert, die Beinrückseiten gedehnt.

Die Haltung im Flow

Die Haltung entsteht aus dem Stand oder einer Gebundenen Vorbeuge. Anschließend kann eine Standhaltung oder eine Balancehaltung geübt werden.

Besonderheit

Die Fersen bleiben auf dem Boden.

Mein persönlicher Tipp

Bei den Gedrehten Vorbeugen entscheide ich mich für maximal drei Haltungen, damit der Kopf nicht zu lang unter Herzhöhe ist.

42 TIEFE GRÄTSCHE: MALASANA

Kraft	**
Beweglichkeit	***
Ausdauer	*
Koordination	**
Balance	***
Körperspannung	***

All-over-Rating:

Leicht – **Mittel** – Schwer

Effekte

Die Innenseiten der Oberschenkel werden gedehnt, der Rücken gestreckt, der Beckenboden gekräftigt.

Die Haltung im Flow

Diese Asana entsteht aus einer Standhaltung oder einer Stützhaltung heraus. Anschließend kann die Tiefe Grätsche geübt werden, auch die Krähe wäre eine gute Anschlussübung.

Besonderheiten

Beckenboden während der Übungsausführung stets fest anspannen.

Beide Fersen bleiben am Boden. Ist das nicht möglich, entweder das Gesäß nicht so tief absenken oder eine gerollte Decke unter die Fersen legen.

Mein persönlicher Tipp

Der richtige Abstand der Füße macht die Haltung leichter: Bei mir sind die Fersen noch auf, die Fußballen neben der Matte. Das variiert bei jedem Yogi ein wenig: Einmal ausführlich ausprobieren und merken erleichtert die Haltung im Flow.

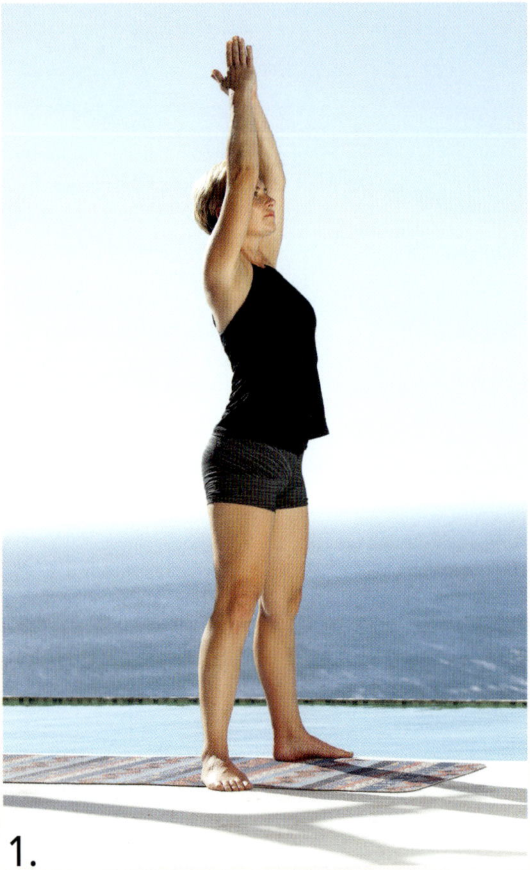

1.

Beine mattenbreit grätschen, die Fußspitzen zeigen nach außen.
Mit der Einatmung die Arme über die Seiten nach oben führen, Handflächen aneinander legen.

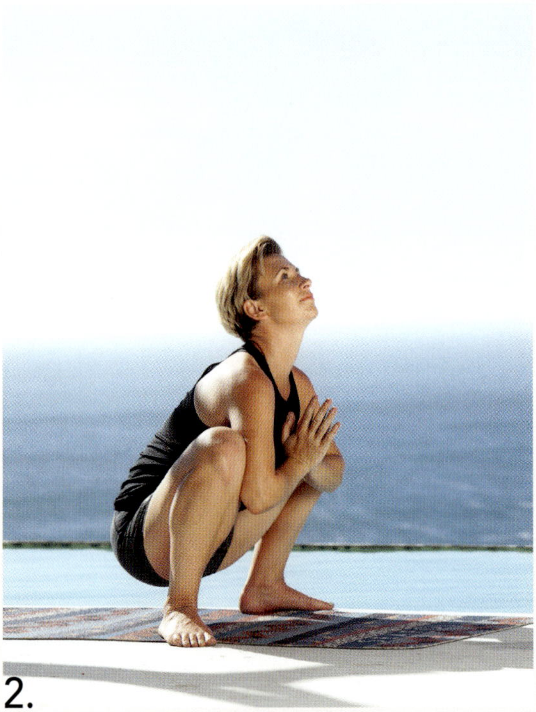

2.

Mit der Ausatmung die Knie beugen und das Gesäß bis knapp über dem Boden absenken, dabei die Handflächen vor die Brust ziehen. Den Rücken strecken, das Brustbein leicht anheben, Schultern tief.

43 GEBUNDENE TIEFE GRÄTSCHE:
BADDHA MALASANA

Kraft	★★
Beweglichkeit	★★★★
Ausdauer	★
Koordination	★★★
Balance	★★★★
Körperspannung	★★★

All-over-Rating:

Leicht Mittel **Schwer**

Effekte

Die Wirbelsäule wird mobilisiert, die Hüften geöffnet, das spirituelle Herz geweitet.

Die Haltung im Flow

Die Asana entsteht aus Malasana. Im Anschluss können sitzende Haltungen, Armbalancen oder Stützhaltungen geübt werden.

Besonderheiten

Der linke Arm wird vor dem rechten Schienbein unterhalb des Knies nach hinten geführt.

Wer die Hände hinter dem Rücken noch nicht ineinander verhaken kann, darf gern mit einem Bademantelgürtel, einem Schal oder Yogagurt arbeiten.

Mein persönlicher Tipp

Alle Asanas, die man besonders wenig mag, tun einem selbst besonders gut: Diese Haltung gehört für mich zu dieser Kategorie dazu.

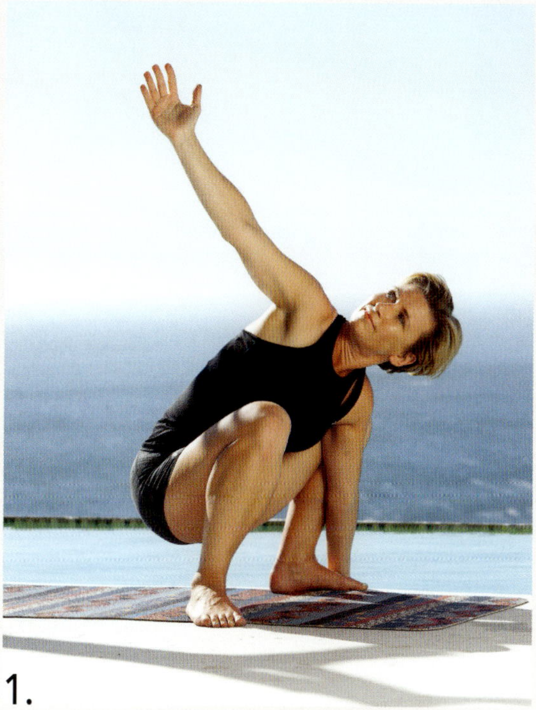

1.

Aus Malasana heraus die linke Hand an die Außenseite des linken Fußen setzen, dabei die Fingerspitzen nach hinten drehen. Einatmen und den rechten Arm weit nach oben und hinten ziehen.

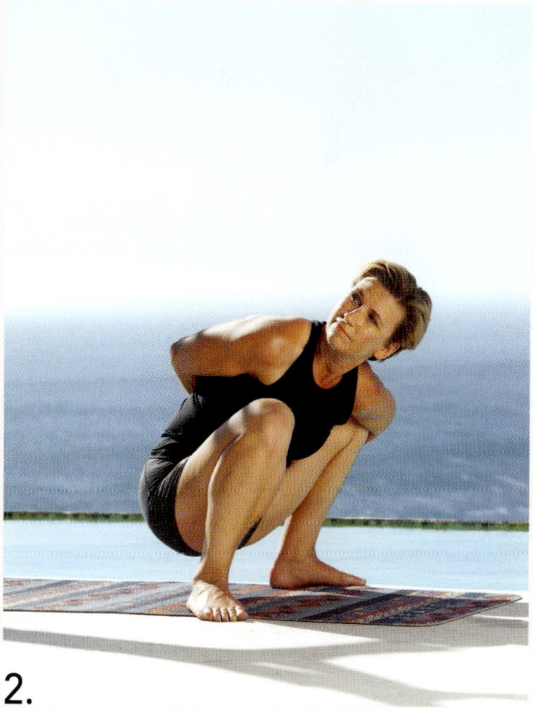

2.

Mit der Ausatmung den rechten Arm hinter dem Rücken beugen, die linke Hand vom Boden lösen und beide Hände ineinander verhaken. Den Oberkörper nach rechts oben aufdrehen, den Blick nach rechts oben richten.

44 EINBEINIGER KRAFTSTAND: EKA PADA TADASANA

KRAFT	★★★★
BEWEGLICHKEIT	★★★
AUSDAUER	★★★
KOORDINATION	★★
BALANCE	★★★
KÖRPERSPANNUNG	★★★★

ALL-OVER-RATING:

LEICHT **MITTEL** SCHWER

EFFEKTE

Die Beine werden gekräftigt, der Rumpf stabilisiert.

DIE HALTUNG IM FLOW

Eine Standhaltung oder einbeinige Balancehaltung kann vorausgehen oder auch folgen.

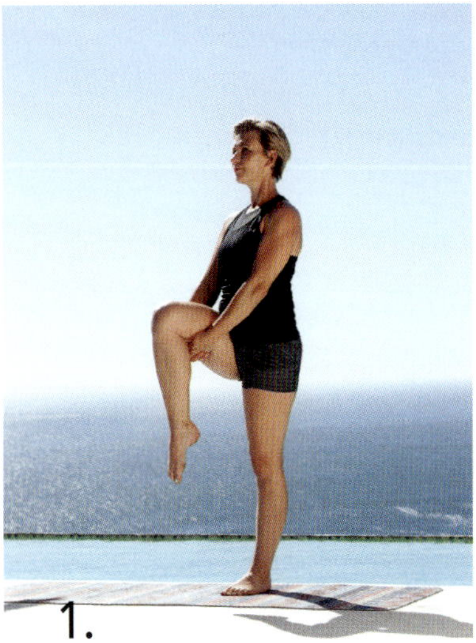

1.

Aus dem Stand heraus das Gewicht nach links verlagern. Einatmen, das rechte Knie anheben und mit beiden Händen greifen. Den Oberkörper aufrichten, den Beckenboden anspannen. Fuß ist gepointet, also gestreckt.

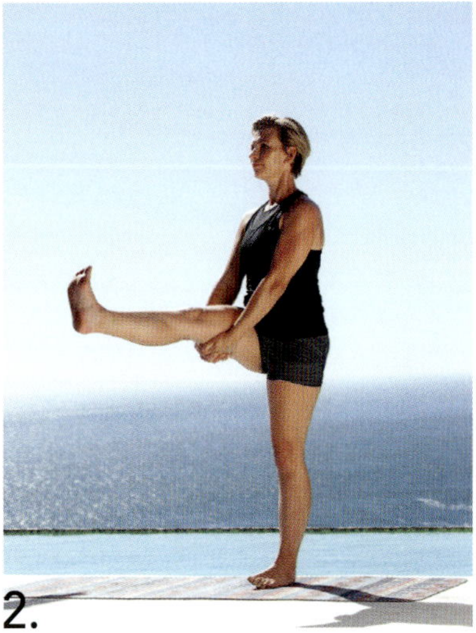

2.

Mit der Ausatmung den Oberkörper aufrecht halten und das rechte Bein nach vorn ausstrecken. Dabei den Fuß flexen. Mit der Einatmung das Bein wieder beugen; die Bewegung fünf Mal wiederholen.

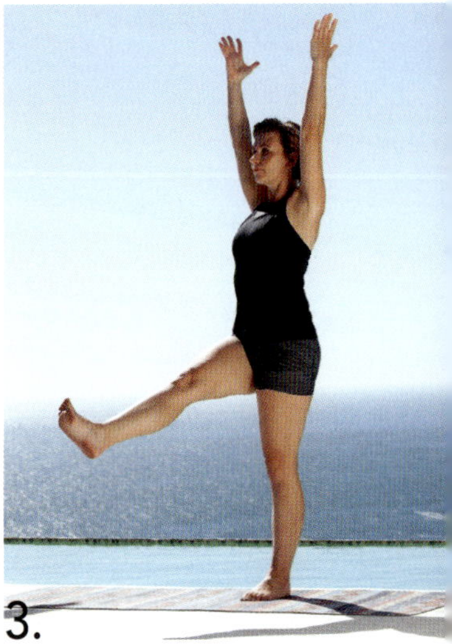

3.

Bei der fünften Ausatmung das Bein gestreckt halten. Einatmen, das Bein loslassen und gestreckt so hoch wie möglich halten, dabei die Arme gestreckt nach oben heben. Drei bis fünf Atemzüge halten, dann lösen.

BESONDERHEITEN

Beide Bewegungen bauen aufeinander auf.

Der Oberkörper bleibt aufrecht, wenn das Spielbein losgelassen wird: Es kommt auf die Körperspannung an und nicht darauf, wie hoch das Bein gehalten werden kann.

MEIN PERSÖNLICHER TIPP

Nicht von anderen Yogis irritieren lassen: Es gibt immer jemanden, der das Bein höher halten kann – und einen, der wackelt und einen nur durch's Hinschauen ebenfalls aus der Balance bringt. Wer bei sich bleibt, durch konzentrierte Atemzüge auf der eigenen Matte verankert ist, steht sicher und ist happy mit dem eigenen Yoga.

45 ENTSPANNUNGSVORBEUGE: APANUTTANASANA

Kraft	★★
Beweglichkeit	★★
Ausdauer	★
Koordination	★★
Balance	★★
Körperspannung	★★

All-over-Rating:

Leicht Mittel Schwer

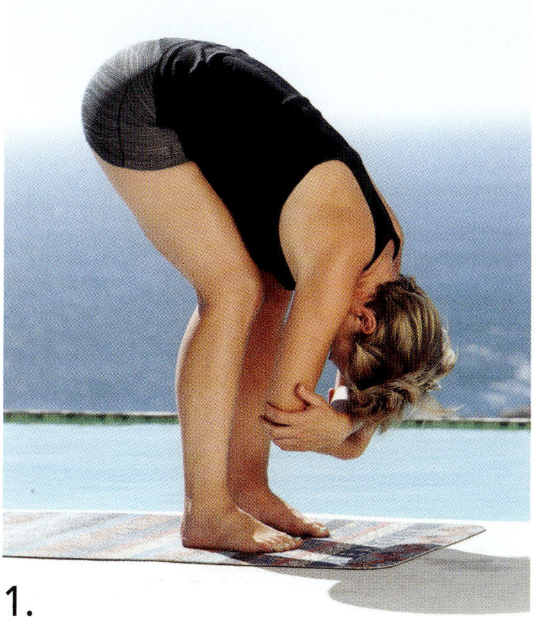

1.

Füße hüftweit öffnen, Beine gestreckt halten, einatmen und die Arme heben. Mit der Ausatmung die Knie beugen und den Oberkörper aus der Hüfte heraus gestreckt nach vorn neigen, die Arme über die Seiten nach unten ziehen und die gegenüberliegenden Ellbogen fassen. Den Rücken entspannt runden.

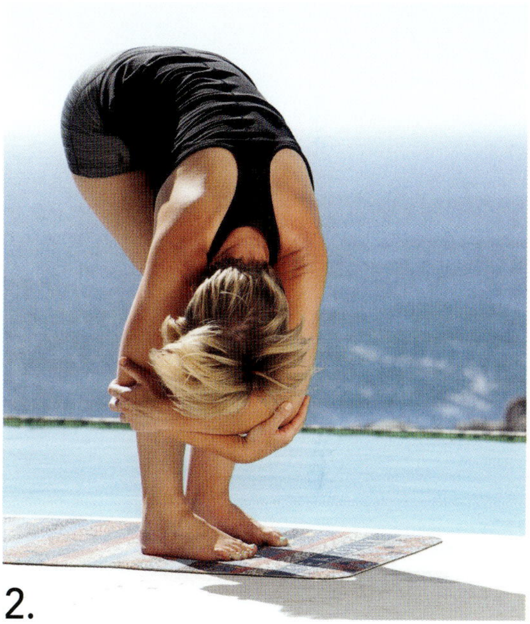

2.

Für einige Atemzüge den Oberkörper mit gerundetem Rücken und entspanntem Nacken zuerst nach links, dann nach rechts pendeln lassen. Anschließend die Hände auf die Oberschenkel legen und Wirbel für Wirbel aufrollen.

Effekte

Die Wirbelsäule wird mobilisiert, der Nacken entspannt und gelockert. Der Herzschlag beruhigt sich.

Die Haltung im Flow

Idealerweise wird die Haltung nach einer Reihe intensiver stehender Haltungen geübt. Im Anschluss ist eine einbeinige Balancehaltung oder ein Vinyasa passend.

Besonderheiten

Der untere Rücken wird sanft gelockert und entspannt.

Das Gewicht ist auf beide Füße gleichmäßig verteilt.

Mein persönlicher Tipp

Entspannung tut dem unteren Rücken immer gut: Lieber fünf als nur drei Atemzüge lang halten!

4. Stützhaltungen

Abgestützte Asanas können für Anfänger eine Herausforderung darstellen: Vor allem die Handgelenke, aber auch Fußrücken oder Schulterkraft können Punkte sein, an denen man schnell scheitert.

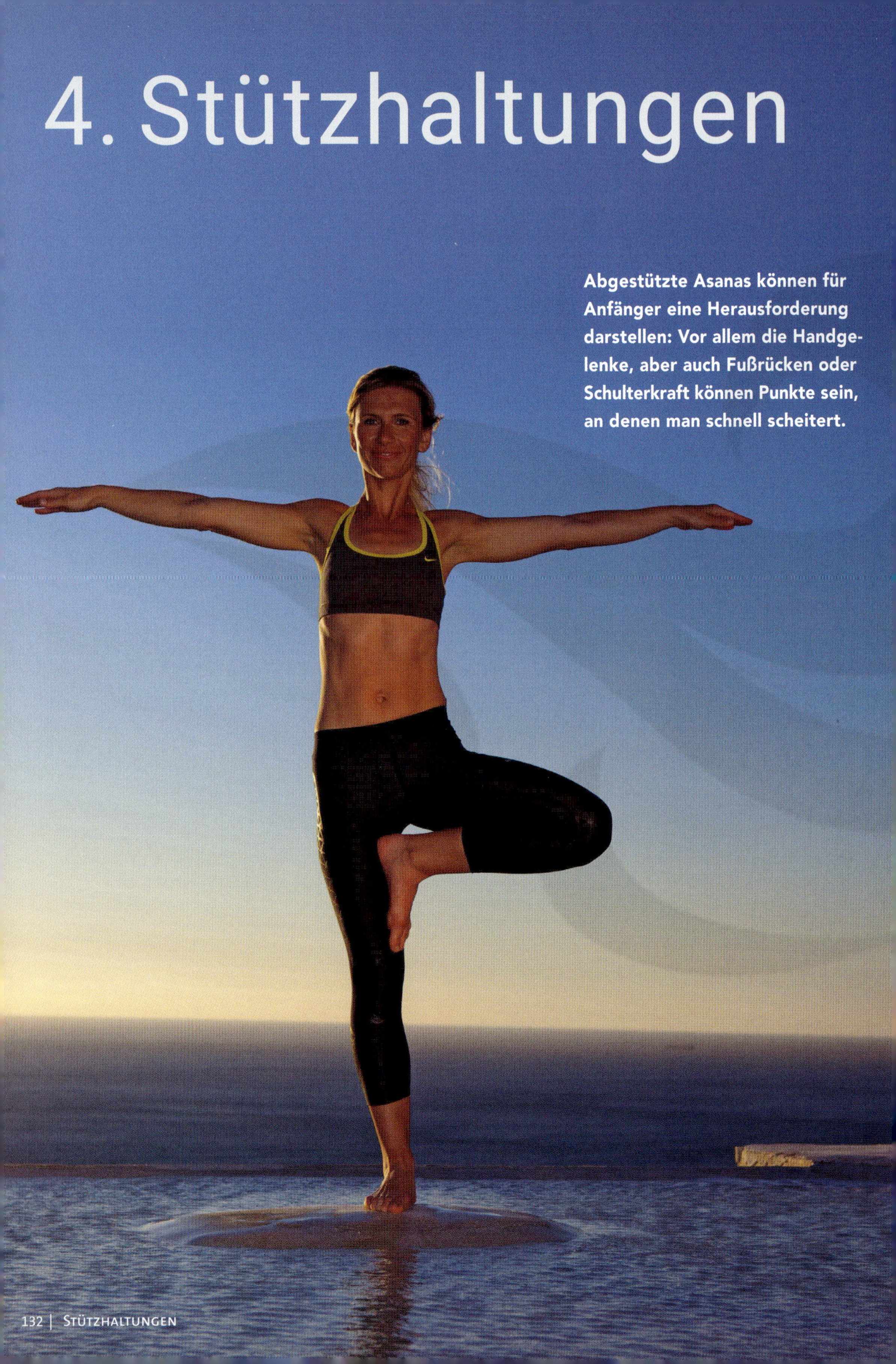

4.1 AUFGEBEN IST KEINE OPTION

WER hier einen Schwachpunkt bei sich findet, sollte nicht verzweifeln: Zum einen kann man kurzfristig eine Lösung finden, die vielleicht ein Hilfsmittel wie einen Yogablock oder eine Decke enthält. Zum anderen sollte der Hinweis verstanden werden: Handgelenke sollten beispielsweise zu jedem Zeitpunkt und in jedem Alter in der Lage sein, mit einem 90-Grad-Winkel und der Belastung durch das eigene Körpergewicht klarzukommen. Ist das nicht der Fall, gibt es im System, also im Körper, ein Ungleichgewicht: Das kann eine muskuläre Schwäche, eine Beeinträchtigung des Bewegungsspielraums in einem Gelenk durch eine verkürzte Sehne oder ein Band sein – oder aber eine Verspannung an einer Stelle, die nicht verspannt sein dürfte. Diese Stellen gilt es achtsam zu betrachten: Was ist die Beeinträchtigung in meinem Körper, und wie kann ich Abhilfe schaffen? Das kann für eine Person die Dehnung des Schultergürtels, für eine andere der Aufbau von Arm- und Schultermuskulatur bedeuten. Was es nicht bedeuten darf: Jede Yogastunde aufs Neue das vertraute, praktische Hilfsmittel einzusetzen. Denn dann ist der Zweck des Hilfsmittels entfremdet und bedeutet eigentlich Verhinderung von Fortschritt. Setze dich also jedes Mal erneut mit der nicht gekonnten Asana auseinander – und versuche sie immer und immer wieder. Irgendwann, eines Tages, wenn du nicht damit rechnest – schwupps, kommst du in die Krähe. Oder in das Kamel. Oder in eine ganz andere Asana. Vertraue einfach dem Prozess, mach immer weiter!

KEINE ANGST VORM UMFALLEN!

Vor allem Haltungen wie Krähe und Co. können Panik hervorrufen. Wer will sich im Yoga schon gern die Nase brechen? Damit das nicht passiert, gibt es einige gute Sicherheitsmaßnahmen. Zum einen das Üben mit Knautschzone: Kissen unter's Gesicht und gut. Oder das Üben mit Unterstützung: Bei der Krähe die Hände auf Blöcke zu legen vergrößert den Abstand zum Boden und verringert die Tiefe der Haltung für die Beine. Wer mit Privatlehrer übt, kann sich auch halten oder führen lassen. Egal, welche Hilfsmittel du dir aussuchst, um in eine Asana hineinzukommen: Irgendwann müssen die Stützräder ab. Nimm allen Mut zusammen – und denk dran: Wenn du umfällst, dreh den Kopf einfach zur Seite. Auf der Wange landen ist gar nicht schlimm!

Die Hände richtig belasten: So geht's!

- Handgelenke unter den Schultergelenken platzieren
- Finger weit spreizen: Dadurch verteilt sich der Druck gleichmäßiger.
- Froschhände machen: Handflächen und Finger wie die Saugnäpfe eines Froschs auf den Boden pressen. So viel Hand wie möglich in den Boden drücken!
- Nagelprobe: Die Fingernägel sollten durch den Druck im oberen Drittel weiß werden. Außer wenn sie farbig lackiert sind, versteht sich.
- Gewicht richtig verteilen: Generell die Grundgelenke der Finger stärker belasten.

4.2 DIE ASANAS DER STÜTZHALTUNGEN

① KRÄHE:

KRAFT	★★★★
BEWEGLICHKEIT	★★★
AUSDAUER	★★
KOORDINATION	★★★
BALANCE	★★★
KÖRPERSPANNUNG	★★★

ALL-OVER-RATING:

LEICHT MITTEL BIS SCHWER

1.

Hände schulterweit aufstützen, Finger weit spreizen und in eine tiefe Hocke kommen. Die Schultermuskulatur anspannen und die Knie knapp unter den Achseln auf die Oberarme setzen, einatmen.

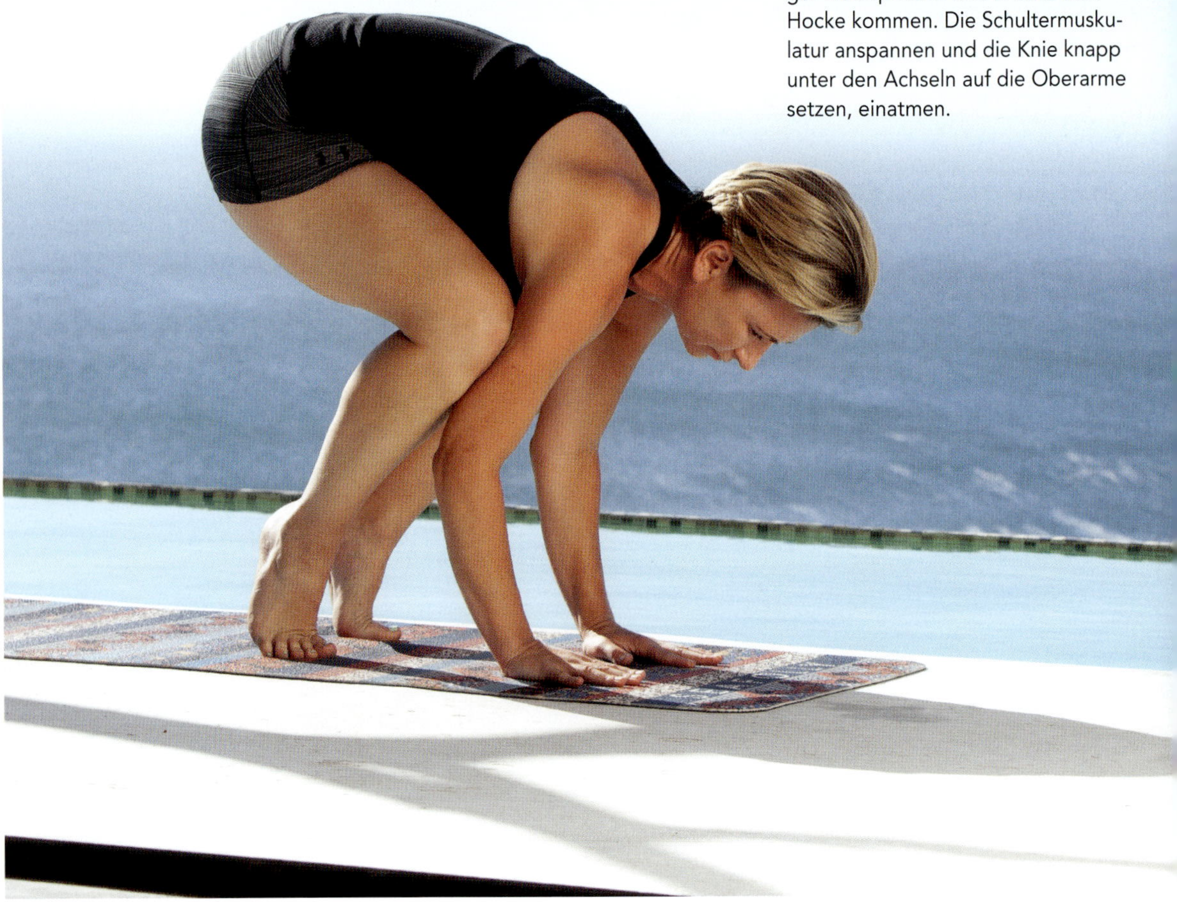

BAKASANA

Effekte

Die Balance wird trainiert, die Grundlage für anspruchsvollere Armbalance gelegt.

Die Haltung im Flow

Aus dem Stand oder Malasana kommend ist die Krähe einfach anzuschließen. Anschließend kann mit einem Sprung in die Planke und einem Chaturanga fortgefahren werden, aber auch eine sitzende Haltung wie das Boot ist eine gute Option.

Besonderheit

Eine tolle Asana, um Kraft in Schultern und Armen aufzubauen!

Mein persönlicher Tipp

Nicht mit der Nase bremsen, wenn du das Gleichgewicht verlierst! Dreh den Kopf dann lieber zur Seite. Für besonders ängstliche Yogis empfiehlt es sich, ein Kissen unters Gesicht zu legen. Wenn die Knie auf den Armen schmerzen, kannst du ein Handtuch über die Arme legen. Das gilt auch für Vielschwitzer, um nicht abzurutschen.

2.

Ausatmen, das Gewicht langsam und kontrolliert nach vorn auf die Hände verlagern und die Füße vom Boden lösen, das Gesäß absenken.

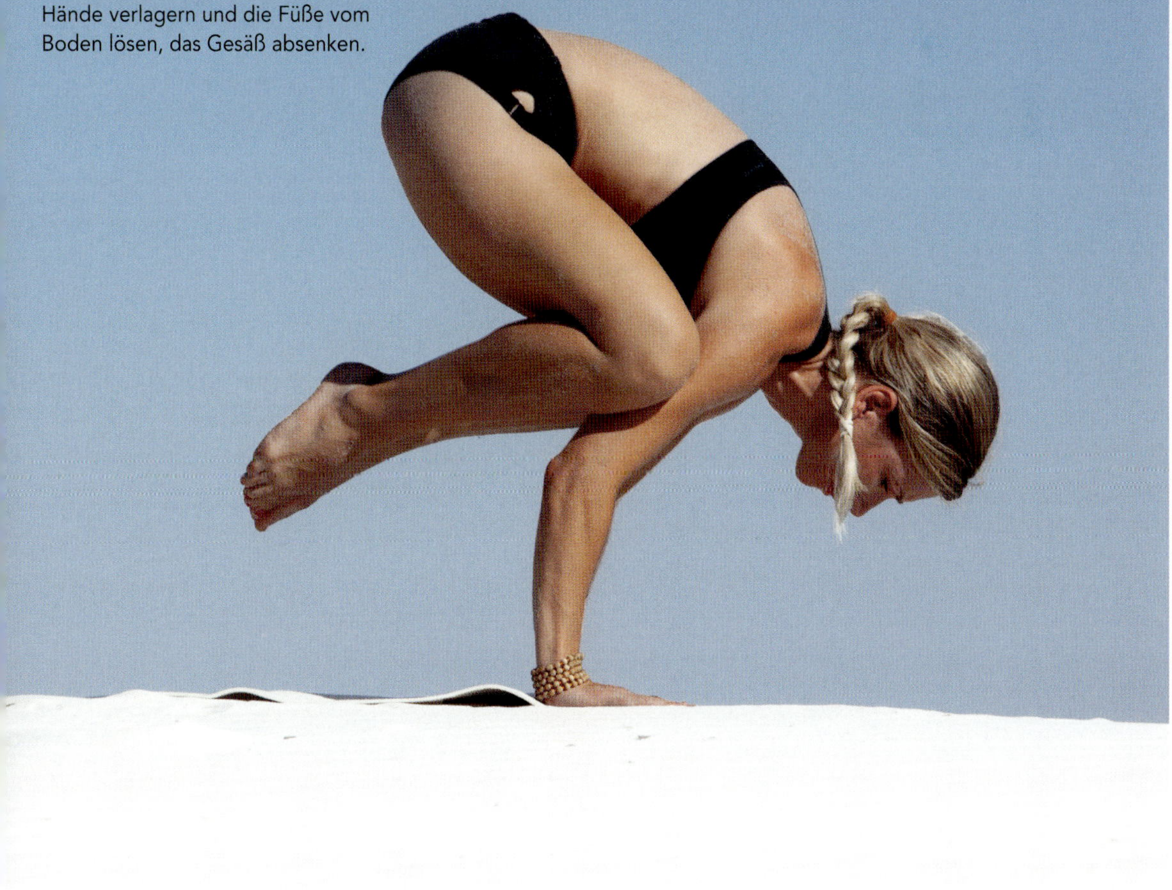

② SEITLICHE KRÄHE:
PARSVA BAKASANA

KRAFT	★★★★
BEWEGLICHKEIT	★★★
AUSDAUER	★★
KOORDINATION	★★★
BALANCE	★★★★
KÖRPERSPANNUNG	★★★★

ALL-OVER-RATING:

LEICHT · MITTEL · **SCHWER BIS SEHR SCHWER**

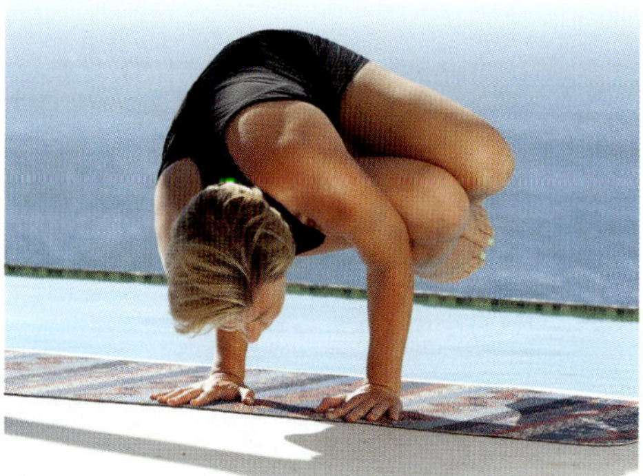

1.

In eine tiefe Hocke kommen und beide Hände rechts vom Körper parallel aufsetzen. Den rechten Oberschenkel knapp über dem Knie auf dem linken Oberarm abstützen, die rechte Hüfte kann mit dem rechten Oberarm unterstützt werden. Füße vom Boden lösen, dabei einatmen, Knie bleiben gebeugt. Blick zum Boden richten.

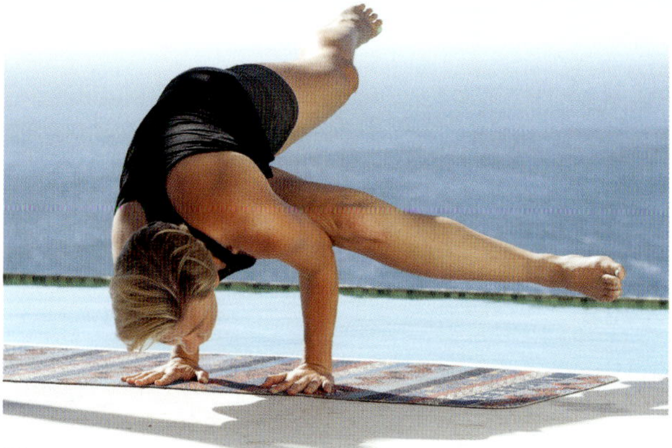

2.

Ausatmen, das rechte Bein zur Seite und und gleichzeitig das linke Bein in Verlängerung des Oberkörpers nach hinten ausstrecken.

EFFEKTE

Koordination und Balance werden auf hohem Niveau in Einklang gebracht.

DIE HALTUNG IM FLOW

Zuvor die Krähe zu üben, ist mit Sicherheit eine gute Idee. Auch aus Malasana heraus lässt sich die Seitliche Krähe gut anschließen. Danach empfehlen sich sitzende Haltungen oder das Abrollen zu Bodenhaltungen.

BESONDERHEITEN

Es können auch zunächst beide Beine nach rechts ausgestreckt werden.

Wenn der Oberkörper nach vorn kippt, Kopf zur Seite drehen!

MEIN PERSÖNLICHER TIPP

Langsam das Gleichgewicht verlagern und auf keinen Fall die Luft anhalten!

③ GEBUNDENE KRÄHE: BADDHA BAKASANA

Kraft	★★★★
Beweglichkeit	★★★
Ausdauer	★★
Koordination	★★★★
Balance	★★★★★
Körperspannung	★★★★

All-over-Rating:

Leicht — Mittel — **Sehr schwer**

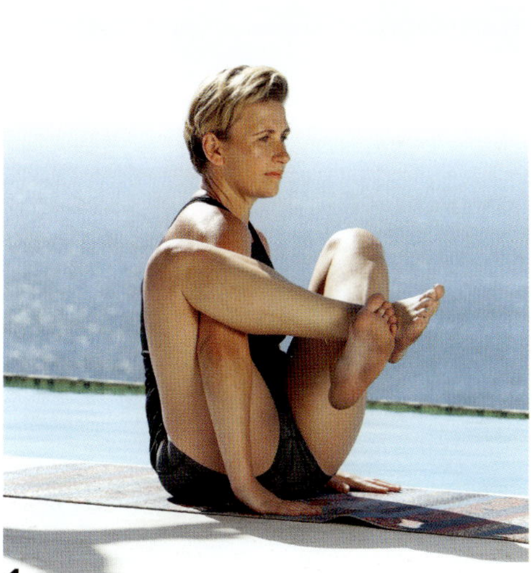

1.

Auf den Boden setzen. Beine nach vorn ausstrecken, das rechte Bein beugen. Linke Hand neben der linken Hüfte aufsetzen. Rechten Arm unter dem rechten Bein durchfädeln und parallel zur linken Hand vor dem rechten Sitzhöcker aufsetzen. Den rechten Unterschenkel auf den rechten Oberarm legen, den linken Fuß unter dem rechten Fuß verhaken, einatmen.

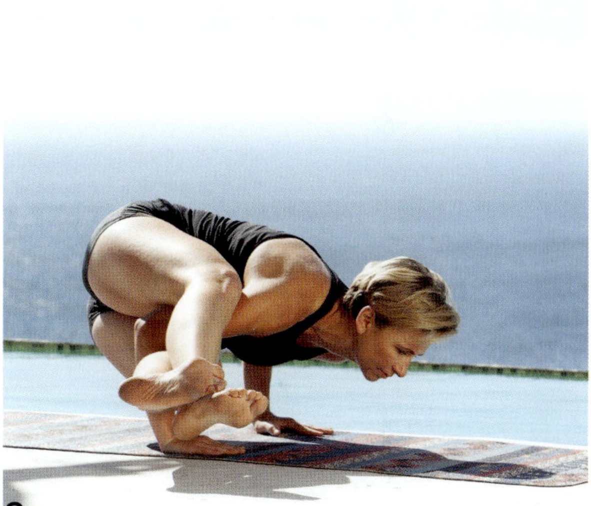

2.

Ausatmen, das Gewicht entschlossen nach vorn verlagern und das Gesäß anheben, die Beine nach rechts strecken, so gut es geht. Der linke Fuß zieht dabei das rechte Bein aktiv in die Streckung.

Effekte

Balance und Armkraft werden trainiert, die Entschlossenheit gefördert.

Die Haltung im Flow

Diese Asana eignet sich zum Abschluss einer Stützhaltungssequenz, bevor man mit Bodenhaltungen weitermacht. Auch ein Vinyasa passt im Anschluss.

Besonderheiten

Die Vollendung der Haltung erfordert etwas Mut, um das Gleichgewicht zu verlagern.

Auch hier gilt: Beim Kippen nach vorn Gesicht zur Seite drehen!

Mein persönlicher Tipp

Diese Haltung ist sehr technisch und hat weniger mit der Kraft als dem Geschick zu tun, sein Gewicht optimal zu verteilen. Kleinere Yogis wie ich haben zudem den unschätzbaren Vorteil der geringeren Hebelwirkung: Das macht Spaß!

4 SEITSTÜTZ: VASISTHASANA

KRAFT	★★★
BEWEGLICHKEIT	★★
AUSDAUER	★★★
KOORDINATION	★★
BALANCE	★★★
KÖRPERSPANNUNG	★★★★

ALL-OVER-RATING:

LEICHT — MITTEL BIS SCHWER

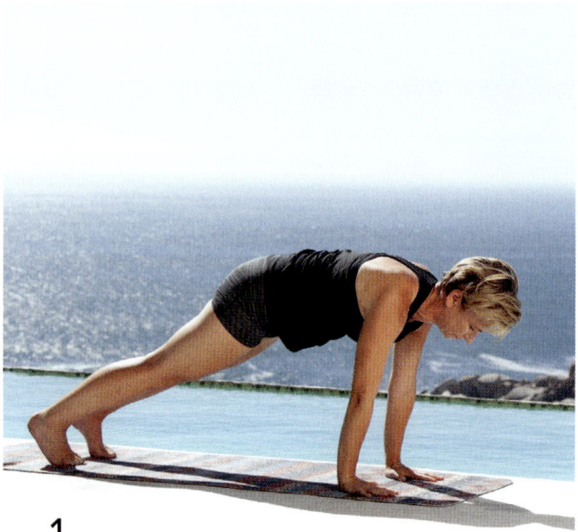

1.

In die Planke kommen: Handgelenke unter den Schultern aufsetzen, Rücken und Oberkörper in einer Linie halten. Einatmen.

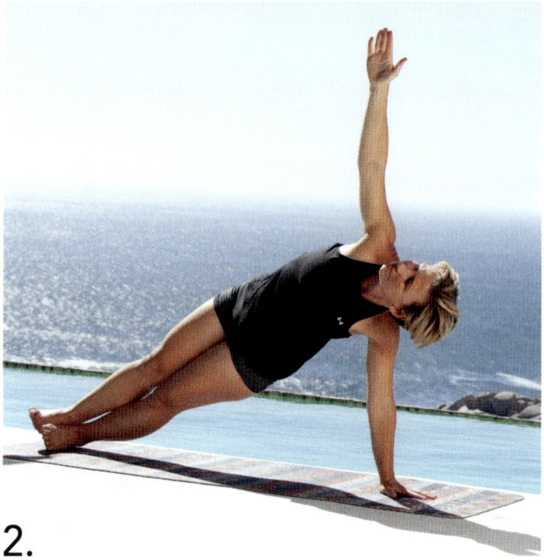

2.

Linke Hand in die Mitte setzen, Gewicht auf die linke Hand verlagern und den Körper nach rechts aufdrehen. Rechtes Bein und rechten Fuß auf das linke Bein legen, nur die linke Fußkante berührt den Boden. Oberkörper und Beine in einer Linie halten, den rechten Arm nach oben ausstrecken. Blick nach oben richten.

EFFEKTE

Der komplette Körper muss in dieser Haltung mitarbeiten und alle Muskeln angespannt werden: Super für die tiefliegenden Muskeln und den Energiefluss!

DIE HALTUNG IM FLOW

Am besten aus der Planke heraus arbeiten und anschließend auch in diese zurückkehren. Dann ein Vinyasa machen – oder nach vorn kommen und Uttanasana anschließen. Oder mit Wild Thing fortfahren, ganz nach Energielevel!

BESONDERHEIT

Das Gewicht ruht nur auf Fußkante und Hand: Das verlangt viel Körperspannung.

MEIN PERSÖNLICHER TIPP

Stützhaltungen sind super für Bauch und Rücken, kosten aber auch viel Kraft und Körperspannung. Also lieber nicht übertreiben, drei bis fünf Haltungen in einer Übungseinheit sind genug!

5 WILD THING: CHAMATKARASANA

Kraft	★★★
Beweglichkeit	★★★★
Ausdauer	★★★
Koordination	★★★★
Balance	★★★
Körperspannung	★★★★

All-over-Rating:

Leicht — Mittel — **Schwer bis sehr schwer**

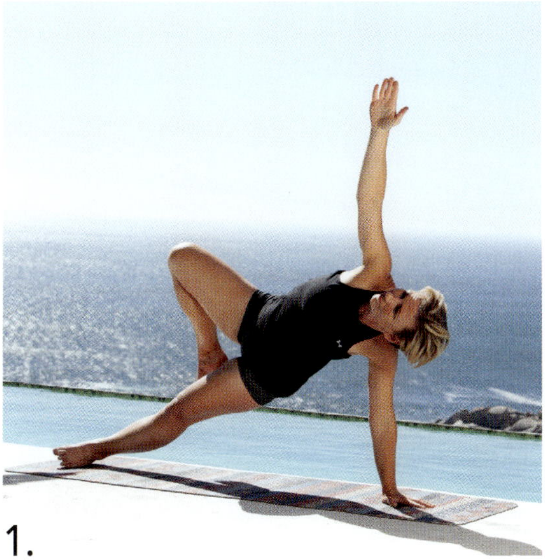

1.

In den Seitstütz kommen. Einatmen und das rechte Bein vom linken lösen, Fuß am Bein heraufgleiten lassen und kontrolliert auf dem linken Innenschenkel absetzen.

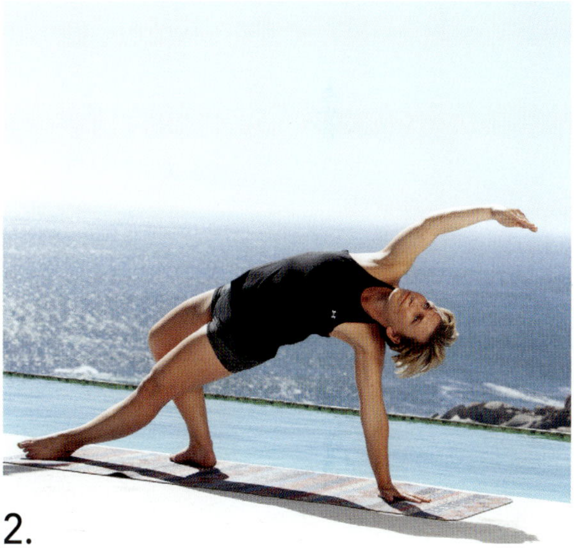

2.

Ausatmen, den rechten Fuß mit sehr viel Körperkontrolle hinter dem linken Knie auf den Boden setzen. Die Hüfte nach oben drücken, den rechten Arm über den Kopf nach vorn ziehen und Körperspannung halten.

Effekte

Die Hüften werden gedehnt, die Körperspannung trainiert.

Die Haltung im Flow

Die Haltung entsteht aus dem Seitstütz. Anschließend kann in diesen zurückgekehrt werden oder aber sitzend weitergeübt werden. Sehr bewegliche und erfahrene Yogis können im Rad weitermachen.

Besonderheit

Beweglichkeit und Körperspannung gehen bei dieser Asana Hand in Hand.

Mein persönlicher Tipp

Wer die Kraft hat, sollte in den Seitstütz und dann die Planke zurückkehren. Für mich fühlt sich die Haltung sonst nicht komplett an.

6 UNTERARMSTÜTZ: UTTHAN PRISTHASANA

KRAFT	★★
BEWEGLICHKEIT	★★★★
AUSDAUER	★★
KOORDINATION	★★★
BALANCE	★★
KÖRPERSPANNUNG	★★★

ALL-OVER-RATING:

LEICHT MITTEL BIS SCHWER

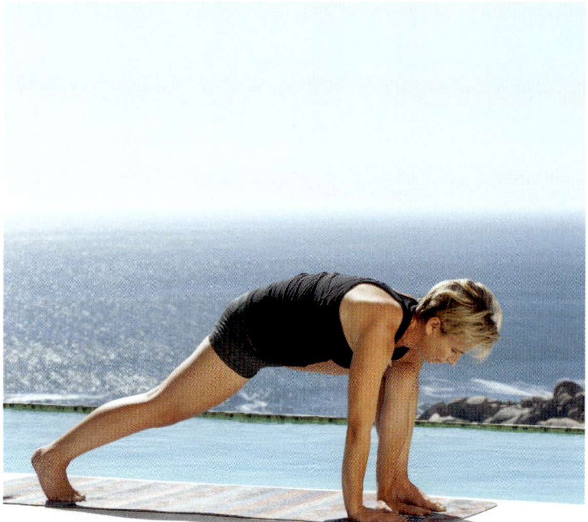

1.

Aus der Planke heraus arbeiten. Einatmen, linkes Bein vom Boden lösen, Knie beugen und Fuß kontrolliert neben der linken Hand abstellen und den Oberkörper strecken: Rechtes Bein und Rücken auf einer Linie halten.

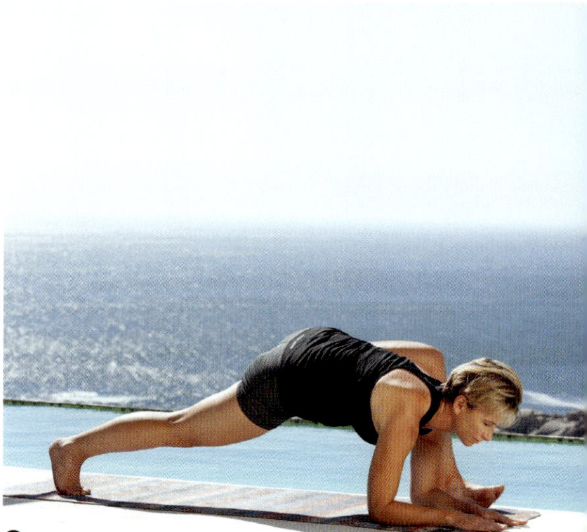

2.

Ausatmen, die Arme beugen und die Unterarme auf dem Boden ablegen. Ellbogen unter den Schultergelenken halten. Die linke Hüfte stärker öffnen, indem das Gewicht auf die linke Fußaußenkante verlagert wird. Die Zehen und Fußballen des linken Fußes können sich hierbei vom Boden lösen.

EFFEKTE

Die Hüften werden gedehnt, die Körperspannung verbessert.

DIE HALTUNG IM FLOW

Aus der Planke kommend wird diese Asana mühelos angeschlossen. Danach kann der Flow mit einer Vorbeuge oder in der Planke weitergeführt werden.

BESONDERHEIT

Wenn die Unterarme nicht auf den Boden kommen, Blöcke unterlegen oder auf den Händen bleiben.

MEIN PERSÖNLICHER TIPP

Diese Asana ist auch eine super Dehnübung nach dem Laufen: Ich mache sie häufig und schätze den Hüftbeugerdehnungsfaktor sehr!

7 DREIECKSTÜTZ: SALAMBA TRIKONASANA

Kraft	★★★
Beweglichkeit	★★★
Ausdauer	★★★
Koordination	★★★
Balance	★★★
Körperspannung	★★★

All-over-Rating:

Leicht **Mittel** Schwer

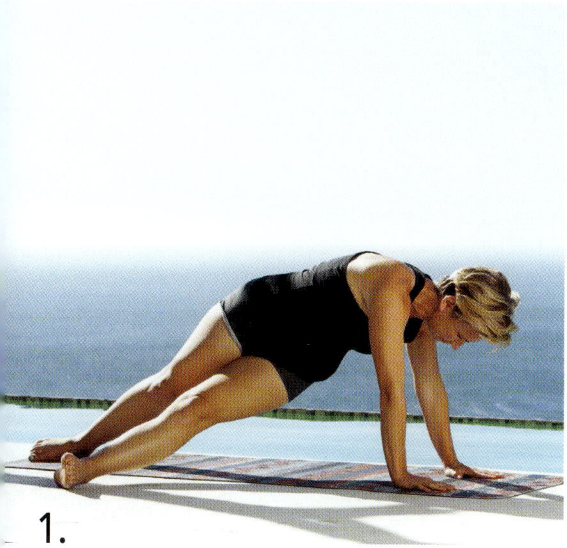

1.

In der Planke beginnen. Den linken Fuß vom Boden lösen, dabei einatmen. Mit der Ausatmung das linke Knie zum rechten Ellbogen ziehen und ausstrecken, bis der Fuß den Boden berührt.

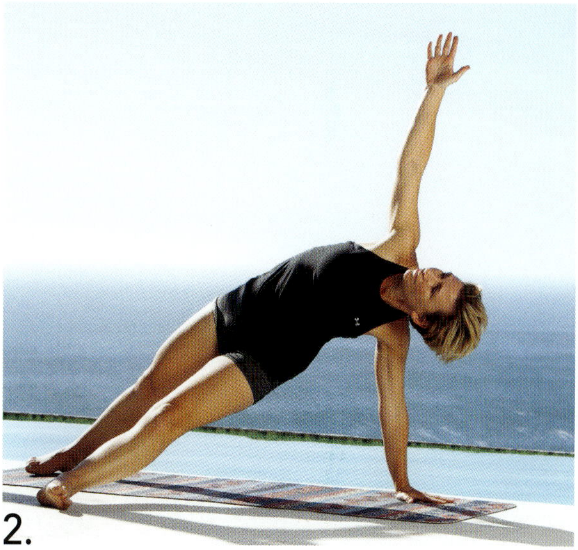

2.

Einatmen, die rechte Hand vom Boden lösen. Ausatmen, den rechten Arm nach oben strecken und die Hüften betont anheben, der Blick geht nach oben.

Effekte

Die Hüften werden sanft gedehnt, das Standbein gekräftigt. Atmung und Balance werden harmonisiert.

Die Haltung im Flow

Diese Asana entsteht aus dem Dreibeinigen Hund oder dem Seitstütz. Anschließend kann in die Planke zurückgekehrt werden – oder aber der Flow im Sitzen weitergeführt werden.

Besonderheiten

Die Hüften sind parallel.

Bauch und Beckenboden aktivieren, um nicht ins Hohlkreuz zu sinken.

Mein persönlicher Tipp

Damit das Spielbein leicht und kontrolliert bewegt werden kann, ist einige Kraft nötig. Der Dreibeinige Hund mit allen Varianten ist eine super Vorbereitung dafür!

8 EINBEINIGE SCHULTERBRÜCKE: EKA PADA SARVANGASANA

KRAFT	***
BEWEGLICHKEIT	****
AUSDAUER	*
KOORDINATION	***
BALANCE	***
KÖRPERSPANNUNG	***

ALL-OVER-RATING:

LEICHT — **MITTEL BIS SCHWER**

EFFEKTE

Die Beinrückseiten, der Schulterbereich und die Hüften werden gedehnt, gleichzeitig die Balance geschult.

DIE HALTUNG IM FLOW

Dieser Asana geht immer die Schulterbrücke voraus. Anschließend kann ein Schulterstand geübt werden.

BESONDERHEIT

Die Haltung erfordert viel Kraft, aber auch Beweglichkeit.

MEIN PERSÖNLICHER TIPP

Für mich gehört die Einbeinige Schulterbrücke genau wie die Schulter brücke zu einer der letzten Haltungen, die ich vor meiner Abschlusssequenz übe. Ich packe dann meine letzten Kräfte hinein.

In der Rückenlage beginnen. Eine Armlänge Abstand zu den Füßen abmessen: Die Fingerspitzen berühren die Fersen gerade noch. Den Beckenboden anspannen, einatmen und das Becken heben. Hände unter dem Körper ineinander verschränken, Handballen zusammenpressen, ausatmen. Beine schließen, Füße und Knie berühren sich. Mit der Einatmung das Gewicht auf das linke Bein verlagern und das rechte Knie anheben, mit der Ausatmung das Bein durchstrecken und den Fuß flexen.

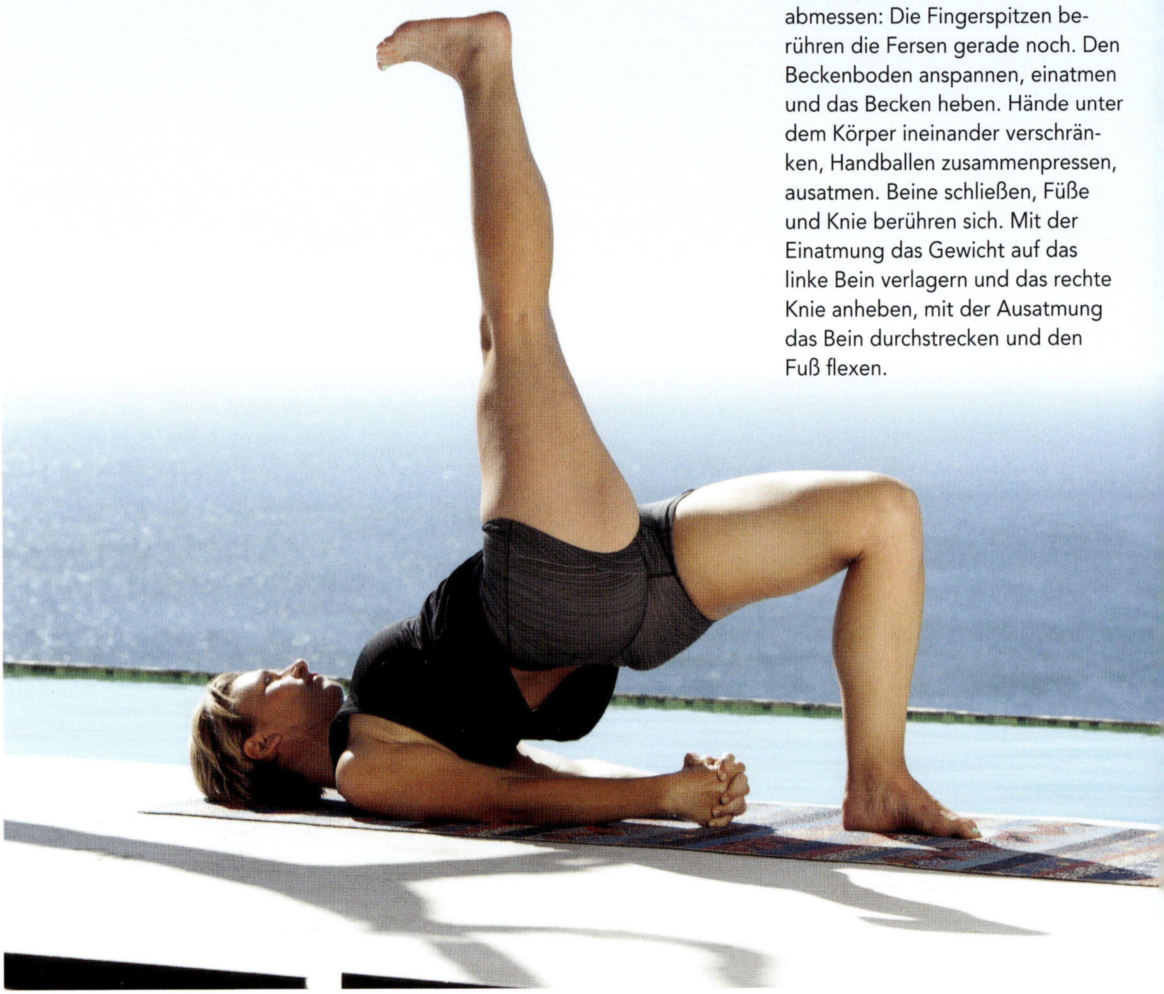

9 UMGEKEHRTER BOGEN: URDVA DHANURASANA

Kraft	⋆⋆
Beweglichkeit	⋆⋆
Ausdauer	⋆
Koordination	⋆⋆
Balance	⋆⋆⋆
Körperspannung	⋆⋆

All-over-Rating:

Leicht — Mittel — **Schwer bis sehr schwer**

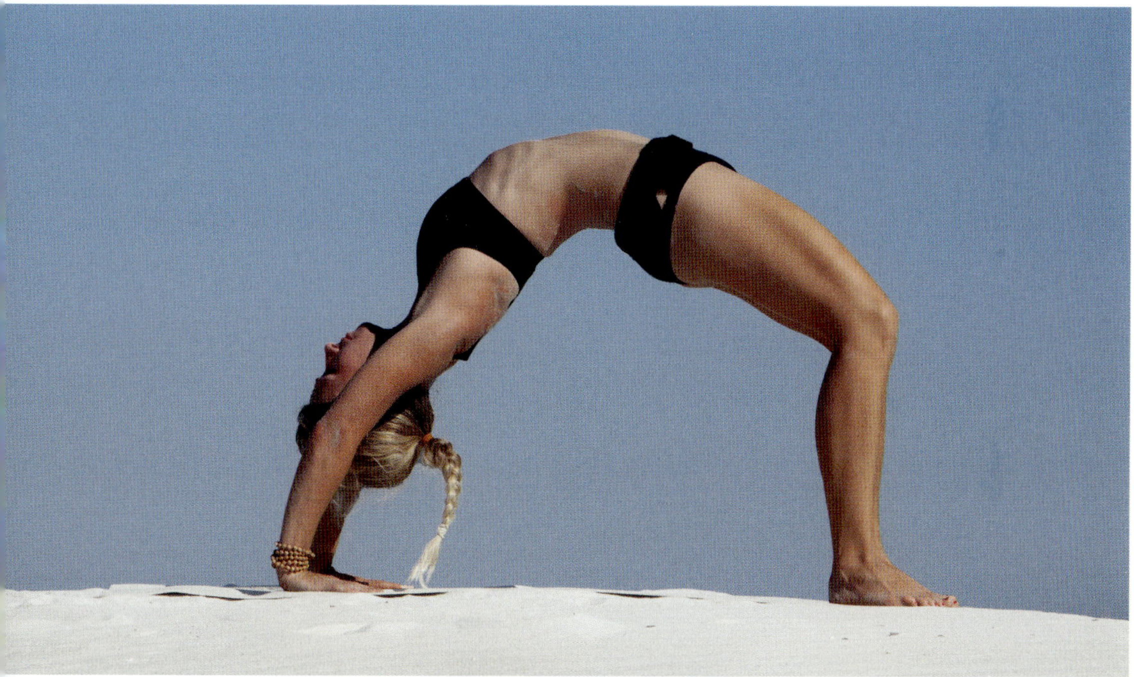

Auf den Rücken legen und die Beine beugen. Füße hüftweit aufsetzen und eine Armlänge Abstand zu den Fersen ausmessen: Die Finger berühren die Fersen gerade noch. Beckenboden aktivieren. Die Handflächen neben den Ohren aufsetzen, Finger zeigen zu den Schultern, einatmen. Ausatmen, das Becken anheben und die Arme ausstrecken. Das Gewicht ruht gleichmäßig auf Händen und Füßen.

Besonderheit

Beim Auflösen der Haltung das Kinn zur Brust ziehen und die Schultern zuerst auf den Boden setzen, dann langsam abrollen.

Effekte

Die Hüften werden intensiv gedehnt, der Brust-Schulter-Bereich geöffnet. Das Herz wird im spirituellen Sinne geweitet.

Die Haltung im Flow

Die Haltung entsteht aus der Schulterbrücke heraus und endet in der Rückenlage. Bodenhaltungen wären passende Anschlussübungen.

Mein persönlicher Tipp

Wenn das Rad zu viel wird, einen Atemzug länger halten, als es sich bequem anfühlt: Dann nicht komplett aus der Haltung herauskommen, sondern in die Schulterbrücke wechseln und einige Atemzüge halten.

10 FLIEGENDE TAUBE: EKA PADA GALAVASANA

Kraft	**
Beweglichkeit	**
Ausdauer	*
Koordination	**
Balance	***
Körperspannung	**

All-over-Rating:

Leicht — Mittel — Schwer bis sehr schwer

1.

Im Stehen beginnen. Einatmen. Den rechten Fuß knapp über dem Knie auf das linke Bein legen, rechten Fuß flexen. Dann ausatmen, das linke Knie beugen, Oberkörper nach vorn neigen. Die Hände vor dem Körper schulterbreit aufsetzen, Finger weit spreizen.

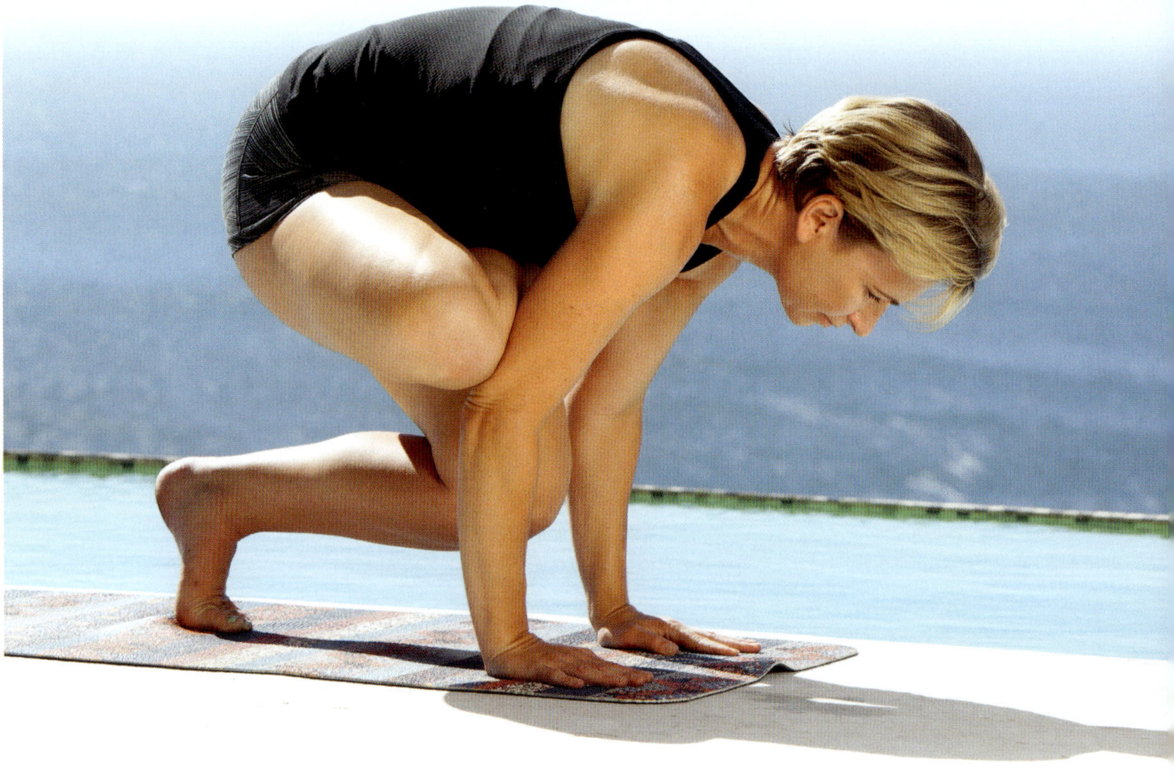

Besonderheit

Die Haltung ist sehr technisch, erfordert also etwas Geduld, wenn man sie zum ersten Mal ausprobiert.

Mein persönlicher Tipp

Wenn ich eine Haltung in der Gruppe nicht zustande bringe, hebe ich sie mir für meine eigene Praxis daheim auf: Hier schaffe ich es, viel konzentrierter und geduldiger zu üben und ich kann mir Zeit dabei lassen, das entspannt mich. Oft klappt es dann nach einigen Alleingängen auch in der Gruppe.

2.

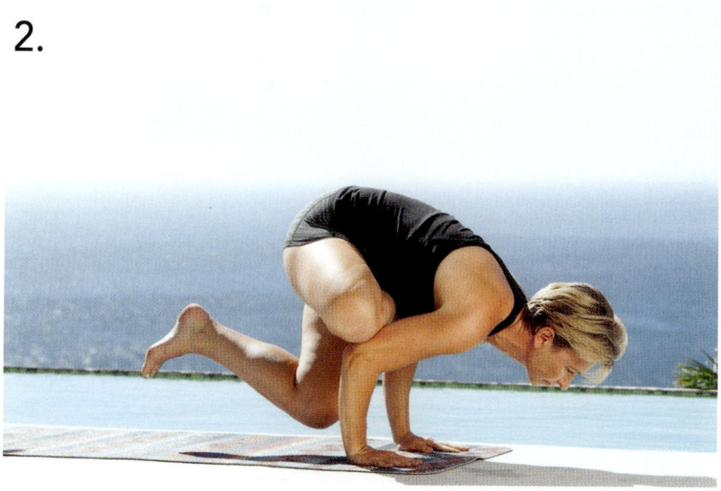

Einatmen und den rechten Unterschenkel auf beiden Oberarmen ablegen, dann das Gewicht so nach vorn verlagern, dass sich der linke Fuß vom Boden lösen lässt.

3.

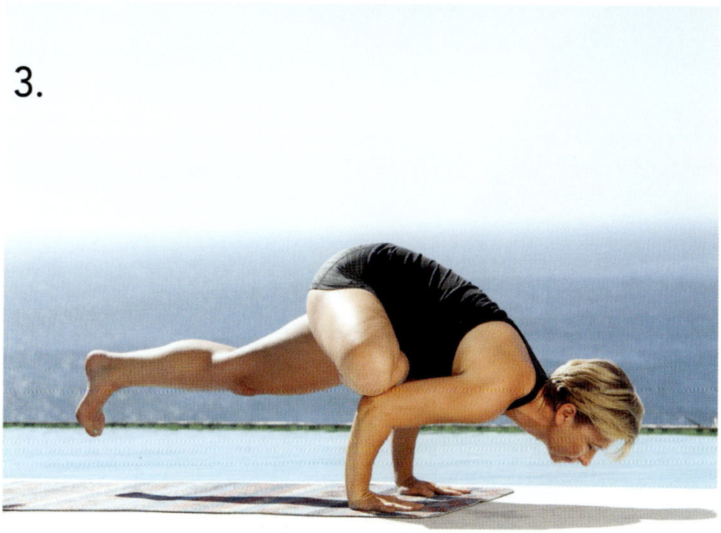

Ausatmen und das linke Bein nach hinten strecken, so gut es möglich ist. Blick weiterhin zum Boden richten und den Beckenboden fest anspannen.

Effekte

Arme und Schultern werden gekräftigt, das Gesäß gedehnt.

Die Haltung im Flow

Die Haltung entsteht aus dem Stand oder einer einbeinigen Balancehaltung heraus. Anschließend kann ein Vinyasa geübt werden oder mit sitzenden Asanas weitergemacht werden.

(11) GEDREHTER HUND: PARIVRTTA ADHO MUKHA SVANASANA

KRAFT	★★★
BEWEGLICHKEIT	★★★
AUSDAUER	★★★★
KOORDINATION	★★★
BALANCE	★★★
KÖRPERSPANNUNG	★★★

ALL-OVER-RATING:

LEICHT **MITTEL** SCHWER

1.

Diese Asana wird zuerst auf beiden Seiten ausgeführt, anschließend weiter mit 2. und 3. Im Hinabschauenden Hund starten. Den Abstand von den Händen zu den Füßen um eine Fußlänge verkürzen. Mit einer Einatmung das Gewicht auf die linke Hand verlagern. Ausatmen, die rechte Hand an den rechten Knöchel legen. Einige Atemzüge halten, dann auf der anderen Seite wiederholen.

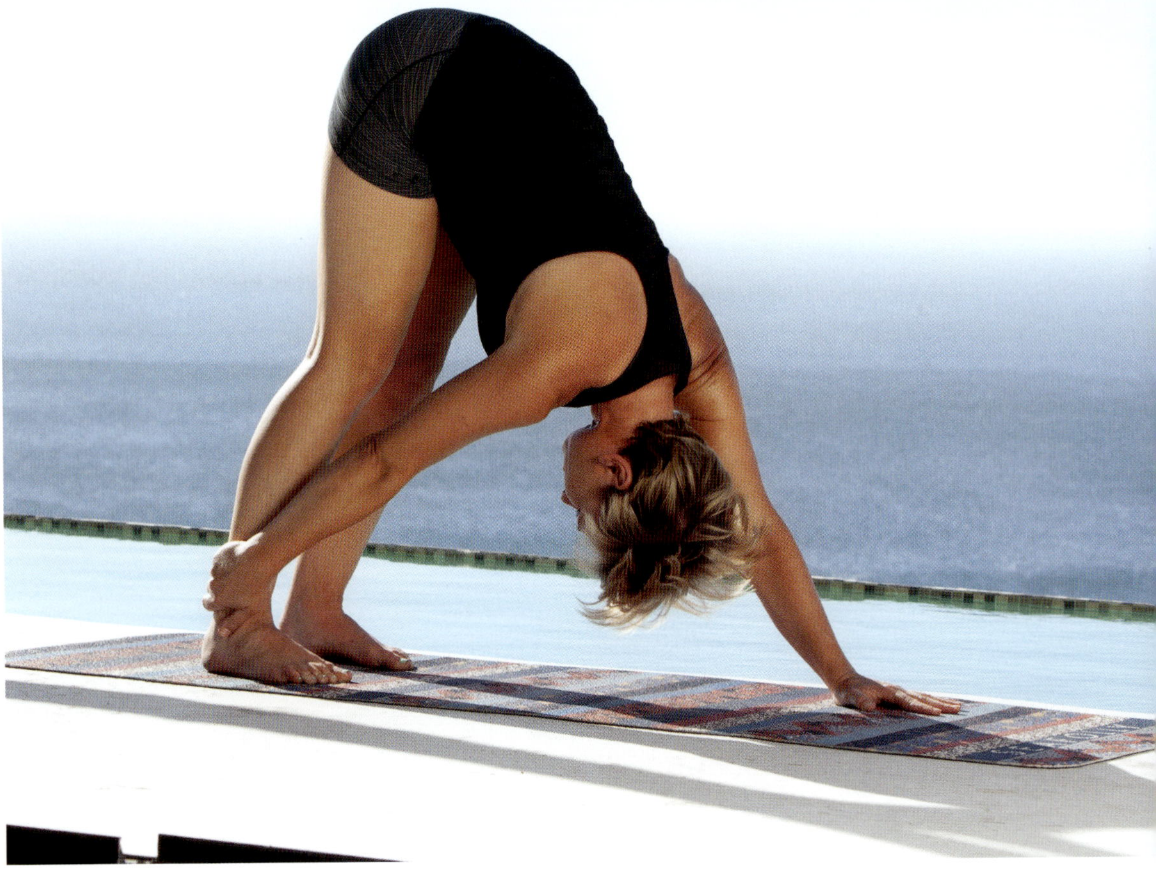

Besonderheiten

Der Kopf befindet sich längere Zeit unter Hüfthöhe: Die Atmung ist der Schlüssel zu einer relaxten Durchführung auf beiden Seiten.

Zwischen beiden Seiten keine Pause einlegen, kein Vinyasa zwischenschalten! Die Effekte der Asana sind von der zusammenhängenden Durchführung abhängig.

Mein persönlicher Tipp

Wenn es kalt ist, bereitet diese Asana bestens auf intensive Yogahaltungen vor.

2.

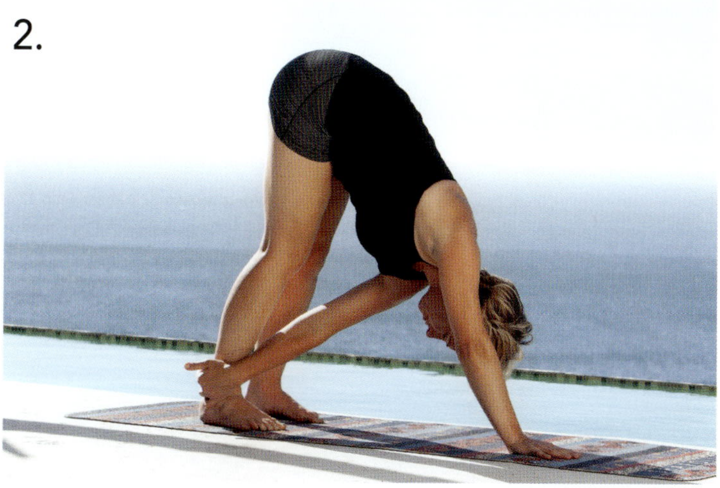

Gewicht auf die rechte Hand geben, einatmen und mit der linken Hand an die Außenseite des rechten Knöchels fassen.

3.

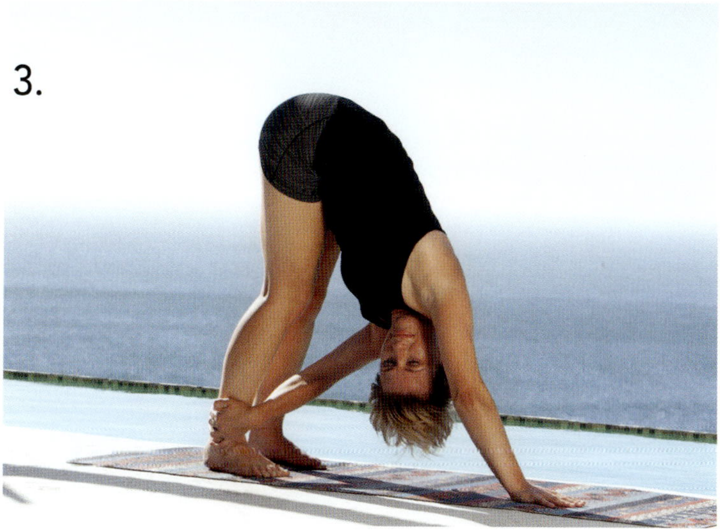

Ausatmen, den linken Ellbogen beugen und den Oberkörper so drehen, dass der Blick unter der rechten Achsel hindurch nach oben gerichtet werden kann.

Effekte

Die Beinrückseiten werden intensiv gedehnt, das Herz entlastet.

Die Haltung im Flow

Aus dem Vinyasa heraus lässt sich die Haltung prima zu Beginn der Übungspraxis nach einem Hinabschauenden Hund einbauen. Anschließend können Stützhaltungen oder Standhaltungen folgen.

12 HALBER TISCH: CHATUS PADA PITHAM

KRAFT	★★★
BEWEGLICHKEIT	★★★
AUSDAUER	★
KOORDINATION	★★
BALANCE	★★
KÖRPERSPANNUNG	★★★

ALL-OVER-RATING:

LEICHT **MITTEL** SCHWER

EFFEKTE

Die Hüften werden sanft gedehnt, die Beine gekräftigt. Das spirituelle Herz wird geweitet.

DIE HALTUNG IM FLOW

Die Haltung entsteht aus dem Sitzen. Anschließend können Asanas in Rückenlage geübt werden.

BESONDERHEITEN

Dem Nacken besondere Aufmerksamkeit schenken: Lege den Kopf nur nach hinten, wenn deine Halswirbelsäule das okay findet und du das nicht als unangenehm empfindest.

In dieser Haltung kann mit zurückgelegtem Kopf die Pranayama-Übung Kapphalabhati durchgeführt werden: Tief einatmen und für 20 bis 30 Sekunden schnelle Ausatmenstöße durchführen, mit einer Ausatmung enden und die Haltung auflösen.

MEIN PERSÖNLICHER TIPP

Meine Halswirbelsäule ist empfindlich. Ich übe diese Asana daher gern, wenn ich sehr gut aufgewärmt bin, bevorzugt im letzten Drittel einer intensiven Übungspraxis.

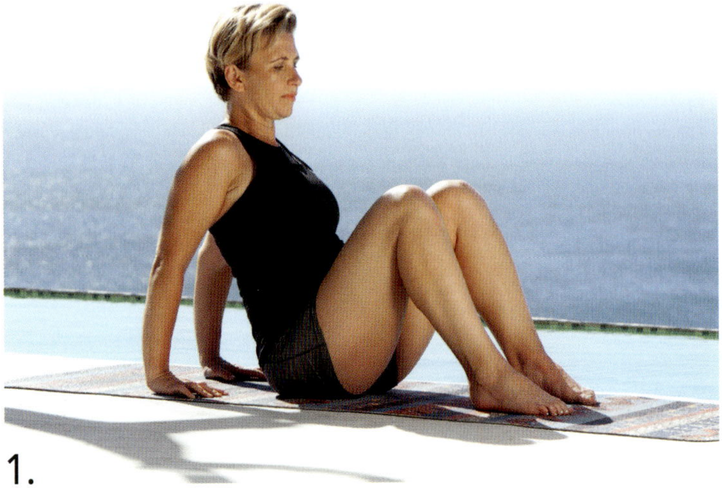

1.

Gerade hinsetzen. Die Handflächen hinter dem Körper auf den Boden setzen, die Finger zeigen zum Körper. Schultern nach hinten rollen, den Rücken strecken. Die Beine beugen, Knie und Füße hüftweit öffnen, einatmen.

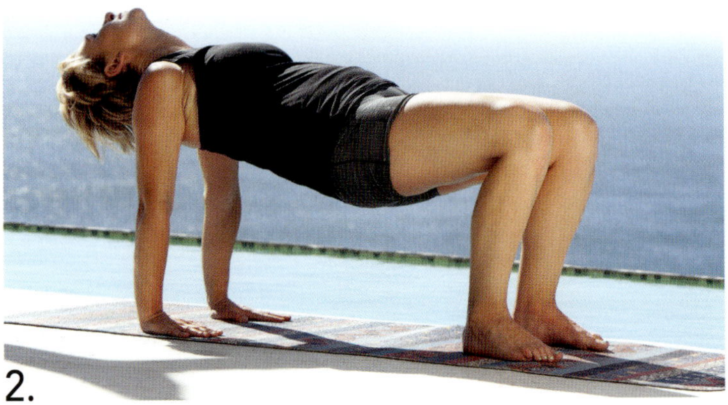

2.

Ausatmen, Bauch und Beckenboden anspannen und das Becken anheben, bis es auf einer Ebene mit Oberschenkeln und Oberkörper ist. Den Kopf sanft in den Nacken sinken lassen, wenn das möglich ist.

13 TABLE TOP: PURVOTTANASANA

Kraft	★★★
Beweglichkeit	★★★
Ausdauer	★★★
Koordination	★★
Balance	★★
Körperspannung	★★★★

All-over-Rating:

Leicht **Mittel** Schwer

Effekte

Die Hüften werden gedehnt, Po und Beine gestärkt. Das Herz wird geöffnet.

Die Haltung im Flow

Die Haltung entsteht aus dem Sitzen. Anschließend können Asanas im Sitzen oder im Liegen geübt werden.

Besonderheit

Es ist eine sehr ausgeprägte Schulterbeweglichkeit notwendig, um diese Asana gut auszuführen.

Mein persönlicher Tipp

Um den unteren Rücken zu schützen, muss der Beckenboden angespannt werden. Klemm dir ein kleines Kissen, einen Yogablock oder eine gerollte Decke zwischen die Oberschenkel und der Beckenboden spielt automatisch mit!

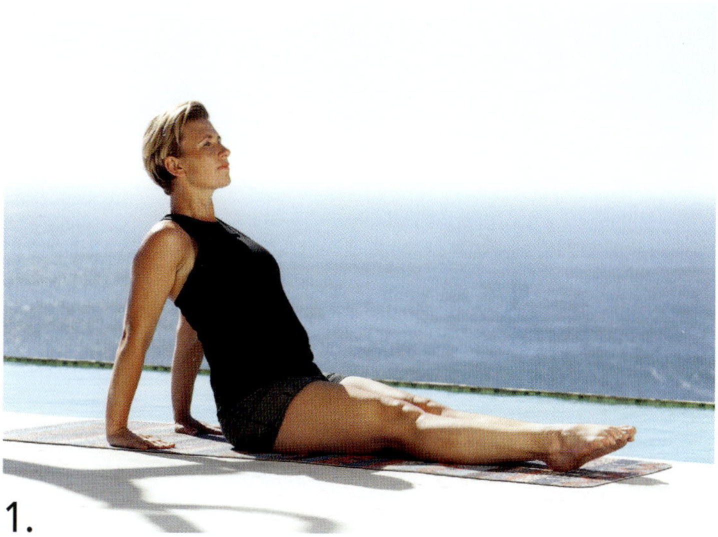

1.

Gerade sitzen, die Beine nach vorn ausstrecken und geschlossen halten. Auch die Fußspitzen strecken. Hände knapp hinter dem Körper aufsetzen, die Finger zeigen zum Gesäß. Den Rücken strecken, einatmen.

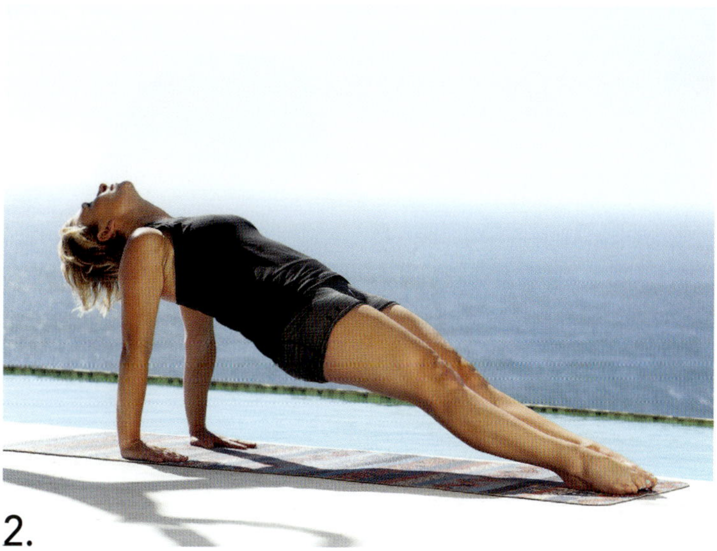

2.

Ausatmen, das Becken hochdrücken und die Beine auf eine Ebene mit dem Oberkörper bringen. Wenn möglich, den Kopf in den Nacken sinken lassen.

(14) DELFIN: ARDHA PINCHA MAYURASANA

KRAFT	★★★★
BEWEGLICHKEIT	★★★
AUSDAUER	★★
KOORDINATION	★★
BALANCE	★★
KÖRPERSPANNUNG	★★★

ALL-OVER-RATING:

LEICHT **MITTEL** SCHWER

EFFEKTE

Der Brust-Schulter-Bereich wird gedehnt, die Arme und Schultern gekräftigt.

DIE HALTUNG IM FLOW

Start- und Endposition ist der Hinabschauende Hund.

BESONDERHEITEN

Die Haltung ist super als Vorbereitung für Unterarmbalancen geeignet.

Nach der Haltung im Idealfall wieder hochdrücken und in den Herabschauenden Hund kommen. Ist das nicht möglich, die Arme nacheinander wieder strecken und hochdrücken.

MEIN PERSÖNLICHER TIPP

Die Haltungen, die man nicht besonders gern mag, tun einem oft besonders gut. Für mich persönlich zählt diese Asana definitiv dazu!

Die Haltung beginnt im Hinabschauenden Hund. Bauch, Beckenboden und Rücken fest anspannen und einatmen. Mit der Ausatmung die Ellbogen Richtung Füße beugen und die Unterarme mit viel Körperkontrolle gleichzeitig absenken und auf dem Boden ablegen. Blick zwischen die Hände richten.

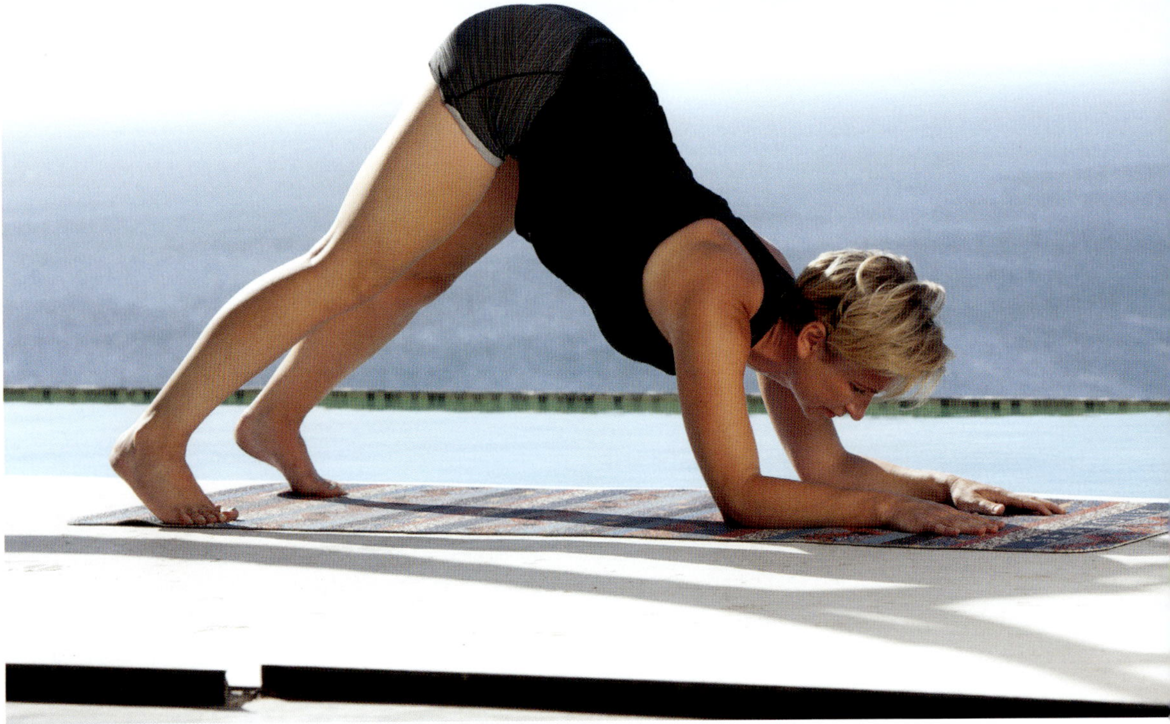

15 EINBEINIGER SEITSTÜTZ: SALAMBA PADAGUSTHASANA

KRAFT	★★★★
BEWEGLICHKEIT	★★★★
AUSDAUER	★★
KOORDINATION	★★★
BALANCE	★★★★
KÖRPERSPANNUNG	★★★★

ALL-OVER-RATING:

LEICHT MITTEL **SCHWER**

EFFEKTE

Die Körperspannung wird verbessert, die Beinrückseiten werden gedehnt.

DIE HALTUNG IM FLOW

Eine Planke oder der Seitstütz sind sowohl Startpunkt als auch weiterführende Haltung im Flow.

BESONDERHEIT

Die Haltung erfordert ein hohes Maß an Körperspannung.

MEIN PERSÖNLICHER TIPP

Wenn Kraft und Balance vielleicht noch nicht ausreichen, um die Haltung auszuführen, einfach die halbe Variante üben: Den Fuß dazu auf dem Innenschenkel des anderen Beins absetzen.

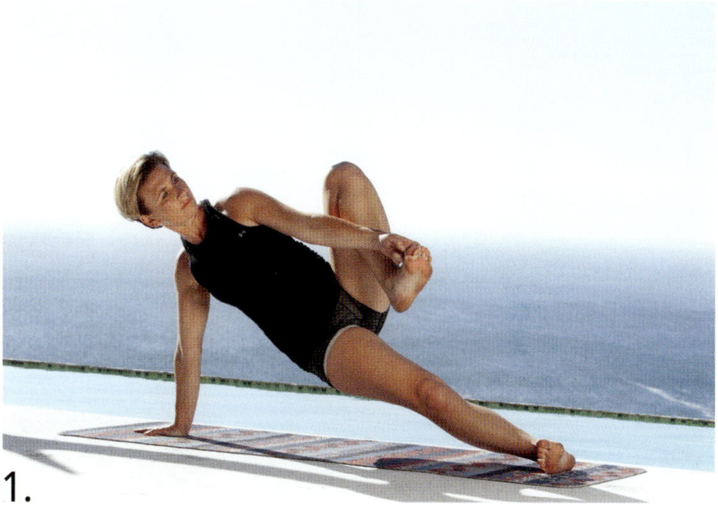

1.

Auf die rechten Seite setzen. Beine in Verlängerung des Oberkörpers ausstrecken und aufeinander legen. Rechte Hand unter der rechten Schulter aufsetzen. Einatmen und die Hüfte anheben, bis Oberkörper und Beine auf einer Ebene sind. Ausatmen, das linke Bein beugen und am rechten Bein entlang nach oben ziehen. Mit der nächsten Einatmung den linken großen Zeh mit den ersten drei Fingern der linken Hand greifen.

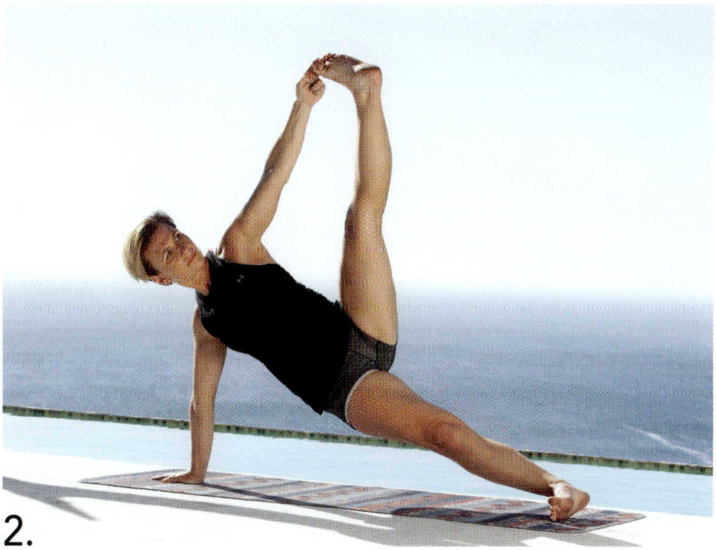

2.

Ausatmen und das linke Bein nach oben ausstrecken. Wenn möglich, die Hüfte dabei nicht absinken lassen!

16 DREIBEINIGER ÜBERGANG: UTTHITA ADHO MUKHA SVANASANA

KRAFT	★★★★
BEWEGLICHKEIT	★★★
AUSDAUER	★★★★
KOORDINATION	★★★
BALANCE	★★★
KÖRPERSPANNUNG	★★★★

ALL-OVER-RATING:

LEICHT **MITTEL** SCHWER

EFFEKTE

Die Körperspannung wird intensiv verbessert, vor allem im Bereich der tiefen Bauchmuskulatur.

DIE HALTUNG IM FLOW

Alle Haltungen kommen aus dem Hinabschauenden Hund. Die Zahl der Folgehaltungen ist sehr vielfältig: Es können beispielsweise die Kriegerhaltungen folgen, aber auch der Dreieckstütz oder einbeinige Balancehaltungen wären gut geeignet.

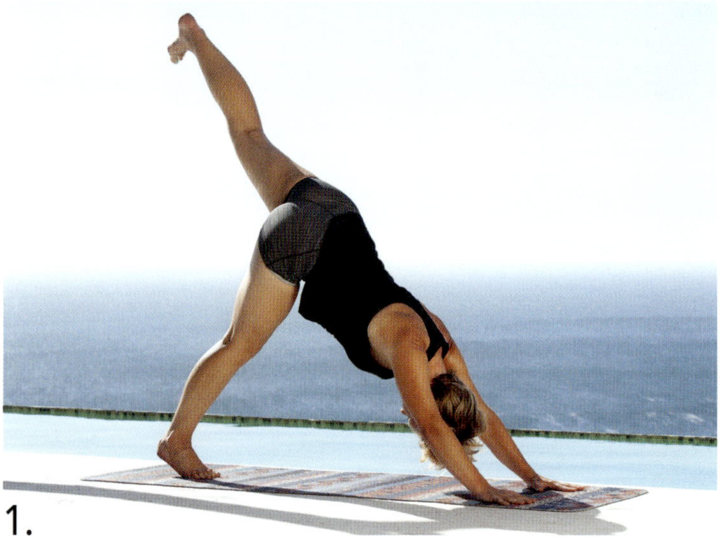

1.

Im Hinabschauenden Hund beginnen. Das Gewicht auf den rechten Fuß verlagern, einatmen und das linke Bein gestreckt anheben.

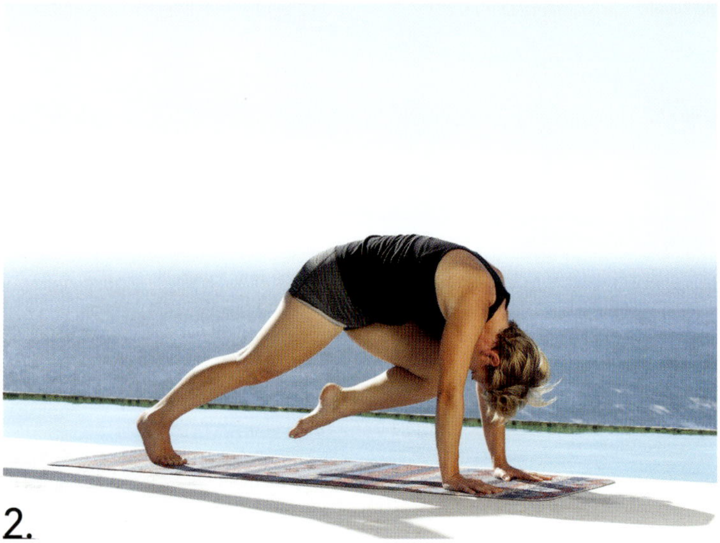

2.

Ausatmen, in die Planke kommen und dabei den Rücken leicht runden, das Knie dabei ohne Bodenkontakt zur Nase ziehen.

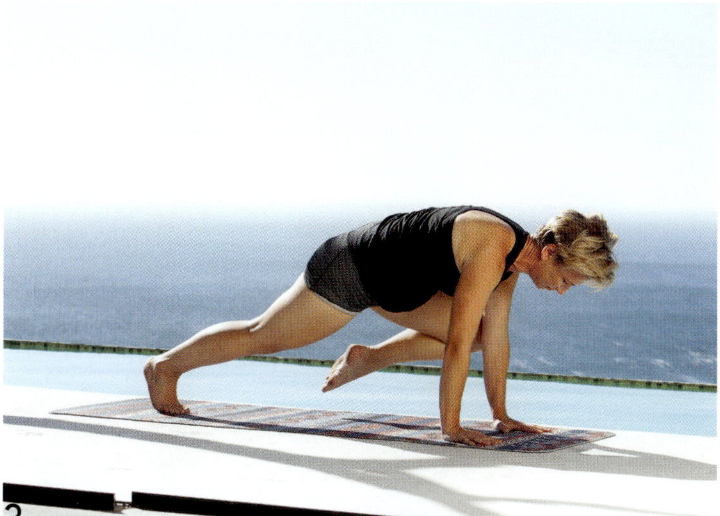

3.

Einatmen, zurück in die Ausgangshaltung kommen. Mit der Ausatmung in die Planke kommen und das linke Knie zum linken Ellbogen ziehen.

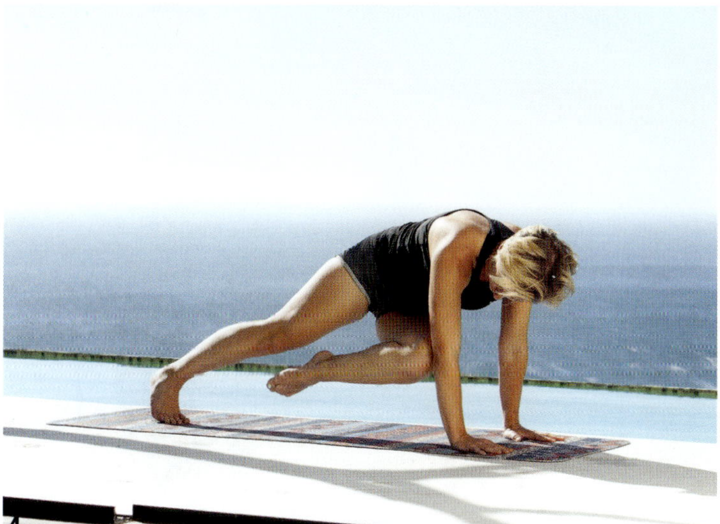

4.

Einatmen, zurück in die Ausgangshaltung kommen. Mit der Ausatmung in die Planke kommen und das linke Knie zum rechten Ellbogen ziehen.

Besonderheit

Aus jeder der vier gezeigten Haltungen kann man den Flow weiterentwickeln: Der Fantasie sind keine Grenzen gesetzt!

Mein persönlicher Tipp

Die Vielfalt ist gigantisch: Ich spiele mit diesem Übergang wahnsinnig gern und finde immer wieder Asanas, die man durch diesen Übergang anschließen kann. Let's play!

5. Bodenhaltungen

Asanas auf dem Boden müssen nicht zwingend das Ende der Praxis markieren: Auf jeden Fall ist es schön, viel Kontakt mit der Erde zu haben und diese energetische Verbindung bewusst zu stärken.

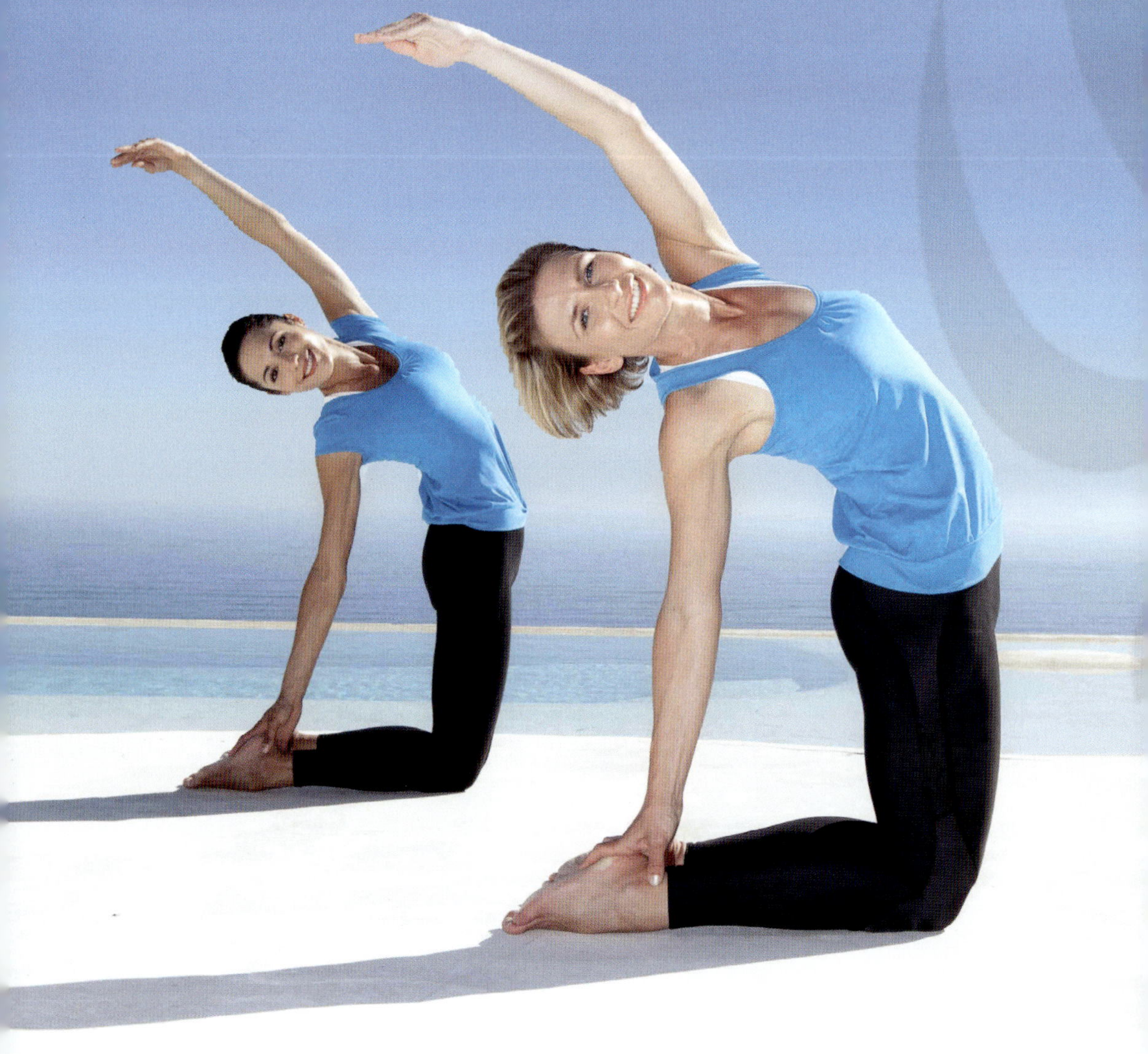

5.1 ALLES GUTE FÜR DEN RÜCKEN

VIELE HALTUNGEN am Boden kommen dem Übenden bekannt vor: Einige davon gibt es auch in stehender Variante, manche Haltungen in Bauchlage finden sich auch in der Rückenlage. Das hat gravierende Vorteile: So fällt beim Balancestand in Rückenlage das Balanceelement einfach weg, du als Yogi kannst dich komplett auf die Haltung des Beckens, die Außenrotation des Oberschenkels und die Ausrichtung des Rückens konzentrieren: Das prägt sich ein, und im besten Fall kannst du in der stehenden Variante auch von deinen Korrekturen profitieren. Wichtig: Asanas am Boden sind keine Erholungsgymnastik, sondern mindestens genauso ernstzunehmen wie alle anderen Haltungen! Es kommt wie immer beim Yoga auf deine Präsenz an: Je achtsamer, fokussierter und konzentrierter geübt wird, desto effektiver ist die Praxis. Die Atmung ist der Schlüssel zur Konzentration: Auch im Liegen hilft Ujjayi dabei, immer wieder dein Drishti, deinen Fokus, neu zu definieren und zu behalten. Nicht nur die aktiven Gliedmaßen, immer wieder ist auch der Rücken zu betrachten, und was beim Yoga wirklich niemals außer Acht gelassen wird, ist der Beckenboden: Das Becken ist der Dreh- und Angelpunkt aller Haltungen, und wenn es auf dem Boden liegt, kann man es besonders leicht korrigieren. Außerdem schützt die richtige Anspannung deinen unteren Rücken vor einer Überbelastung der Lendenwirbelsäule. Nutze diese Möglichkeit und bleib aufmerksam, so gut es dir möglich ist. Dein Rücken wird es dir danken!

Dein Freund, die Schwerkraft

Wenn du auf dem Rücken liegst, kontrolliere deinen Bodenkontakt, um Fehlhaltungen auszumerzen und mehr Gefühl für deinen Körper zu bekommen:

- Welche Punkte deines Rückens berühren den Boden – und welche nicht?
- In der natürlichen Rückenlage ist das Becken auf dem Boden.
- Die natürliche Lordose sorgt dafür, dass der untere Rücken sich leicht wölbt und nicht aufliegt.
- Der mittlere und obere Rücken sollten den Boden berühren: Fühlst du deine Rückenstrecker oder deine Dornfortsätze?
- Spüre in die Schultern hinein: Kannst du sie breiter machen, für mehr Auflagefläche sorgen?
- Wo liegt der Kopf am Boden auf? Stauchst du die Halswirbelsäule - oder fühlt sie sich gelöst an?
- Die Handrücken liegen auf dem Boden, dann dreh die Handflächen auf den Boden: Wie machen sich Unterschiede im Schulterbereich bemerkbar?
- Stell die Füße auf, beuge die Knie, nimm die Füße weit auseinander und die Knie zusammen: Fühle die Weite im unteren Rücken!

5.2 DIE ASANAS DER BODENHALTUNGEN

① ABROLLEN:

Kraft	★★
Beweglichkeit	★★
Ausdauer	★
Koordination	★★
Balance	★★
Körperspannung	★★

All-over-Rating:

Leicht Mittel Schwer

1.

Zunächst gerade hinsetzen, Wirbelsäule strecken, einatmen. Beide Beine beugen und Füße hüftbreit auf den Boden stellen. Mit beiden Händen die Kniekehlen greifen und den Rücken mit einer tiefen Ausatmung sehr bewusst runden, Kinn leicht zur Brust ziehen. Unterer, mittlerer und oberer Rückenbereich sollten dabei intensiv erfühlt werden. Einatmen.

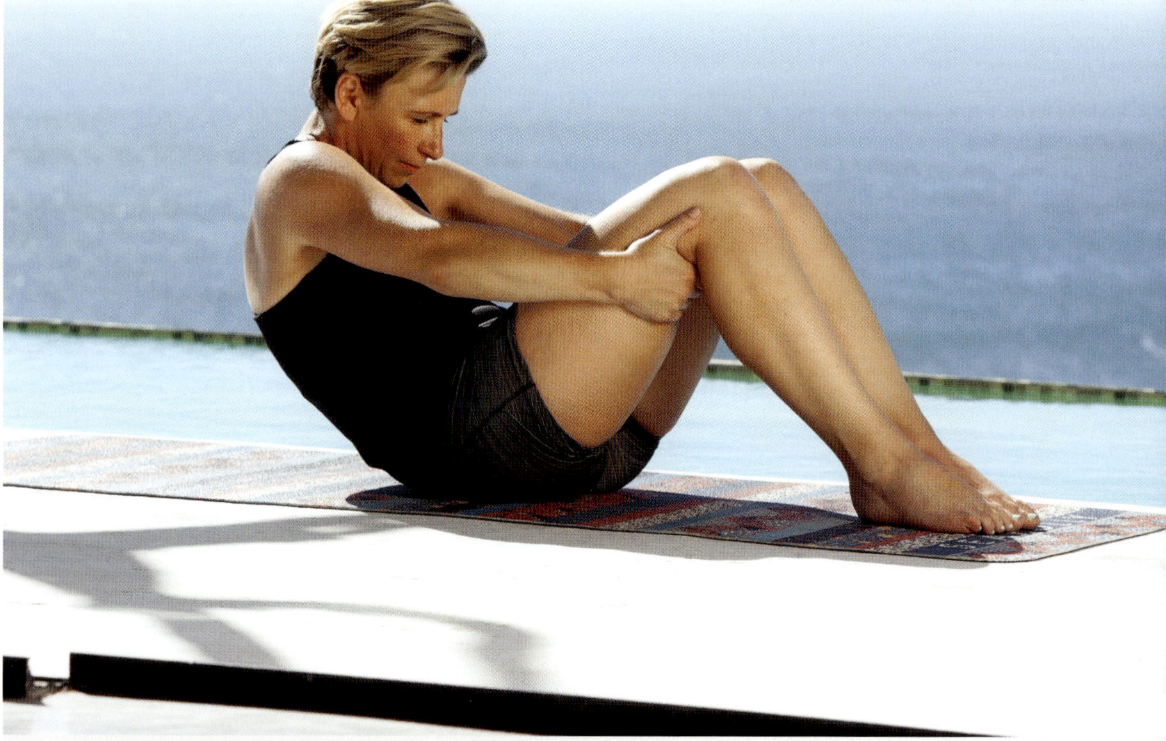

Die Haltung im Flow

Nach einer sitzenden Asana ist diese Bewegung perfekt. Anschließend kann auf dem Rücken liegend weitergeübt werden.

Effekte

Der Rücken wird mobilisiert, das Bewusstsein für den Rücken verstärkt.

Besonderheit

Ein sehr rückengerechter Übergang, der für eine bessere Wahrnehmung Wirbelsäule sorgt.

Mein persönlicher Tipp

Ich übe gern zuerst die Asanas im Sitzen und rolle mich danach auf den Rücken ab. Der Vorteil: Der Rücken bekommt nochmal richtig viel Aufmerksamkeit, und ich sehe meinen Schülern an, welche Bereiche des Rückens vielleicht noch etwas Zuwendung brauchen können.

2.

Ausatmen und die Kniekehlen zunächst festhalten, dann den Rücken Wirbel für Wirbel auf den Boden abrollen: Zuerst das Becken, den unteren Rücken, dann den mittleren und oberen Rücken zum Boden bringen. Zum Abrollen des oberen Rückens die Hände von den Kniekehlen lösen und den Kopf unterstützen, bis auch der Hinterkopf auf dem Boden aufliegt.

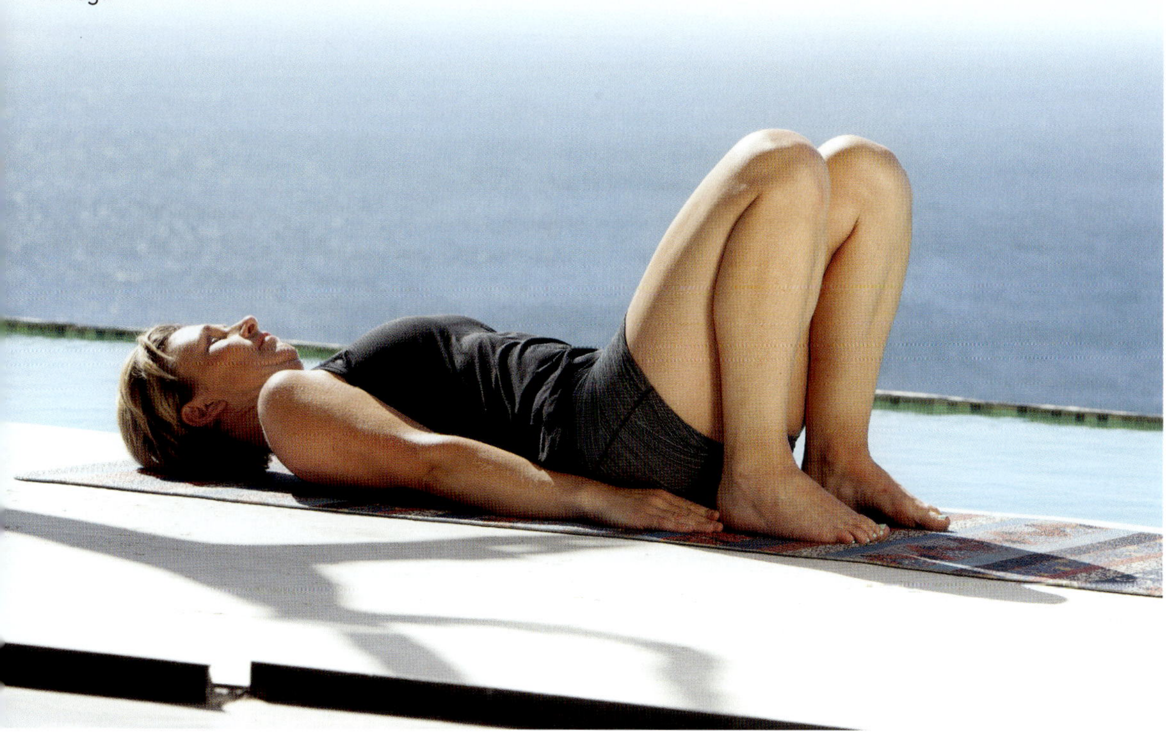

② DREHSITZ: ARDHA MATSYENDRASANA

KRAFT	**
BEWEGLICHKEIT	***
AUSDAUER	*
KOORDINATION	**
BALANCE	*
KÖRPERSPANNUNG	**

ALL-OVER-RATING:

LEICHT MITTEL SCHWER

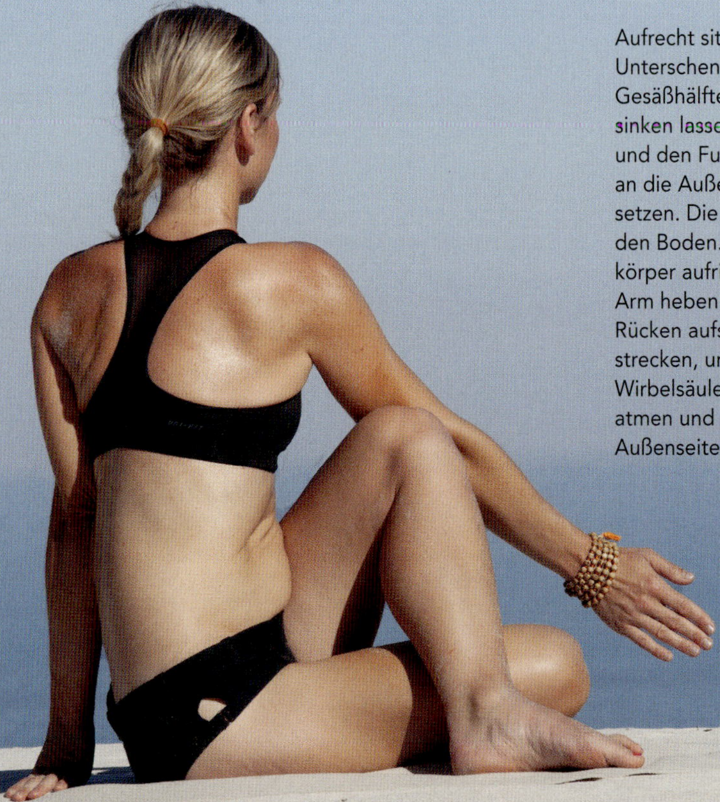

1.

Aufrecht sitzen. Den rechten Unterschenkel möglichst zur linken Gesäßhälfte hin beugen, das Knie sinken lassen. Das linke Bein beugen und den Fuß über das rechte Bein an die Außenseite des rechten Knies setzen. Die ganze Fußsohle berührt den Boden. Einatmen, den Oberkörper aufrichten und den rechten Arm heben. Linke Hand hinter dem Rücken aufsetzen und den Arm strecken, um die Aufrichtung der Wirbelsäule zu unterstützen. Ausatmen und den rechten Arm an die Außenseite des linken Knies legen.

EFFEKTE

Diese Haltung mobilisiert die Wirbelsäule und wirkt entgiftend.

DIE HALTUNG IM FLOW

Eine Asana im Sitzen kann dieser Haltung vorausgehen, anschließend kannst du dich auf den Boden abrollen.

Besonderheiten

Mit gestrecktem rechten Bein wird leichter die Haltung leichter.

Schwieriger wird sie, wenn man die Arme bindet: Dazu greift die rechte Hand unter dem linken Oberschenkel hindurch und die linke Hand greift die rechte hinter dem Rücken.

Mein persönlicher Tipp

Eine super Asana zum Neutralisieren der Wirbelsäule zwischen einer Vor- und einer Rückbeugesequenz!

2.

Einatmen und den Oberkörper nochmals strecken, Beckenboden aktivieren. Mit der Ausatmung die Wirbelsäule nach links und hinten verdrehen, so weit es geht. Zum Schluss den Kopf drehen, den rechten Arm beugen und mit Daumen und Zeigefinger ein Mudra formen.

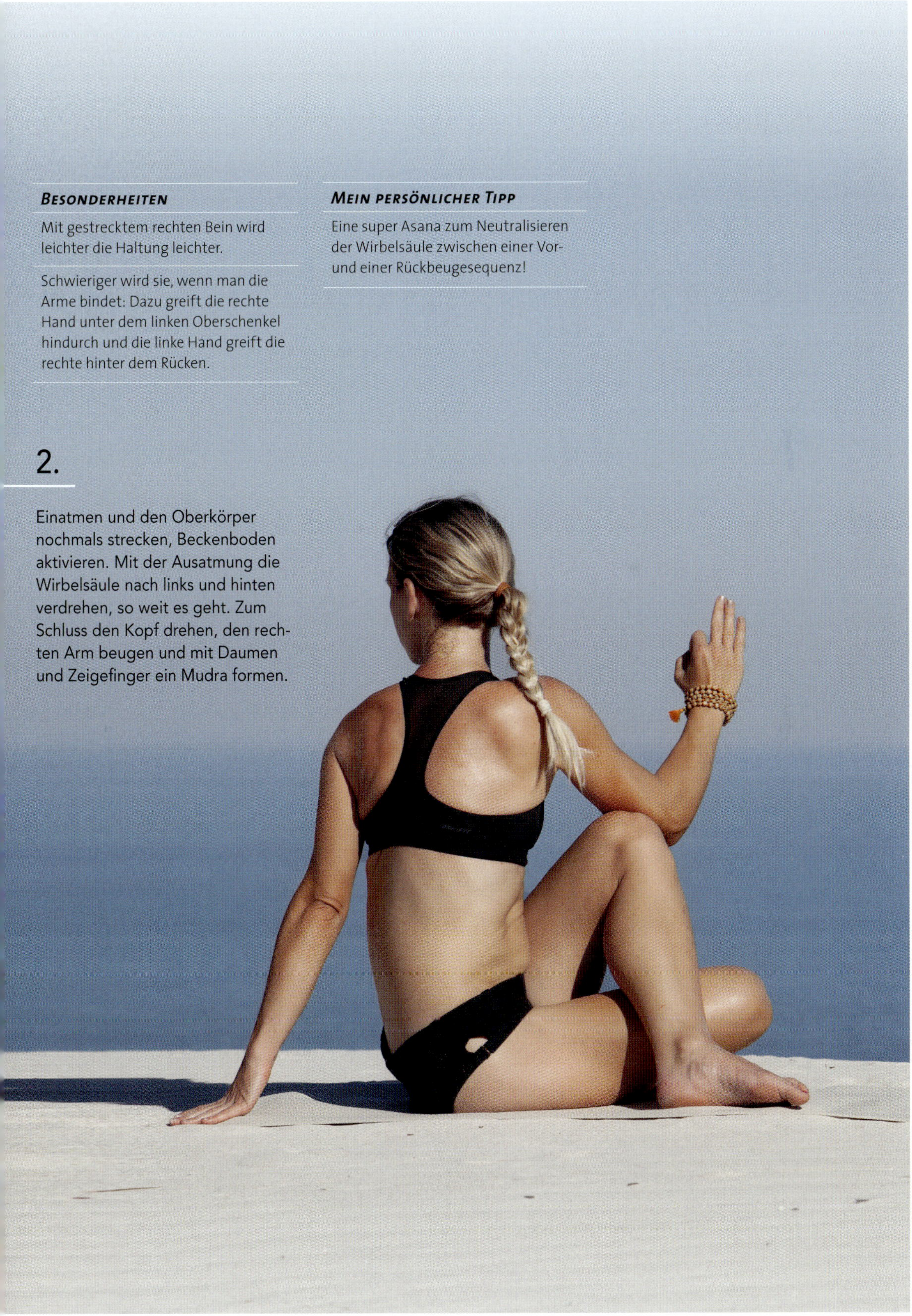

3 KNÖCHEL-KNIE-HALTUNG: AGNISTAMBHASANA

KRAFT	*
BEWEGLICHKEIT	* * * *
AUSDAUER	* *
KOORDINATION	* * *
BALANCE	*
KÖRPERSPANNUNG	* * *

ALL-OVER-RATING:

LEICHT   MITTEL BIS SCHWER

EFFEKT

Die Hüften werden intensiv gedehnt: Aus yogatherapeutischer Sicht werden dadurch Beziehungsproblemkreise getriggert, die durch die körperliche Bearbeitung auch emotional hochkommen können.

DIE HALTUNG IM FLOW

Im Rahmen einer Reihe sitzender Vorbeugen macht sich diese Haltung super. Anschließend kann im Sitzen oder im Vierfüßler (Rollen über die gekreuzten Knöchel nach vorn wäre der passende Übergang) weitergeübt werden.

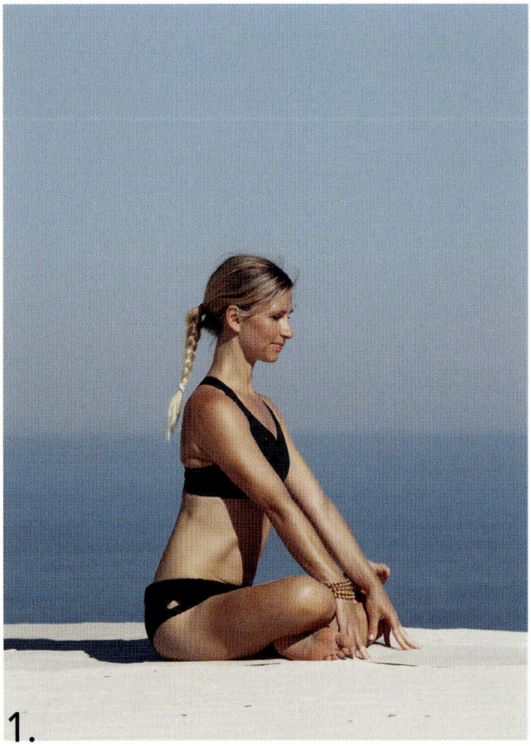

1.

Gerade sitzen. Das linke Bein beugen und den Unterschenkel vor dem Körper parallel zur kurzen Mattenkante ablegen. Das rechte Bein beugen und den rechten Knöchel auf dem linken Knie ablegen. Die rechte Fußsohle zeigt zur Seite. Einatmen und Fingerspitzen vor den Beinen aufsetzen, Blick nach vorn richten, Wirbelsäule strecken.

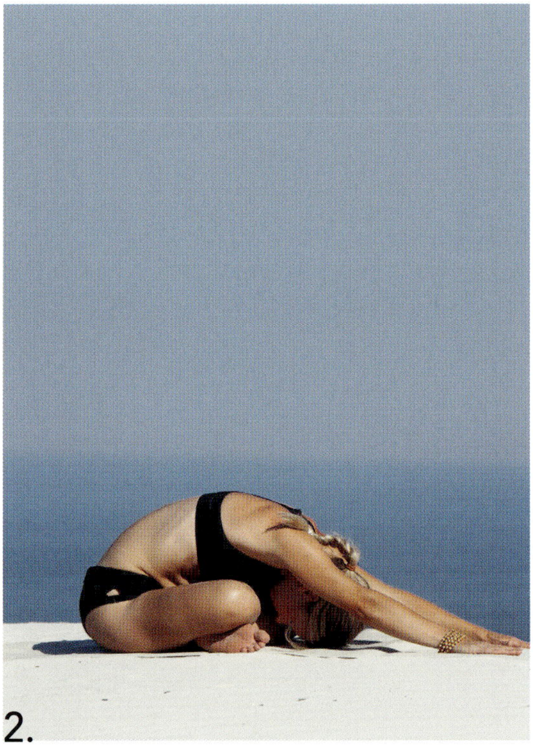

2.

Ausatmen und den Oberkörper aus der Hüfte heraus gestreckt nach vorn absenken. Zum Schluss den Rücken runden und die Stirn zum Boden bringen. Wenn das nicht möglich ist, einen Block oder ein Kissen unterlegen, um den Rücken zu entlasten.

Besonderheit

Keinen Druck auf die Knie ausüben! Wenn das rechte Knie (noch) nicht in die Fußsohle des linken Fußes sinken kann, bleibt es einfach weiter oben. Wird das als unangenehm empfunden, kann ein Kissen oder eine gerollte Decke dazwischen gelegt werden.

Mein persönlicher Tipp

Die Haltung ist Gold wert! Ich empfehle sie allen Ausdauerathleten und auch fleißigen Fitnesssportlern.

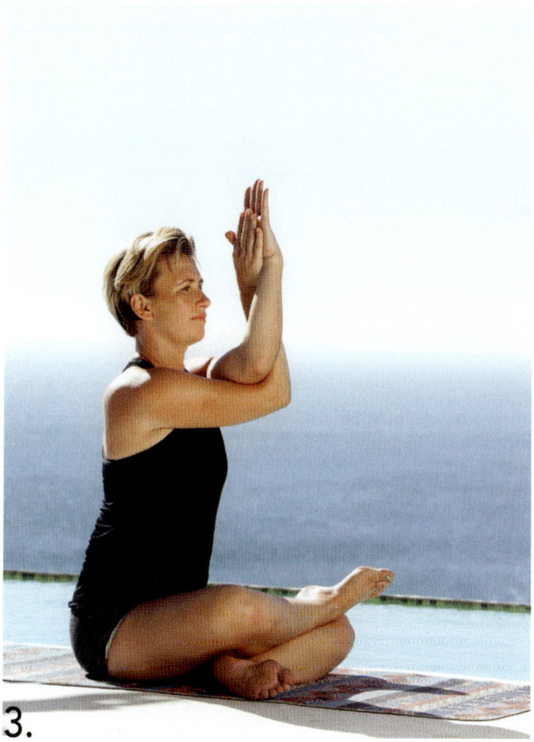

3.

Intensiver wird diese Haltung, wenn bereits in der sitzenden Haltung der rechte unter dem linken Arm gekreuzt und die Handflächen aneinandergelegt werden. Hier einatmen.

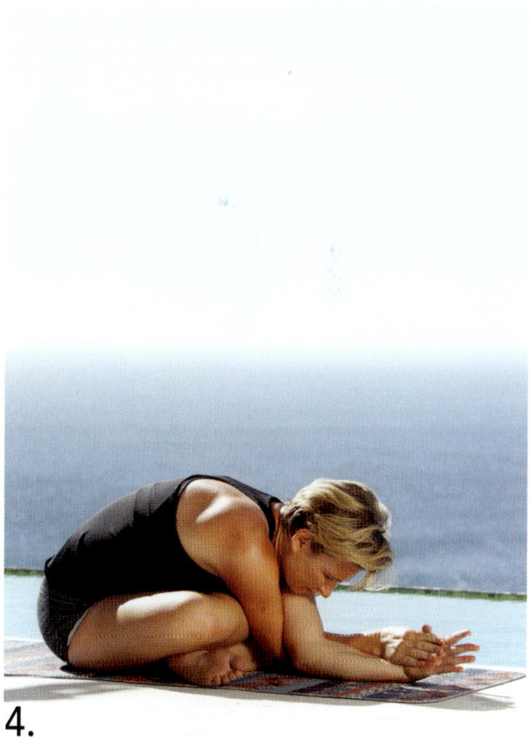

4.

Mit der Ausatmung den Rücken gerade nach vorn neigen, erst zum Schluss runden und die Unterarme und Hände zum Boden bringen.

④ KUHGESICHT: GURMUKHASANA

Kraft	*
Beweglichkeit	*****
Ausdauer	*
Koordination	***
Balance	*
Körperspannung	***

All-over-Rating:

Leicht — **Mittel bis Schwer**

Effekte

Die Hüften, Knie und Schultergürtel werden gedehnt.

Die Haltung im Flow

Sitzende Vorbeugen können vorausgehen – oder die Taube. Der Drehsitz könnte folgen – oder Haltungen im Vierfüßlerstand (abrollen nach vorn über die gekreuzten Knöchel).

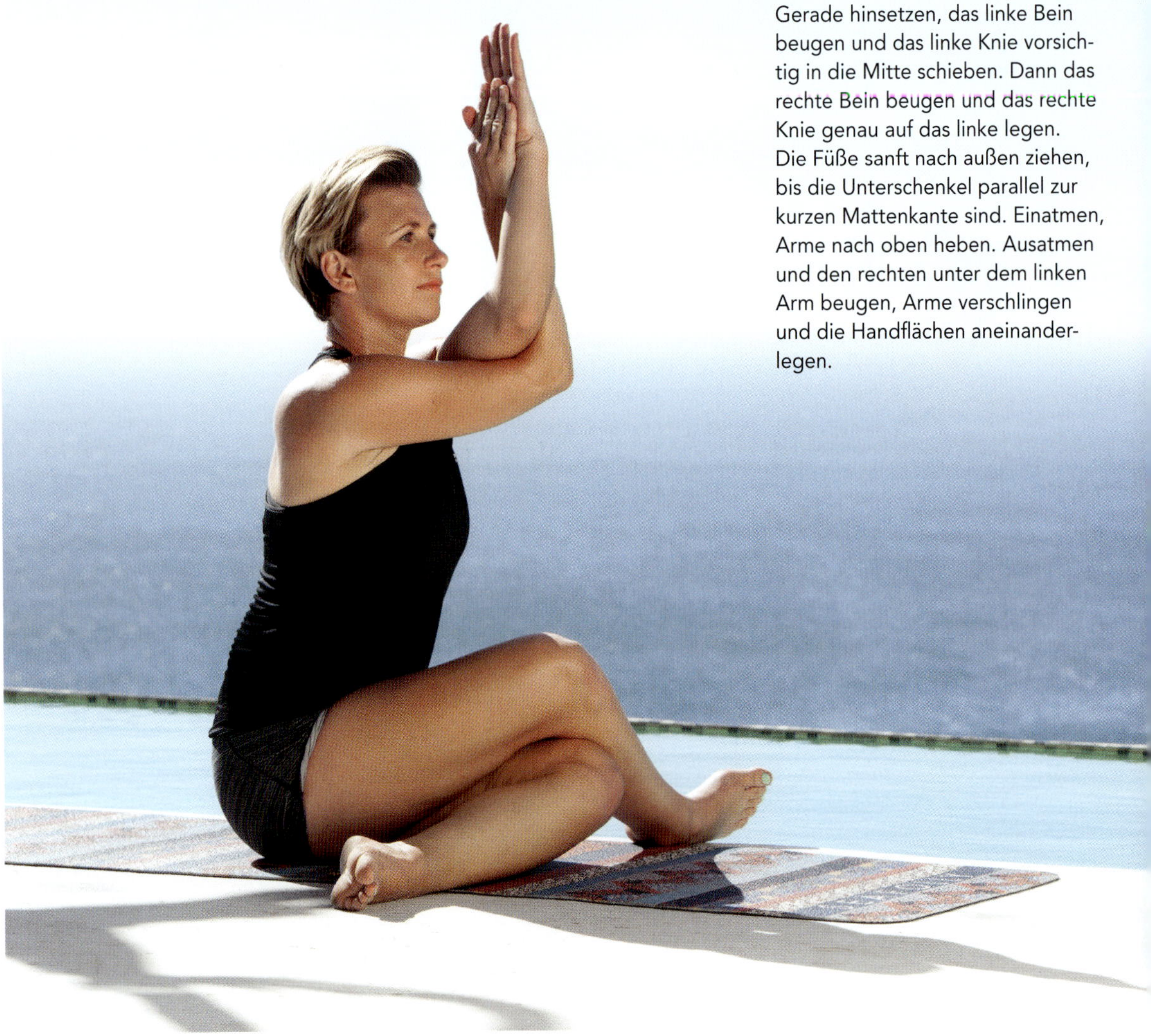

1.

Gerade hinsetzen, das linke Bein beugen und das linke Knie vorsichtig in die Mitte schieben. Dann das rechte Bein beugen und das rechte Knie genau auf das linke legen. Die Füße sanft nach außen ziehen, bis die Unterschenkel parallel zur kurzen Mattenkante sind. Einatmen, Arme nach oben heben. Ausatmen und den rechten unter dem linken Arm beugen, Arme verschlingen und die Handflächen aneinanderlegen.

Besonderheit

Eine sehr intensive und dennoch sichere Erfahrung in puncto Bindung.

Mein persönlicher Tipp

Wenn ich gut drauf bin, halte ich Asanas, die so unbequem sind wie diese hier, ein bis zwei Atemzüge länger als sonst. Unglaublich, wie eine ruhige Atmung die körperlichen Widerstände auflösen kann!

2.

Einatmen und den Oberkörper strecken, Ellbogen heben. Mit der Ausatmung die Ellbogen über die Knie legen und die Unterarme weiter zum Boden ziehen.

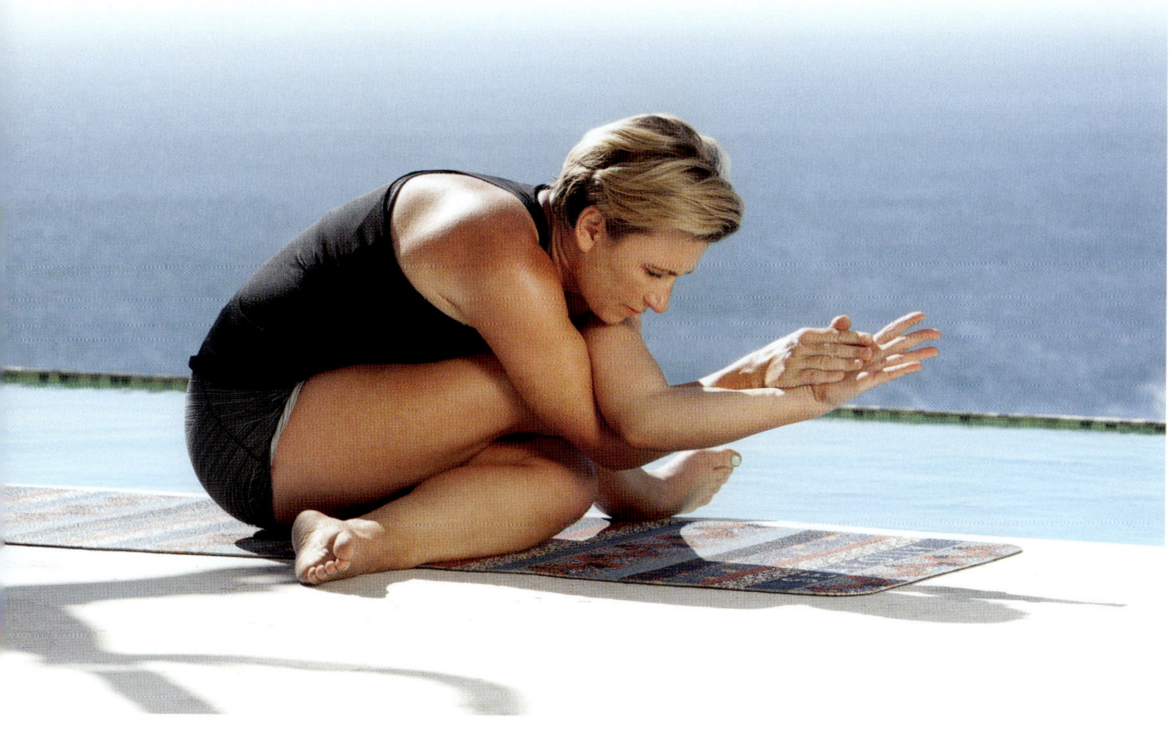

⑤ TAUBE: KAPOTASANA

Kraft	**
Beweglichkeit	***
Ausdauer	*
Koordination	**
Balance	**
Körperspannung	***

All-over-Rating:

Leicht — Mittel — Schwer

Effekte

Die Hüften werden geöffnet, der Rücken entspannt.

Die Haltung im Flow

Aus einer Sitzhaltung kommend passt diese Asana gut. Anschließend entweder in der Planke weitermachen oder das hintere Bein nach vorn schwingen und Sitzhaltungen anschließen.

1.

Gerade sitzen. Das linke Bein beugen und den Unterschenkel parallel zur kurzen Mattenkante ablegen. Das rechte Bein nach hinten schwingen und ausstrecken. Hüften parallel halten und die Hände auf dem Boden aufsetzen, Beckenboden aktivieren und einatmen.

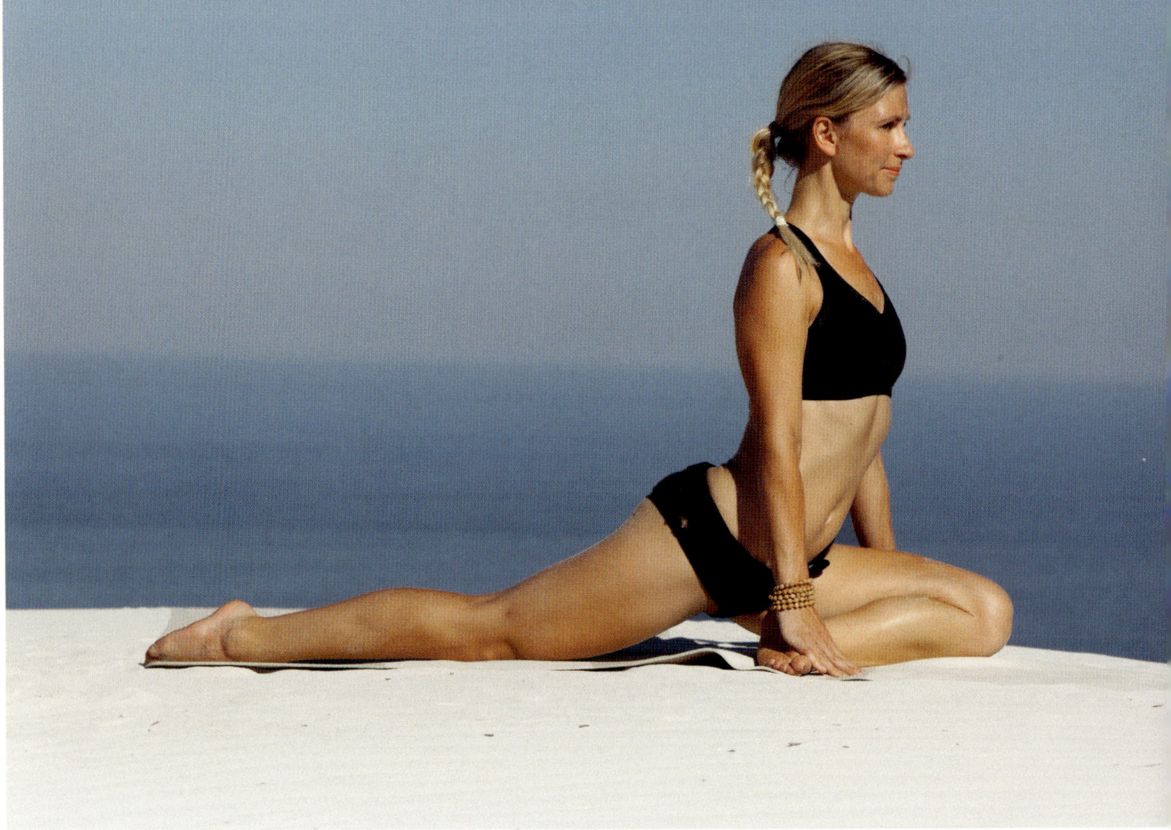

Besonderheit

Wenn die Stirn nicht zum Boden kommt, entweder die Unterarme ablegen und den Oberkörper dadurch stützen oder einen Yogablock unter die Stirn legen.

Mein persönlicher Tipp

Eine wunderbare Entspannungshaltung: nicht einschlafen!

2.

Ausatmen, den Oberkörper abgestützt nach vorn neigen und die Stirn zum Boden bringen. Die Arme locker nach vorn ablegen.

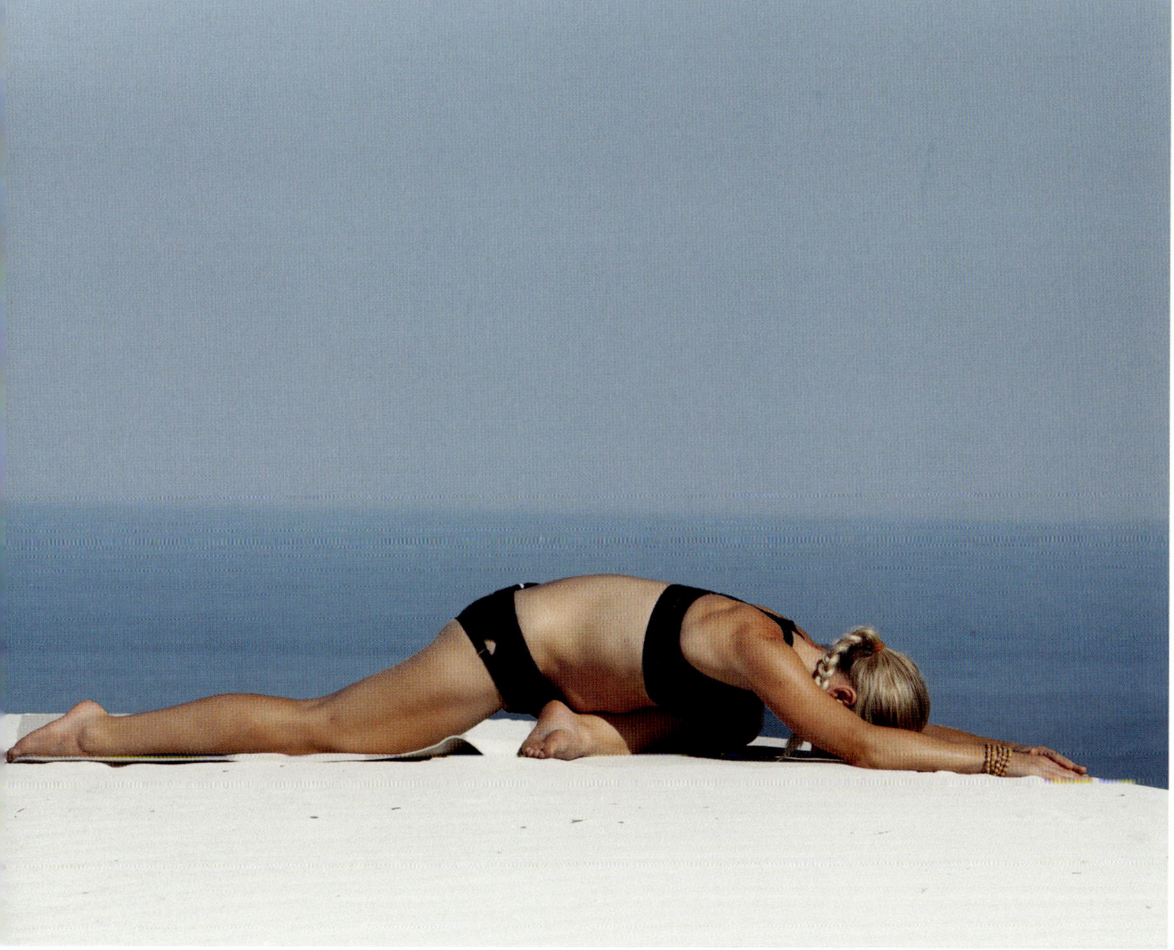

6 KÖNIGSTAUBE: EKA PADA KAPOTASANA

KRAFT	***
BEWEGLICHKEIT	*****
AUSDAUER	**
KOORDINATION	***
BALANCE	***
KÖRPERSPANNUNG	****

ALL-OVER-RATING:

LEICHT MITTEL BIS SCHWER

EFFEKTE

Die Hüften werden gedehnt, die Balance geschult.

DIE HALTUNG IM FLOW

Die Taube ist die Ausgangshaltung. Anschließend kann in der Planke oder im Vierfüßlerstand geübt werden.

1.

Ausgangshaltung ist die Startposition der Taube. Den linken Unterschenkel parallel zur kurzen Mattenkante ablegen, mit der linken Hand abstützen und das rechte Bein beugen. Den rechten Fuß mit der rechten Hand greifen, entweder am Fußrücken oder am Fußgelenk einatmen.

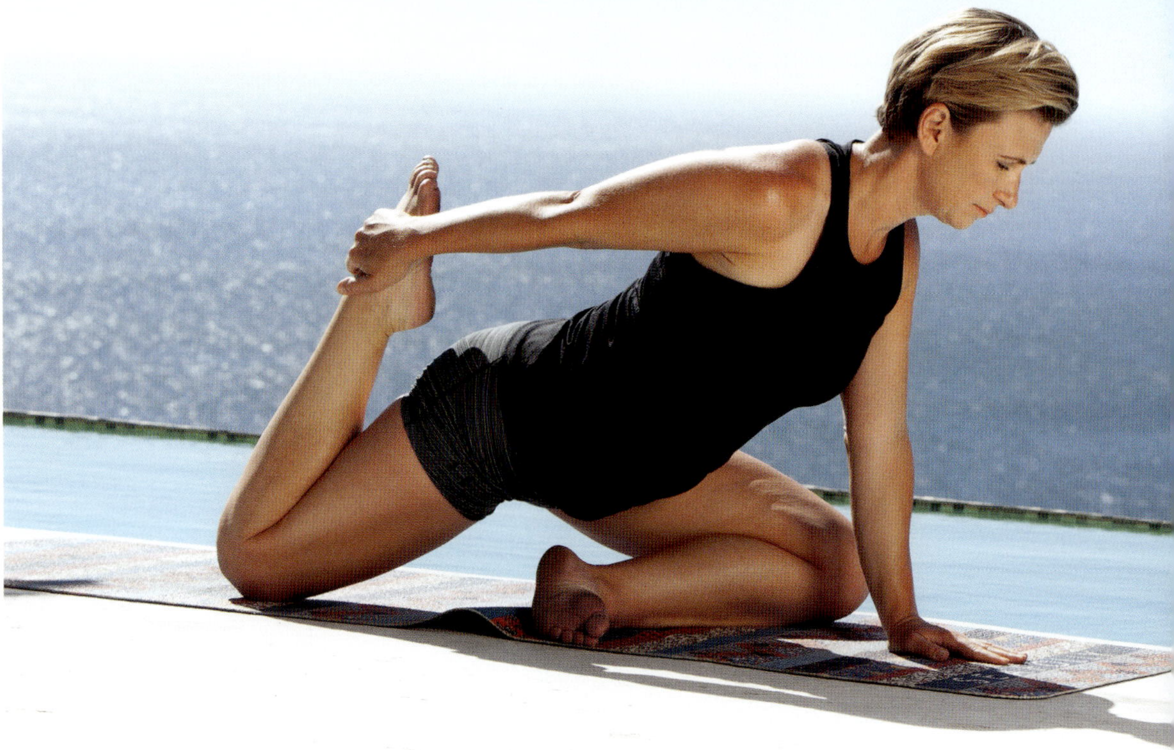

BESONDERHEIT

Sehr fortgeschrittene Yogis können in dieser Haltung binden: Den rechten Fuß in die rechte Ellbogenbeuge legen und den linken Arm hinter dem Kopf beugen, die Hände verhaken.

MEIN PERSÖNLICHER TIPP

Wer knochige Knie hat, darf sich gern eine Decke unterlegen.

2.

Ausatmen, den rechten Fuß fest gegen die Hand drücken und den Oberkörper dadurch in die Streckung bringen. Die linke Hand stabilisiert den Oberkörper seitlich, der Blick geht nach vorn.

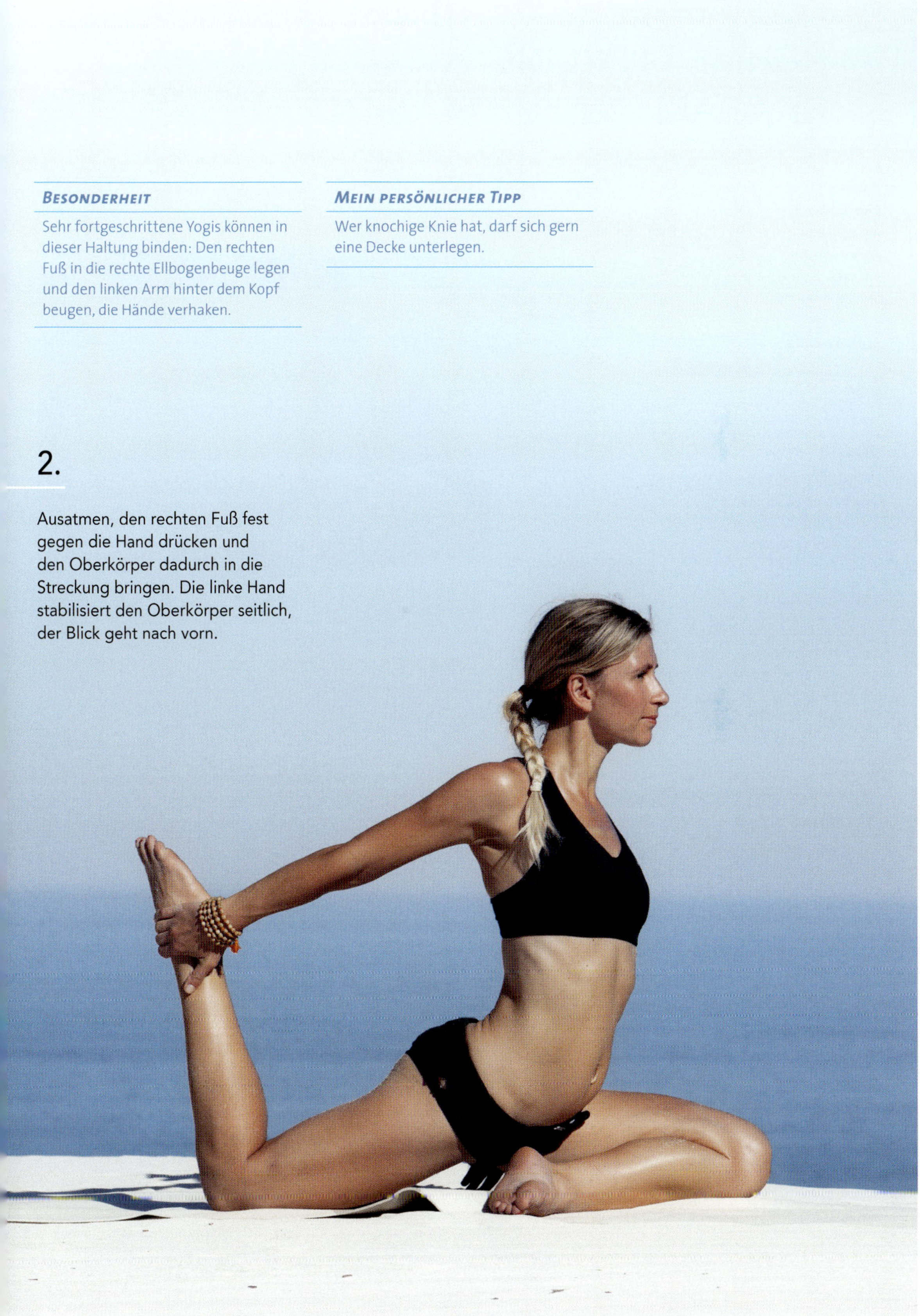

7 SCHMETTERLING: PRASARITA BHADRASANA

Kraft	⋆
Beweglichkeit	⋆⋆
Ausdauer	⋆
Koordination	⋆⋆
Balance	⋆
Körperspannung	⋆⋆

All-over-Rating:

Leicht *Mittel* *Schwer*

Effekte

Die Hüften werden sanft geöffnet, die energetische Verbindung zwischen Erdverbundenheit und dem Dritten Auge wird verbessert.

Die Haltung im Flow

Sitzende Haltungen oder Haltungen in der Planke gehen voraus, anschließend können sitzende Asanas oder liegende Übungen gemacht werden.

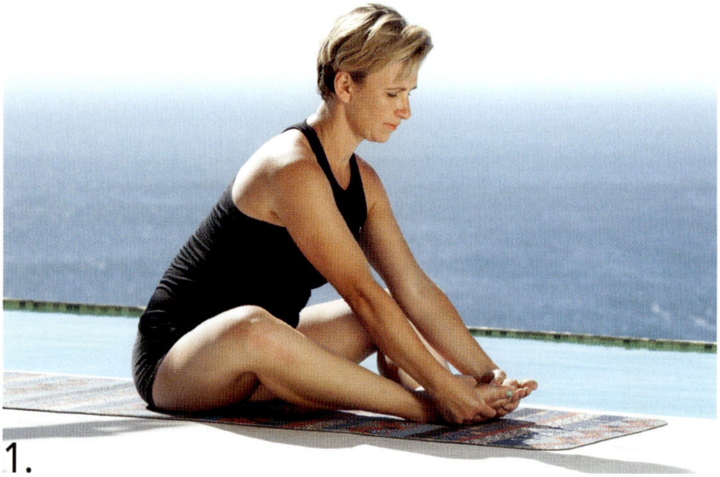

1.

Gerade sitzen, Beine beugen und die Fußsohlen aneinanderlegen. Knie sinken Richtung Boden. Mit den Händen die Fußsohlen nach außen öffnen und die Knöchel greifen, einatmen.

Besonderheiten

Wenn der Kopf noch nicht bis zu den Füßen abgesenkt werden kann, einen Yogablock oder ein Kissen unterlegen.

Mein persönlicher Tipp

Das Gesicht in die Füße zu legen ist nach indischem Verständnis eine Geste der Demut: Ich bedanke mich in dieser Haltung bei meinen Füßen, dass sie meine sportlichen Aktivitäten mitmachen und mich nie im Stich lassen. Ob's hilft? Es schadet jedenfalls nicht …

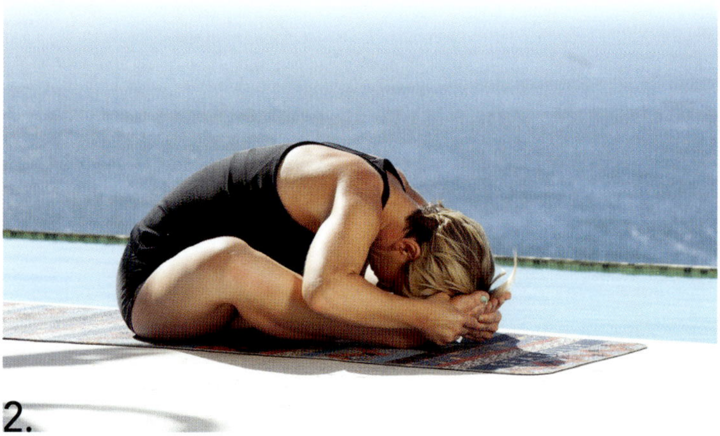

2.

Ausatmen, den Oberkörper nach vorn neigen und, wenn möglich, die Stirn in den Fußsohlen ablegen.

8 HÜFTBEUGERDEHNUNG: BHADRASANA

Kraft	★
Beweglichkeit	★★★
Ausdauer	★
Koordination	★★
Balance	★
Körperspannung	★★

All-over-Rating:

Leicht bis Mittel — Schwer

Effekte

Die Hüften werden sanft geöffnet, die energetische Verbindung zwischen Erdverbundenheit und dem Dritten Auge wird verbessert.

Die Haltung im Flow

Die Haltung entsteht aus dem Sitzen heraus. Anschließend kann sitzend, liegend oder im Vierfüßler geübt werden.

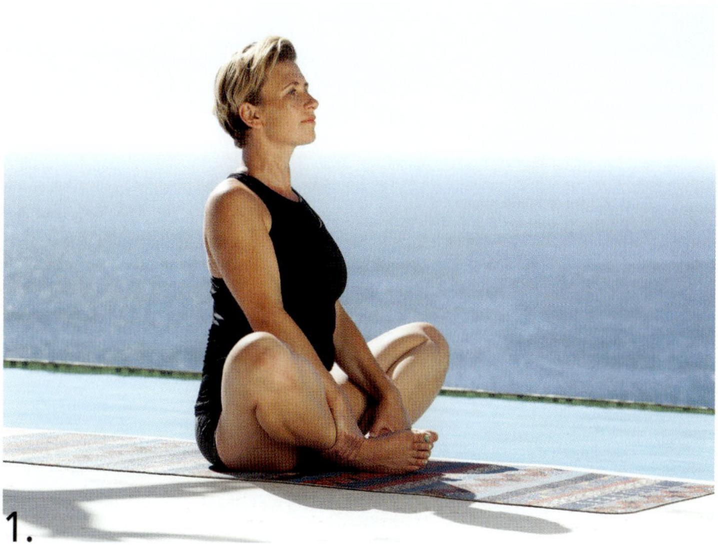

1.

Aufrecht sitzen, den Rücken strecken. Die Beine beugen, Fußsohlen aneinanderlegen und die Fersen nah zum Schritt ziehen, einatmen.

Besonderheit

Wenn die Knie diese Haltung nicht vertragen, Decken oder Blöcke unterlegen!

Mein persönlicher Tipp

Je nach Beinstellung verändern sich die Anteile der Muskulatur und die Sehnen und Bänder, die gedehnt werden. Die vorhergehende Haltung Prasarita bhadrasana beispielsweise ist daher nicht als »leichtere Version« von Bhadrasana anzusehen, sondern als Variante.

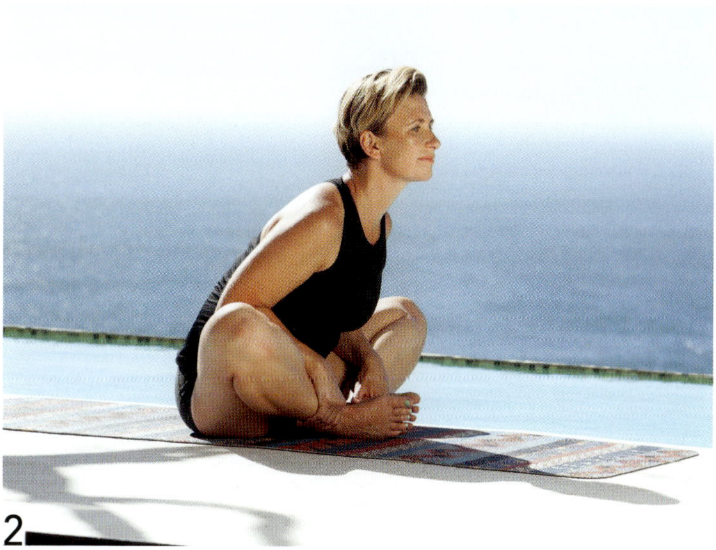

2.

Ausatmen und den Oberkörper so gestreckt wie möglich nach vorn neigen, dabei die Knöchel fassen und eventuell mit den Unterarmen die Oberschenkel sanft nach unten drücken.

9 BOOT: NAVASANA

Kraft	★★★★
Beweglichkeit	★★
Ausdauer	★★
Koordination	★★★
Balance	★★★
Körperspannung	★★★★

All-over-Rating:

Leicht **Mittel bis Schwer**

Effekte

Der Bauch und der Beckenboden werden gekräftigt, die Balance geschult.

Die Haltung im Flow

Diese Asana ist nach einer Sitzhaltung ideal. Anschließend kann im Sitzen weitergeübt werden, in den Vierfüßlerstand oder die Planke gewechselt werden.

1.

Gerade sitzen und die Spannung im Beckenboden und im Bauch aufbauen. Beine beugen und Füße flach aufstellen. Kniekehlen halten und das Gewicht nach hinten verlagern, bis sich die Füße vom Boden lösen. Einatmen und die Arme neben den gebeugten Beinen halten.

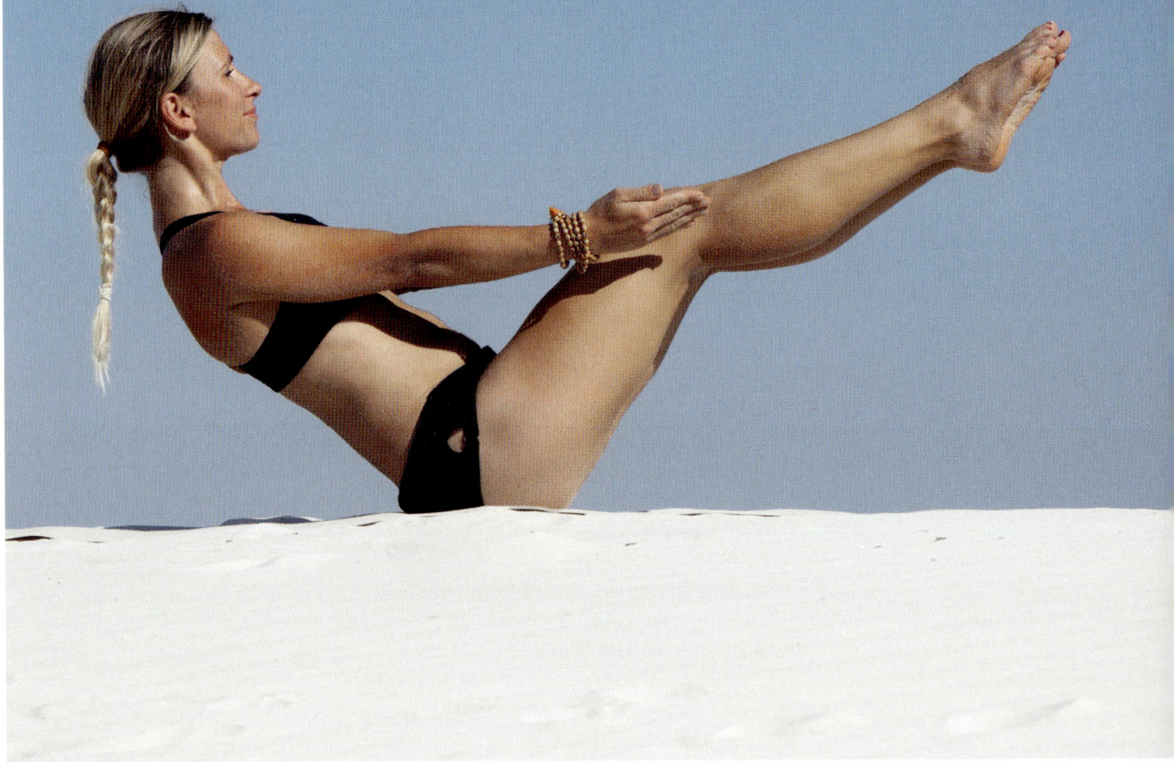

Besonderheiten

Eine perfekte Bauchübung, die in keiner Yogastunde fehlen sollte.

Wenn die Kraft noch fehlen sollte, können die Beine gebeugt bleiben.

Mein persönlicher Tipp

Wer viel mit Rückenschmerzen zu tun hat, sollte den Bauch stärken: Diese Haltung ist ideal – allerdings nur, wenn der Rücken nicht akut weh tut!

2.

Ausatmen und die Beine ausstrecken: Die Zehen befinden sich ungefähr auf Kopfhöhe.

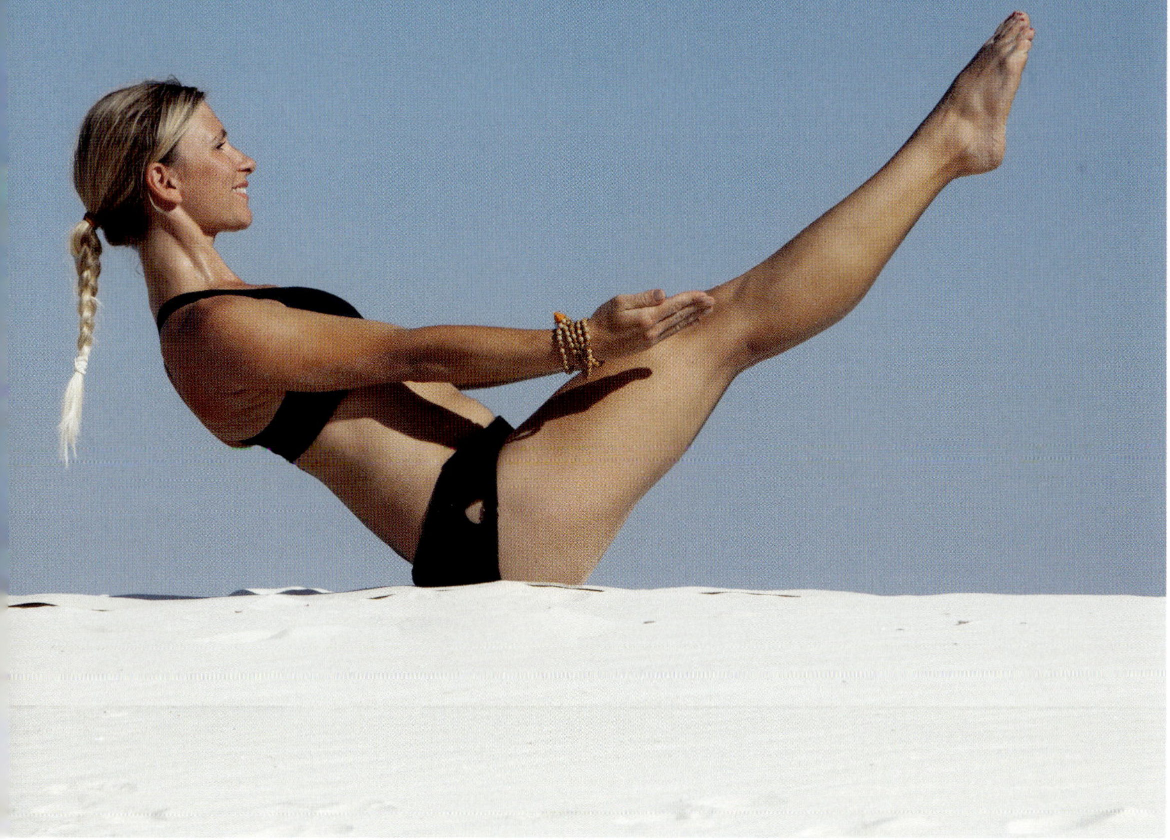

(10) SEITLICHES BOOT:
PARSVA NAVASANA

KRAFT	★★★★
BEWEGLICHKEIT	★★★
AUSDAUER	★★
KOORDINATION	★★★
BALANCE	★★★
KÖRPERSPANNUNG	★★★

ALL-OVER-RATING:

LEICHT **MITTEL** SCHWER

EFFEKTE

Die seitlichen Bauch- und die tiefliegenden Rumpfmuskeln werden trainiert, die Balance geschult.

DIE HALTUNG IM FLOW

Besonders nach Navasana lässt sich diese Haltung gut üben. Anschließend kann im Sitzen weitergeübt werden, in den Vierfüßlerstand oder die Planke gewechselt werden.

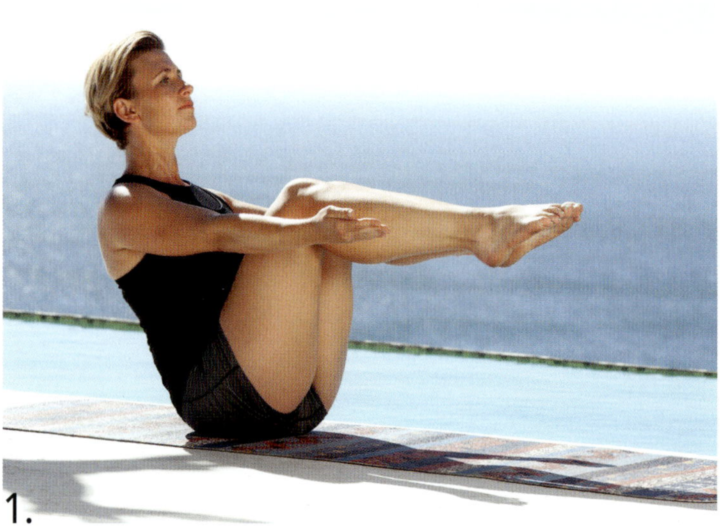

1.

Gerade sitzen und die Beine beugen. Kniekehlen fassen und das Gewicht nach hinten verlagern, bis die Füße sich vom Boden lösen. Einatmen, Arme ausstrecken, Handflächen nach oben.

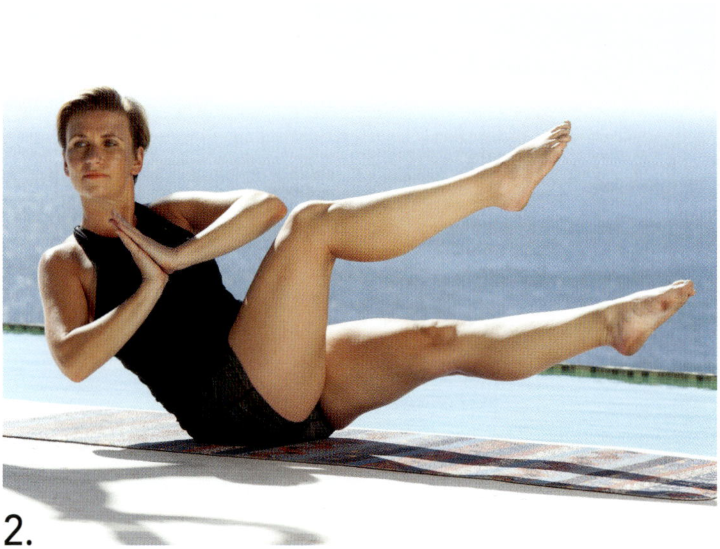

2.

Ausatmen, Handflächen vor der Brust aneinanderlegen und den Oberkörper aus der Taille heraus nach rechts drehen. Gleichzeitig das linke Bein ausstrecken.

BESONDERHEITEN

Die Rotation kommt aus der Taille heraus, die Hüften bleiben parallel.

Schultern senken, Ellbogen zu den Seiten anheben.

Leichter wird die Haltung, wenn das linke Bein gebeugt ist und die Fußspitze den Boden berührt.

MEIN PERSÖNLICHER TIPP

Ideal in der Kombination von Navasana!

(11) KOMPASS: SURYA YANTRASANA

Kraft	★★★★
Beweglichkeit	★★★★★
Ausdauer	★★
Koordination	★★★★
Balance	★★
Körperspannung	★★★

All-over-Rating:

Leicht Mittel **Schwer**

Effekte

Die Beinrückseite und der Brustbereich werden gedehnt, die Balance und die Koordination geschult.

Die Haltung im Flow

Sitzende Asanas können davor und danach geübt werden.

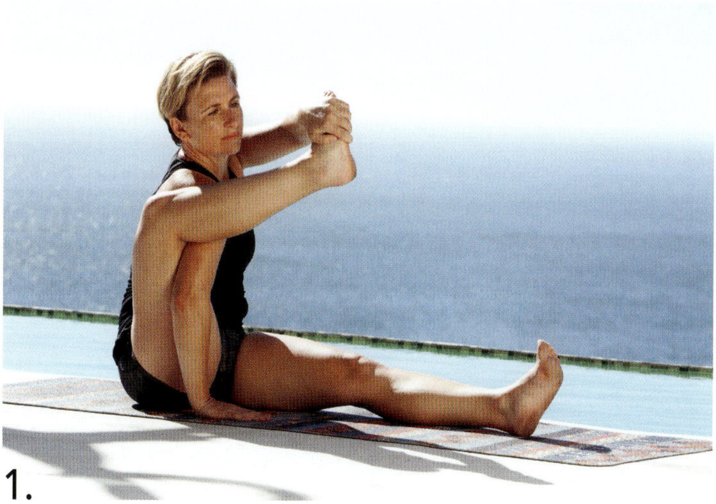

1.

Gerade sitzen und die Beine parallel halten, Wirbelsäule strecken und Beckenboden aktivieren. Das rechte Bein beugen, vom Boden lösen und die rechte Hand parallel zum linken Sitzknochen aufsetzen, Finger zeigen nach vorn. Das rechte Bein liegt auf dem rechten Oberarm. Einatmen und mit der linken Hand die Außenkante des rechten Fußes fassen.

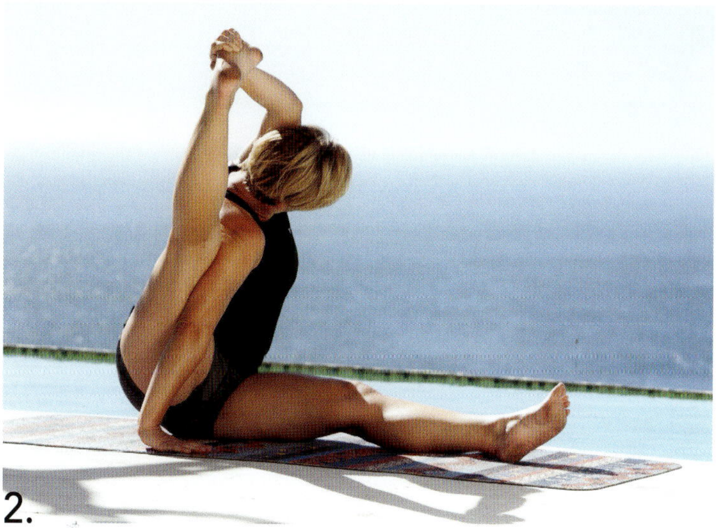

2.

Ausatmen, das rechte Bein langsam ausstrecken, so weit es möglich ist, und den Oberkörper nach links aufdrehen, dabei den Blick unter dem linken Arm hindurch nach oben richten.

Besonderheit

Die gleichzeitige Streckung des Beins und die Drehung des Oberkörpers machen die Haltung leichter.

Mein persönlicher Tipp

Vorbereitende Hüft- und Beindehnungen sind meine Favoriten, um mich auf diese schwierige Haltung vorzubereiten.

12 SCHILDKRÖTE:

KURMASANA

Kraft	**
Beweglichkeit	*****
Ausdauer	**
Koordination	****
Balance	*
Körperspannung	**

All-over-Rating:

Leicht Mittel **Schwer**

Effekte

Der Brust-Schulter-Bereich wird gedehnt, der Rücken sanft gestreckt. In erster Linie wird aber die innere Ruhe geschult: In die Haltung hineinkommen ist nicht zu schwierig, aber viele Üben- de bekommen Panik bei der Auflösung der Haltung.

Die Haltung im Flow

Sitzende Beindehnungen sind gute Haltungen, um diese Asana vorzubereiten. Anschließend tun Übungen in der Rückenlage gut.

1.

Beine weit grätschen und aufrecht sitzen. Die Fersen aufstellen und die Arme unter den Beinen durchfädeln, Fingerspitzen dabei nach hinten zeigen lassen. Wirbelsäule strecken, den Blick nach vorn richten, einatmen.

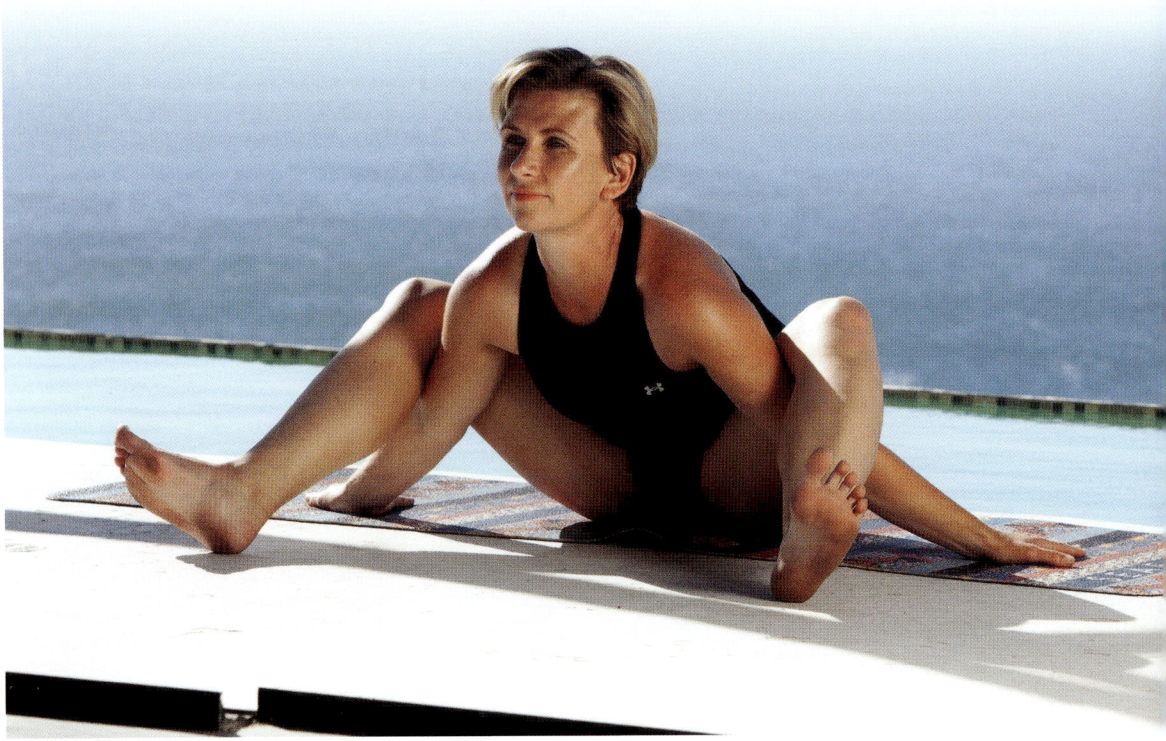

Besonderheiten

Um aus der Haltung wieder herauszukommen, Ruhe bewahren, dann langsam und achtsam die Beine wieder beugen und einen Arm nach dem anderen befreien.

Mein persönlicher Tipp

Ruhig bleiben, die Haltung ist schnell vorbei!

2.

Mit der Ausatmung die Beine weiter strecken und den Oberkörper nach vorn ablegen, bis die Stirn den Boden berührt.

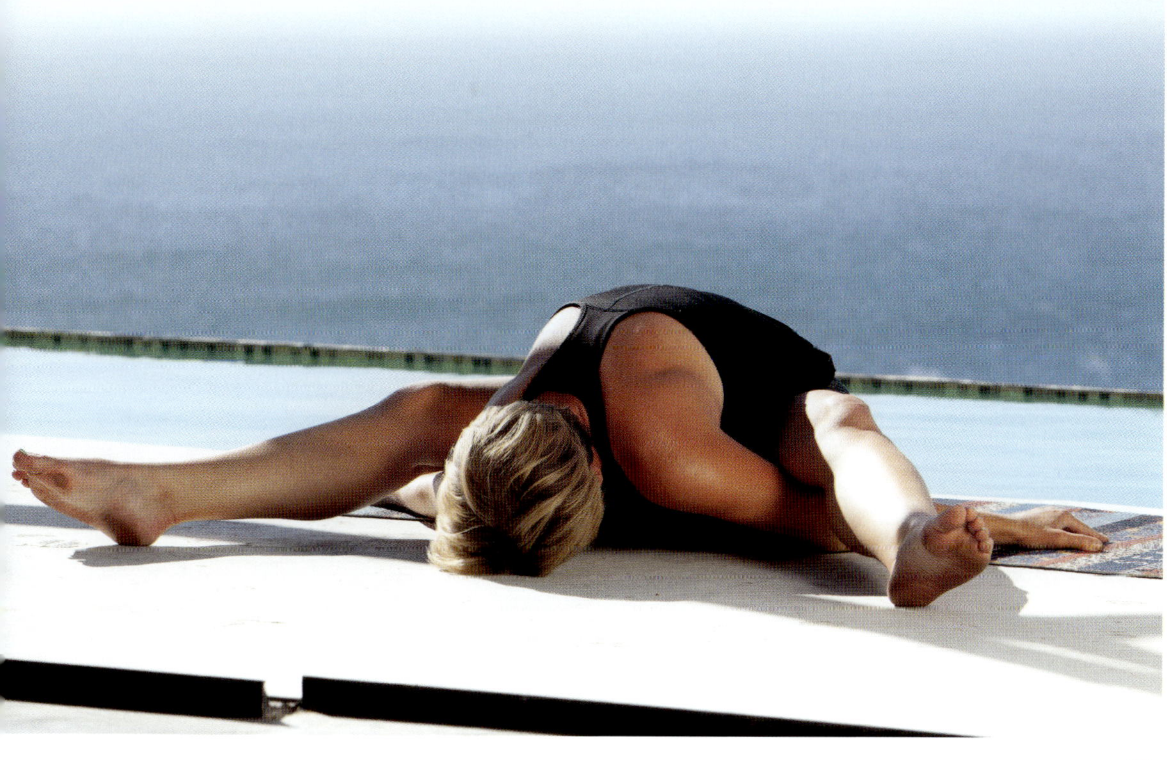

13 EINBEINIGE VORBEUGE: JANU SIRSASANA

Kraft	**
Beweglichkeit	***
Ausdauer	*
Koordination	**
Balance	*
Körperspannung	***

All-over-Rating:

Leicht *Mittel bis Schwer*

Effekte

Die Beinrückseite wird gedehnt, die Hüfte geöffnet.

Die Haltung im Flow

Sitzhaltungen können der Asana vorausgehen und danach folgen. Auch liegende Haltungen sind im Anschluss gut geeignet.

Besonderheiten

Das gestreckte Bein bleibt aktiv: Fußspitze heranziehen, Fuß flexen!

Mein persönlicher Tipp

Wenn die Stirn noch nicht abgelegt werden kann, das Bein beugen, bis die Stirn Kontakt hat. Jetzt aktiv mit der Stirn das Bein nach unten drücken und in der tiefsten Position halten.

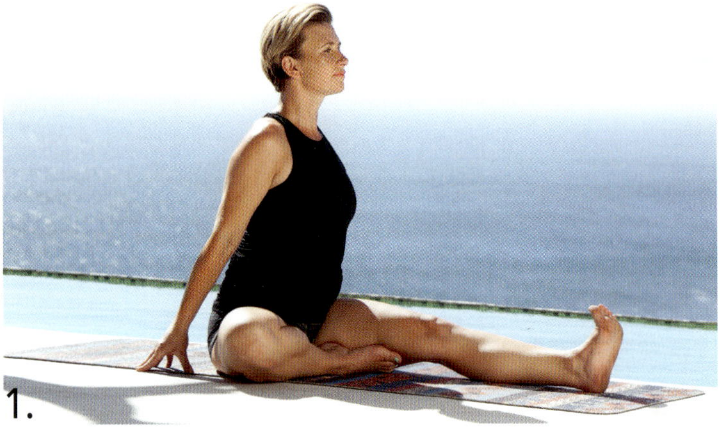

1.

Aufrecht sitzen und die Beine parallel nach vorn ausstrecken. Das rechte Bein beugen und den rechten Fuß an den linken Innenschenkel legen. Beckenboden aktivieren, Wirbelsäule strecken, Arme neben dem Körper halten und einatmen.

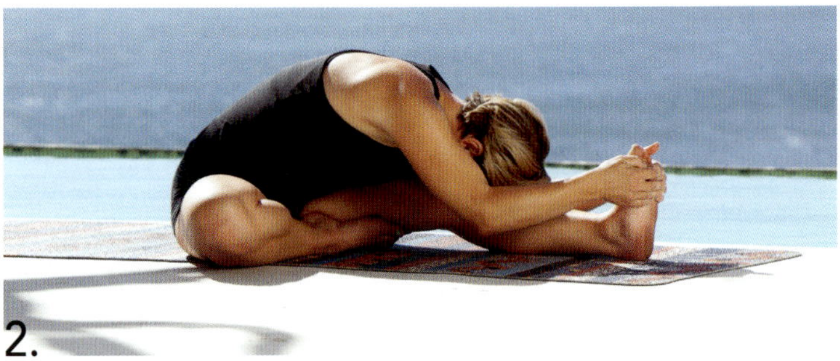

2.

Ausatmen, den Oberkörper zunächst gestreckt nach vorn neigen und den linken Fußballen fassen. Schließlich den Rücken runden und die Stirn auf dem Schienbein ablegen.

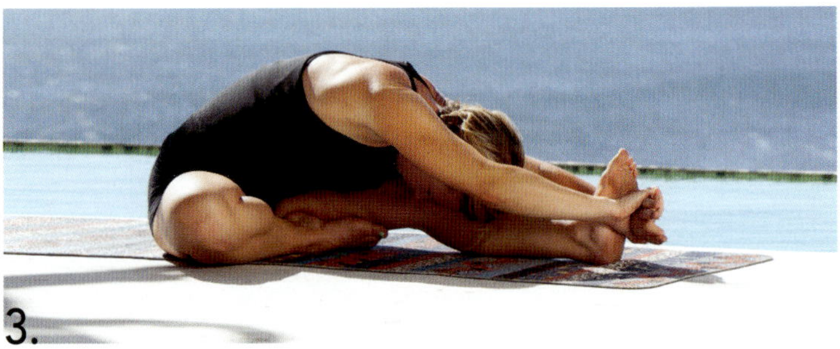

3.

Alternativ zu 2. kannst du als geübter Yogi die gebundene Variante versuchen: Das linke Knie beugen, mit der rechten Hand das linke Handgelenk greifen. Ausatmen und das linke Bein vorsichtig wieder strecken. Die Stirn zum Schienbein sinken lassen.

(14) GEBUNDENE SITZENDE VORBEUGE: BADDHA JANU SIRSASANA

KRAFT	**
BEWEGLICHKEIT	****
AUSDAUER	**
KOORDINATION	****
BALANCE	**
KÖRPERSPANNUNG	***

ALL-OVER-RATING:

LEICHT MITTEL **SCHWER**

EFFEKTE

Hüfte und Beinrückseiten werden gedehnt, die inneren Organe sanft mit der Ferse massiert.

DIE HALTUNG IM FLOW

Sitzende Haltungen gehen voraus. Im Anschluss kann sitzend, liegend oder in der Planke geübt werden.

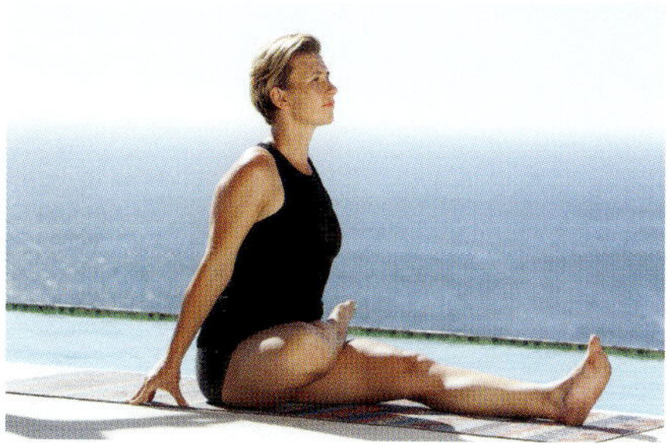

1.

Aufrecht sitzen und den rechten Fuß in die linke Leiste legen. Das Knie sinken lassen, so tief es geht. Einatmen, Rücken strecken, Arme neben dem Körper halten.

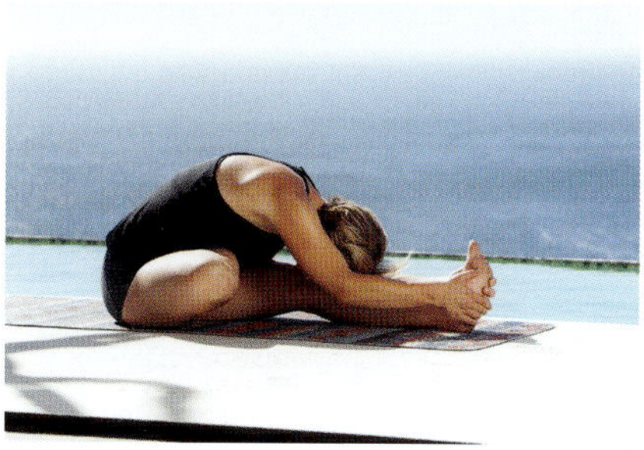

2.

Ausatmen, den Oberkörper aus der Hüfte nach vorn neigen und den linken Fußballen mit beiden Händen greifen.

Für erfahrene Yogis empfiehlt sich die gebundene Variante:

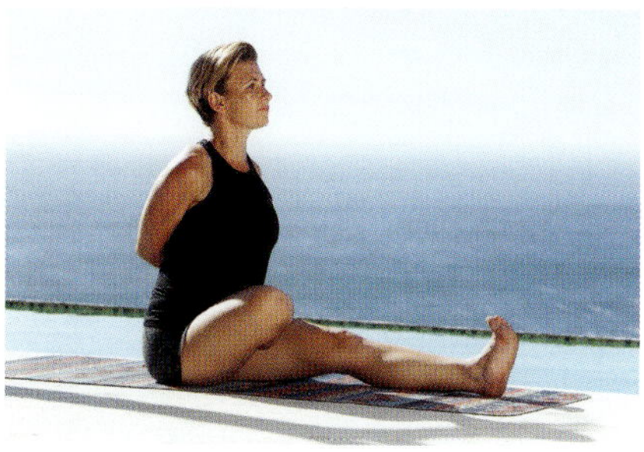

1.

Aufrecht sitzen und den rechten Fuß in die linke Leiste legen. Den rechten Arm hinter dem Rücken vorbeiführen und die Hand in den linken Hüftbeuger klemmen.

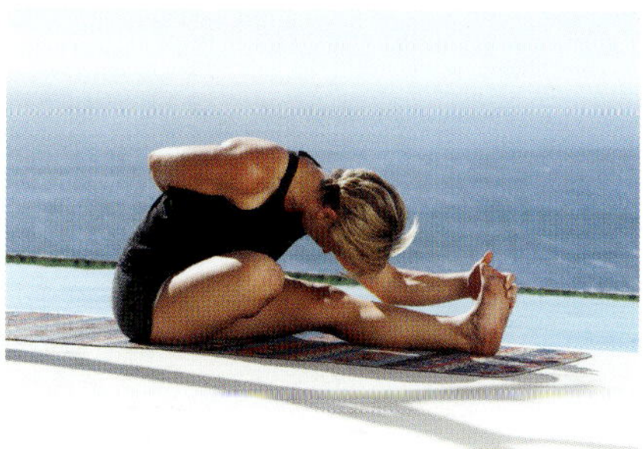

2.

Oberkörper nach vorn neigen und den linken Fuß mit der linken Hand greifen, Stirn zum Schienbein bringen.

BESONDERHEITEN

Das linke Bein bleibt aktiv: Kniescheibe hochziehen!

MEIN PERSÖNLICHER TIPP

Die gebundene Variante nicht erst ausprobieren, wenn das gebundene Janu sirsasana schon funktioniert: Beide Haltungen erfordern Beweglichkeit, aber in unterschiedlichen Bereichen. Vielleicht klappt das eine eher als das andere? Ausprobieren!

(15) GEDREHTE SITZENDE VORBEUGE:
PARIVRTTA JANU SIRSASANA

KRAFT	★★
BEWEGLICHKEIT	★★★★
AUSDAUER	★★
KOORDINATION	★★★
BALANCE	★★
KÖRPERSPANNUNG	★★★

ALL-OVER-RATING:

LEICHT **MITTEL BIS SCHWER**

EFFEKTE

Die Beinrückseite wird gedehnt, die Wirbelsäule mobilisiert, die Brust-Schulter-Beweglichkeit verbessert.

DIE HALTUNG IM FLOW

Die Haltung entsteht aus Janu sirsasana. Anschließend können sitzende oder liegende Asanas folgen.

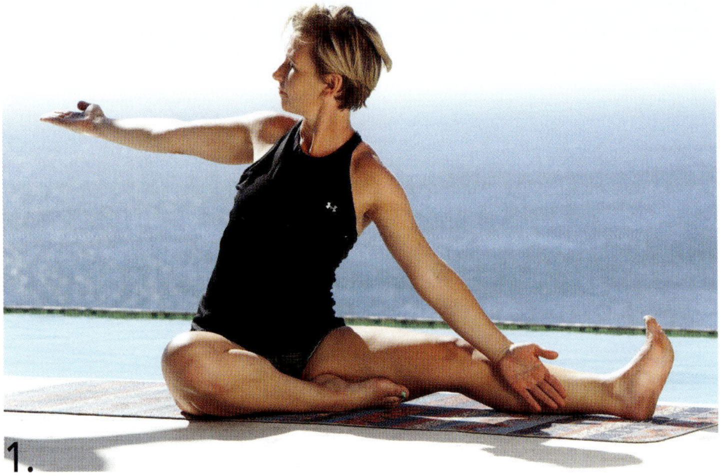

1.

Aufrecht sitzen und den rechten Fuß zum linken Innenschenkel legen. Oberkörper nach rechts aufdrehen, den rechten Arm nach rechts strecken, Handfläche nach oben. Linke Hand an die Innenseite des linken Beins legen, einatmen.

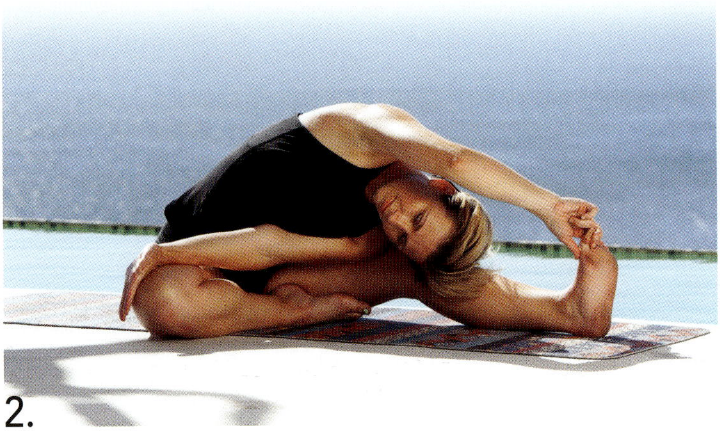

2.

Ausatmen, den Oberkörper auf das linke Bein sinken lassen. Mit der rechten Hand den linken großen Zeh greifen, den linken Handrücken gegen den rechten Innenschenkel drücken und so die Rotation des Oberkörpers unterstützen.

BESONDERHEITEN

Die Arme unterstützen die Drehung des Oberkörpers sehr stark.

Schultern von den Ohren wegziehen!

Auch der rechte Arm unterstützt die Bewegung durch Zug.

MEIN PERSÖNLICHER TIPP

Eine ruhige, tiefe Atmung und eine sehr bewusste Körperwahrnehmung helfen dir bei der Intensivierung deiner Haltung.

(16) SITZENDE VORBEUGE: PASCHIMOTTANASANA

Kraft	**
Beweglichkeit	****
Ausdauer	**
Koordination	*
Balance	*
Körperspannung	**

All-over-Rating:

Leicht **Mittel** Schwer

Effekte

Die Beinrückseiten werden gedehnt, der Rücken gestreckt. Vorbeugen sind immer Haltungen, die sich mit der Aufarbeitung der Vergangenheit beschäftigen: Nicht wundern, falls nach einer intensiven Vorbeugenstunde alte Lebensthemen hochkommen sollten!

Die Haltung im Flow

Nach der Drehhaltung ist die Asana super, anschließend sind Haltungen in Rückenlage toll. Die Drehhaltung eignet sich aber auch im Anschluss.

Besonderheiten

Die Beine bleiben während der gesamten Haltung aktiv.

Der Beckenboden steuert in Kombination mit der unteren Rückenmuskulatur das Kippen des Beckens, also sind auch diese Muskelpartien die ganze Haltung über aktiviert.

Mein persönlicher Tipp

Die Haltung ist einer meiner persönlichen Favoriten: Man kann von hunderten Yogis umgeben sein und ist trotzdem »bei sich«. Eine kleine Auszeit in einer intensiven Yogastunde!

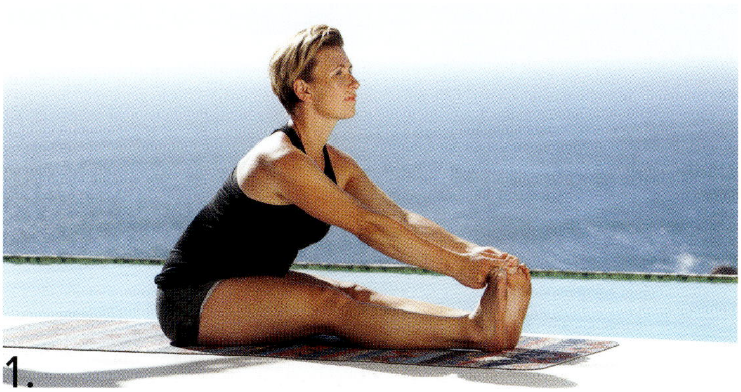

1.

Aufrecht sitzen, einatmen und die Beine parallel halten, die Oberschenkel aktivieren, Füße flexen. Ausatmen und mit geradem Rücken nach vorn beugen, dabei die Sitzhöcker nach hinten ziehen. Große Zehen mit den ersten drei Fingern jeder Hand greifen und den Rücken durch Zug nochmals strecken, dabei einatmen.

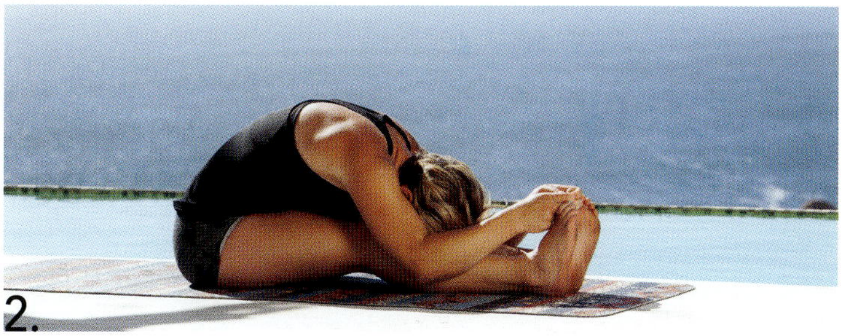

2.

Ausatmen, den Rücken sanft runden und den Kopf auf die Schienbeine sinken lassen. So für mindestens fünf tiefe Atemzüge verweilen.

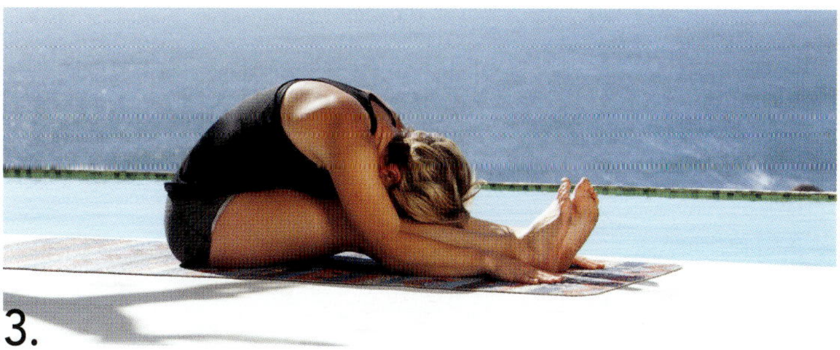

3.

Für weitere zwei bis drei Atemzüge halten, dann die Bindung auflösen und die Unterarme ohne Spannung neben den Beinen ablegen, den Nacken dabei entspannen.

17 HEUSCHRECKE: SALABASANA

KRAFT	**
BEWEGLICHKEIT	***
AUSDAUER	**
KOORDINATION	**
BALANCE	*
KÖRPERSPANNUNG	***

ALL-OVER-RATING:

LEICHT MITTEL SCHWER

EFFEKTE

Die Rückenmuskulatur wird trainiert, der Beckenboden gekräftigt.

DIE HALTUNG IM FLOW

Die Asana folgt auf Haltungen in Rückenlage. Weitere Asanas in Bauchlage können folgen, es kann aber auch in die Rückenlage zurückgekehrt werden. Auch die Fortführung im Vierfüßlerstand oder im Hinabschauenden Hund ist möglich.

1.

In der Bauchlage starten. Beine geschlossen halten und die Hände zunächst unter die Stirn legen. Spannung im Beckenboden aufbauen, einatmen.

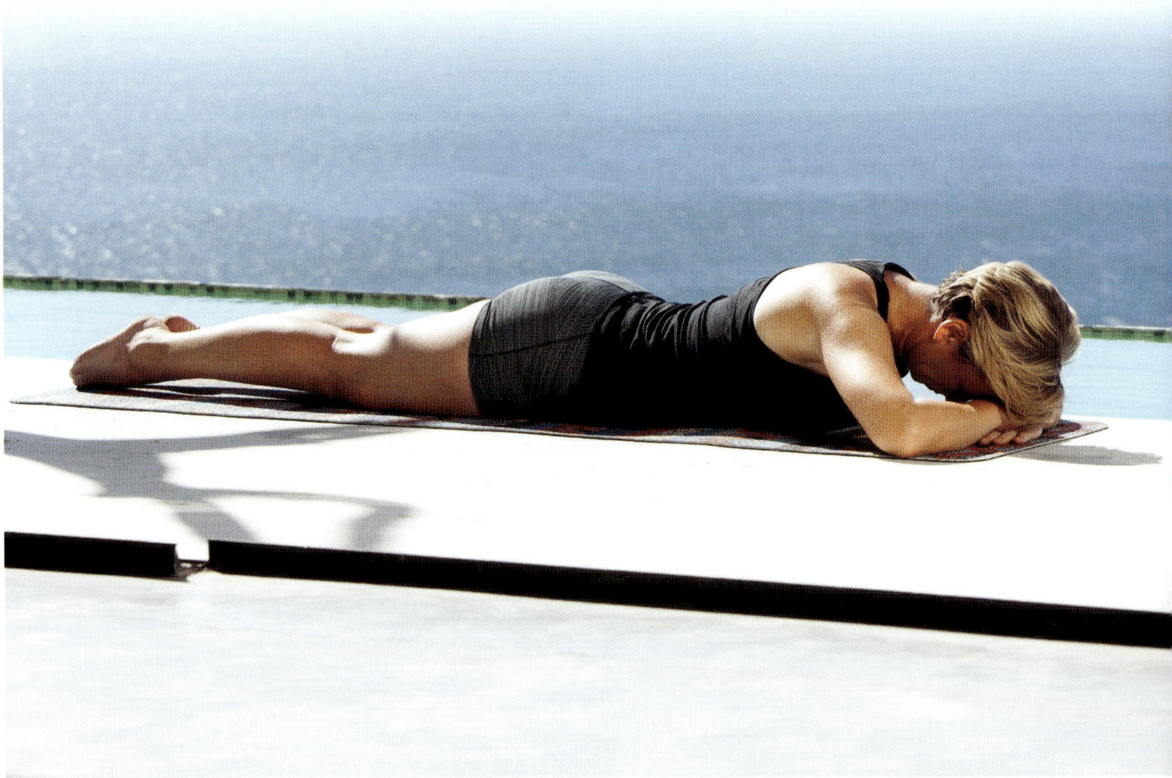

Besonderheiten

Eine tolle Rückbeuge für Yoganeulinge!

Beine unbedingt geschlossen halten, sonst kann der Beckenboden nicht angespannt bleiben.

Auch auf die Streckung der Beine nach hinten achten: Knie und Oberschenkel vom Boden wegheben!

Mein persönlicher Tipp

Die Streckung der Beine und die Aktivierung des Beckenbodens sind weitaus wichtiger als eine tiefe Rückbeuge: Lieber nicht so hoch anheben, dafür diese wichtigen Effekte erzielen!

2.

Mit der Ausatmung die Hände neben dem Körper ablegen, Handflächen auf den Boden drücken. Oberkörper und Beine aus der Rückenkraft heraus anheben und mit den folgenden Atemzügen tiefer in die Rückbeuge kommen.

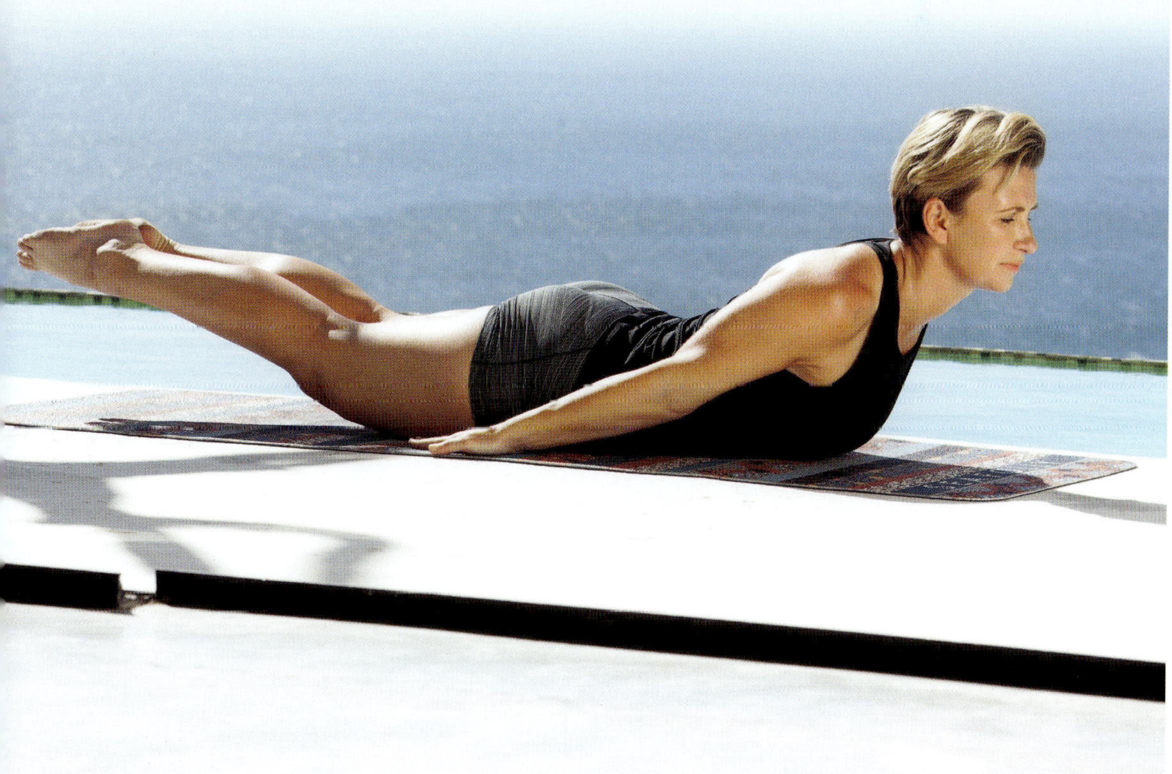

18 BOGEN: DHANURASANA

Kraft	★★★
Beweglichkeit	★★★★
Ausdauer	★
Koordination	★★
Balance	★★★
Körperspannung	★★★

All-over-Rating:

Leicht **Mittel** Schwer

Effekte

Kraft und Balance müssen sich die Waage halten, was das Körpergefühl schult. Die Hüftbeuger und der Brust-Schulter-Bereich werden gedehnt.

Die Haltung im Flow

Diese Asana folgt unweigerlich auf Savasana. Anschließend können weitere Rückbeugen folgen oder eine neutralisierende Haltung wie der Drehsitz.

1.

Auf den Bauch legen. Beine beugen, Knie hüftweit öffnen. Die großen Zehen aneinanderlegen und mit beiden Händen die Fußgelenke oder Fußrücken greifen, einatmen.

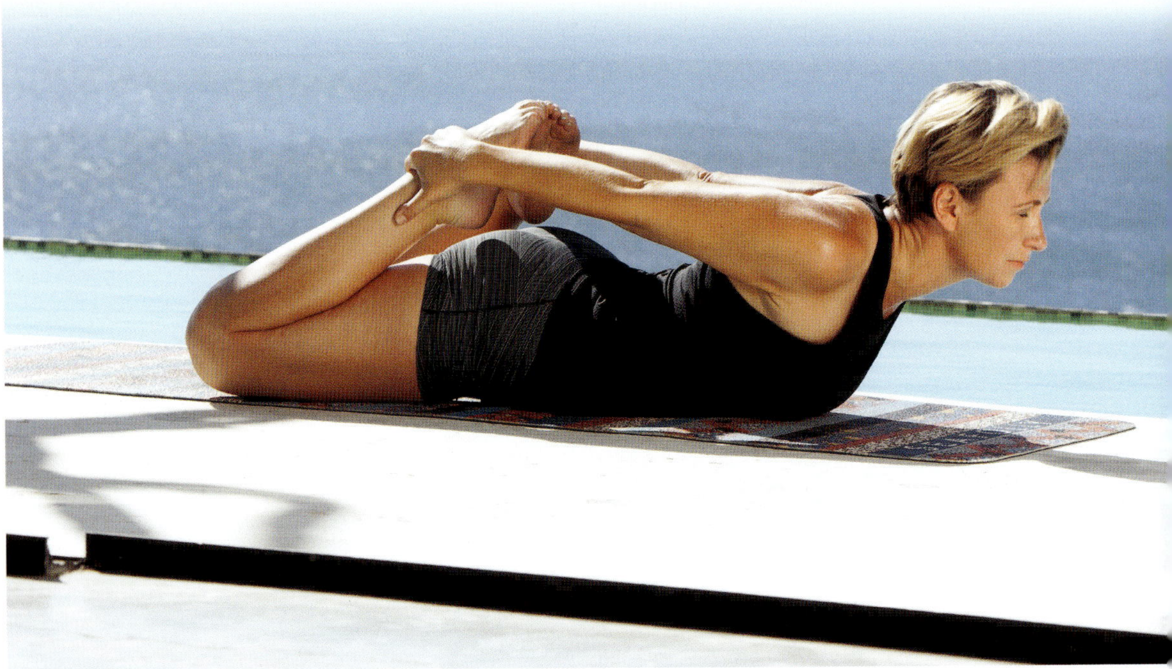

Besonderheiten

Die Atmung trägt die Haltung: Mit jeder Einatmung kommt der Oberkörper etwas nach oben, mit jeder Ausatmung kippt der Körper wieder vor. Mit der Einatmung daher die Haltung vertiefen, mit der Ausatmung halten.

Mein persönlicher Tipp

Der untere Rücken darf niemals schmerzen, wenn du Yoga geübt hast. Ist das doch der Fall, durchleuchte deine Asana-Abfolge: Hast du beispielsweise in Dhanurasana (oder einer anderen ähnlich intensiven Rückbeuge) den Beckenboden wirklich angespannt – oder deiner Wirbelsäule den Job überlassen, die sich nun beschwert? Ehrlichkeit mit dir selbst hilft dir, deinen Rücken dauerhaft gesund zu erhalten.

2.

Ausatmen, die Füße gegen die Hände drücken, den Blick heben. Gleichzeitig mit den Händen fest an den Fußgelenken ziehen und so viel Spannung aufbauen.

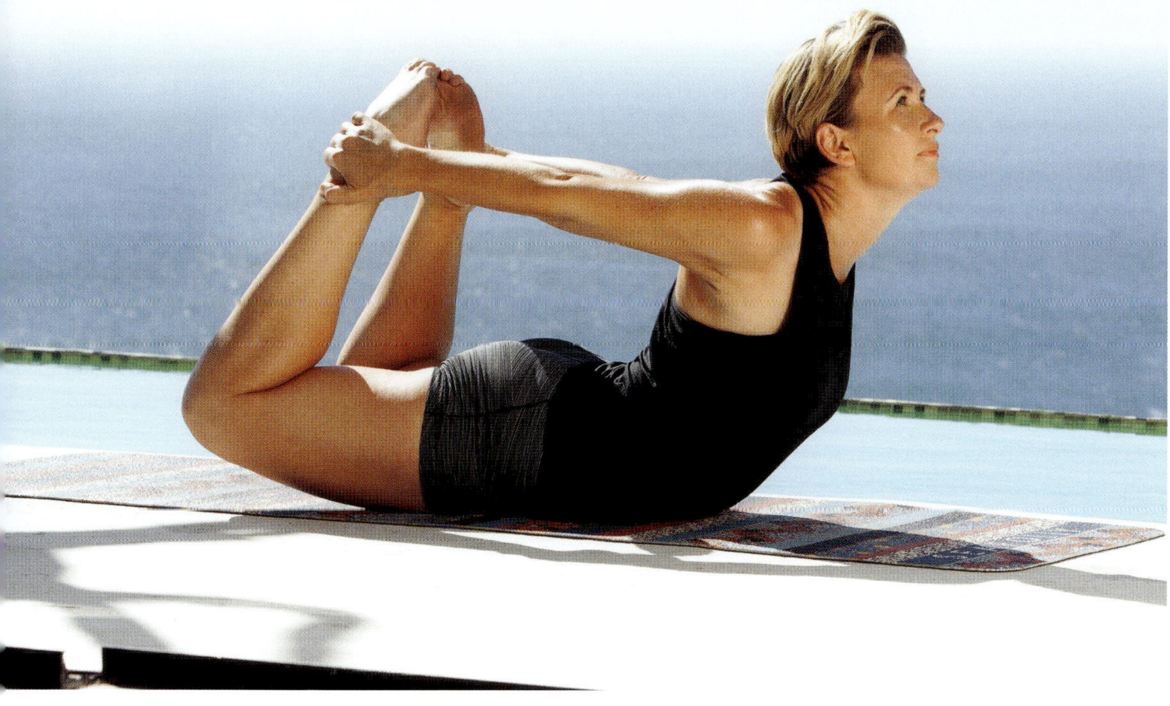

19 KAMEL: USTRASANA

Kraft	****
Beweglichkeit	****
Ausdauer	***
Koordination	***
Balance	***
Körperspannung	****

All-over-Rating:

Leicht Mittel **Schwer**

Effekte

Der Hüftbeuger und die Körpervorderseite werden gedehnt, die Brust-Schulter-Beweglichkeit wird verbessert.

Die Haltung im Flow

Zuvor können sitzende Haltungen oder Asanas im Vierfüßlerstand geübt werden. Auch der Hinabschauende Hund ist eine Vorgängerhaltung. Anschließend kann mit sitzenden Haltungen, Stützhaltungen oder einem Vinyasa fortgefahren werden. Eine schöne Pause findet man in der Kindhaltung.

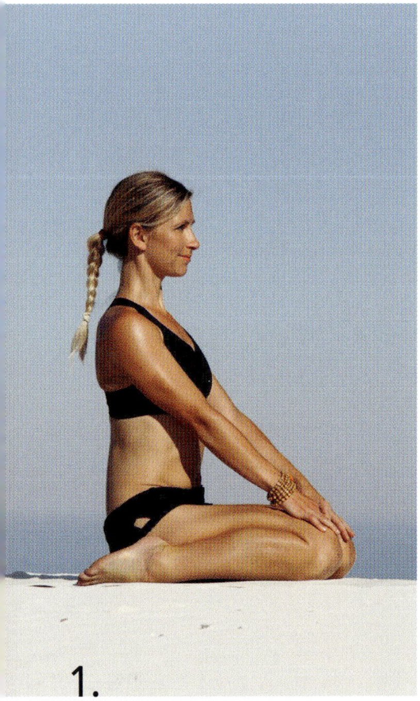

1.

Im Fersensitz beginnen. Beine geschlossen halten, Fußrücken ablegen, den Rücken strecken und die Hände auf den Oberschenkeln ablegen, einatmen.

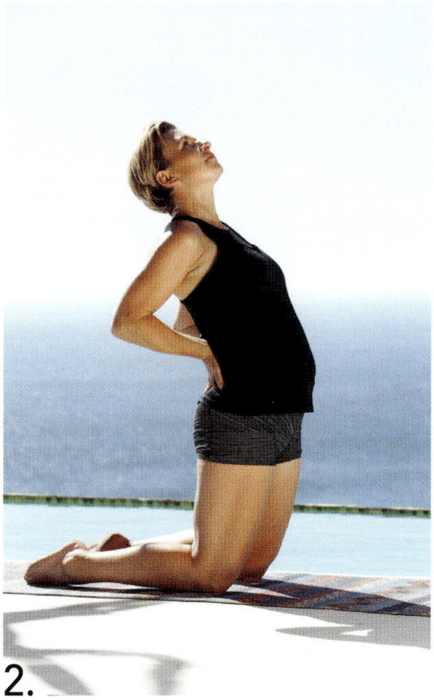

2.

Ausatmen, das Becken anheben und das Gewicht langsam und kontrolliert nach vorn verlagern, die Hände an den unteren Rücken legen und ein bis zwei volle Atemzüge darauf verwenden, das Brustbein anzuheben und den unteren Rücken mithilfe des Beckenbodens zu stabilisieren. Einatmen und entweder mit der Reihe (3. bis 4.) oder sofort mit 5. fortfahren!

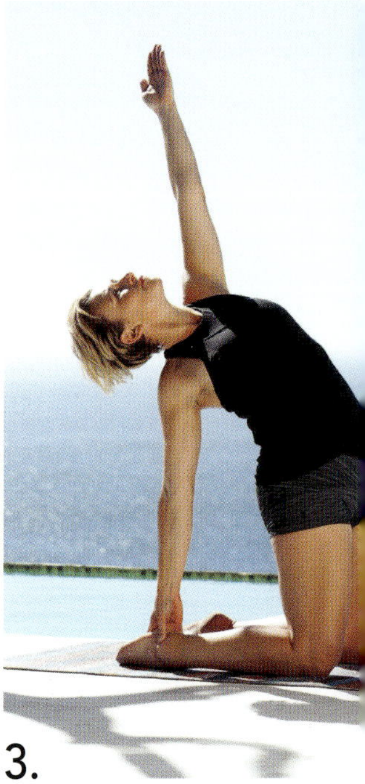

3.

Mit einer Einatmung die rechte Hand auf die rechte Ferse setzen und den linken Arm nach oben ziehen.

Besonderheit

Durch die Änderung der Blickrichtung kommt es häufig zu Schwindel: In diesem Fall den Kopf nicht nach hinten neigen.

Mein persönlicher Tipp

Diese Asana eignet sich wunderbar als Peak Pose: Die Entspannung in der Kindhaltung danach ist unendlich genussvoll!

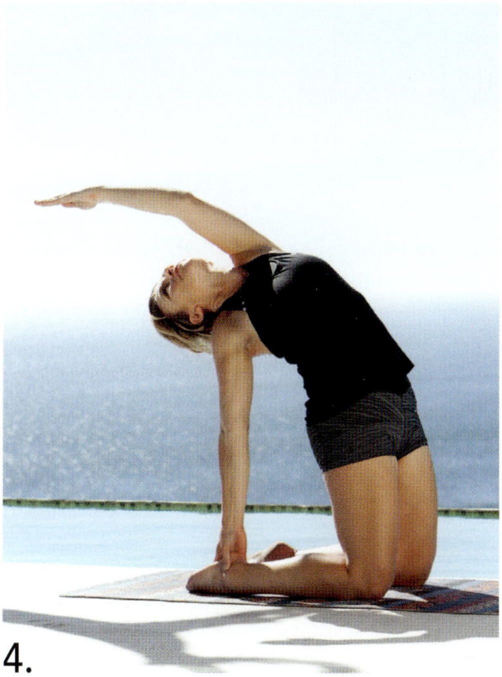

4.

Mit der Ausatmung das Becken weiter nach vorn drücken und den linken Arm über den Kopf nach hinten ziehen.

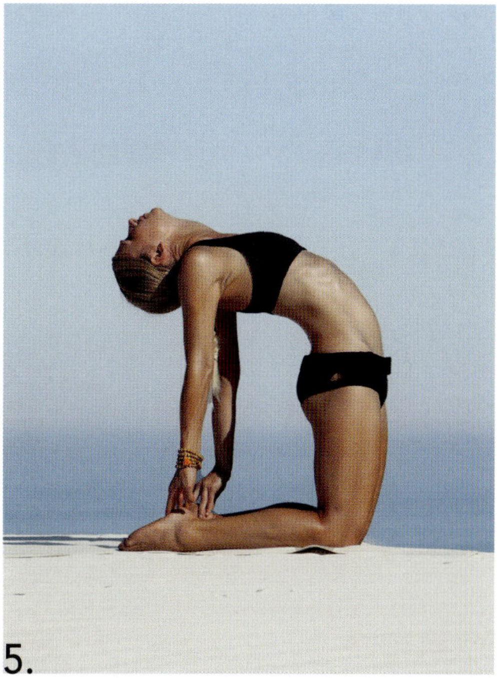

5.

Mit einer Einatmung die Hände nacheinander auf die Fersen setzen. Mit der Ausatmung das Becken weiter nach vorn schieben und, wenn möglich, den Kopf kontrolliert in den Nacken legen.

(20) HAPPY BABY: ANANDA BALASANA

KRAFT	⋆
BEWEGLICHKEIT	⋆⋆⋆
AUSDAUER	⋆
KOORDINATION	⋆⋆
BALANCE	⋆
KÖRPERSPANNUNG	⋆⋆

ALL-OVER-RATING:

LEICHT MITTEL SCHWER

EFFEKTE

Der untere Rücken wird gedehnt und mobilisiert.

DIE HALTUNG IM FLOW

Davor können Rückbeugen geübt werden, anschließend bietet sich der Schulterstand oder Savasana an.

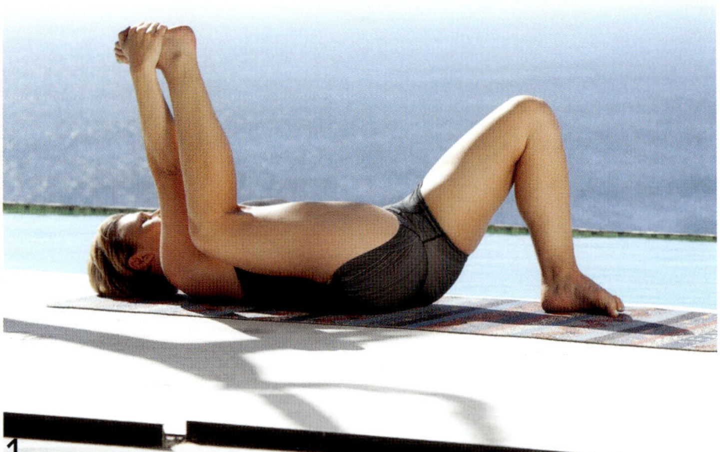

1.

Auf den Rücken legen und die Beine beugen. Füße flach auf den Boden stellen. Einatmen und das rechte Bein gebeugt anheben. Die Fußkante mit der rechten Hand greifen. Den Knöchel dabei senkrecht über dem Knie halten.

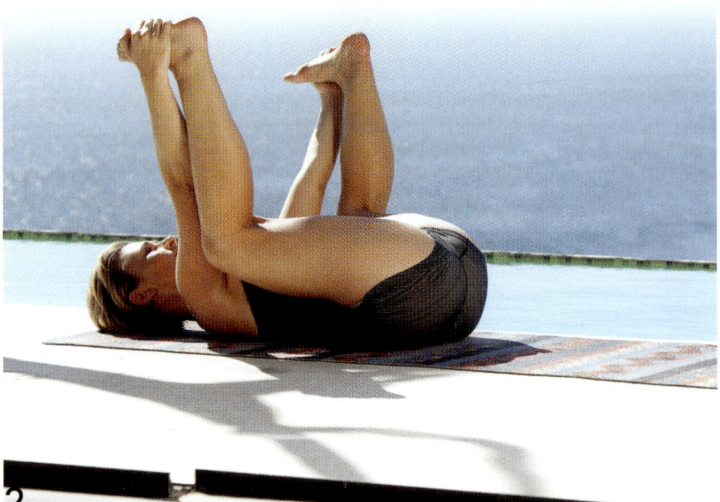

2.

Ausatmen, dann auch das linke Bein gebeugt anheben und die Fußaußenkante mit der linken Hand greifen. Beide Knie mit der Kraft der Arme sanft neben die Rippen in Richtung der Achseln ziehen, dabei den Beckenboden anspannen und den unteren Rücken betont in den Boden drücken.

BESONDERHEIT

Eine tolle Entspannungshaltung für den unteren Rücken: In dieser Haltung sanft hin- und herschaukeln.

MEIN PERSÖNLICHER TIPP

Ich liebe es, in dieser Haltung die Augen zu schließen und meiner Atmung zu folgen!

(21) HÜFTÖFFNER: SUPTA BADDHA KONASANA

Kraft	★
Beweglichkeit	★★★
Ausdauer	★
Koordination	★★
Balance	★
Körperspannung	★★

All-over-Rating:

Leicht Mittel Schwer

Effekte

Die Hüften werden gedehnt, der Brustraum geöffnet.

Die Haltung im Flow

Die Haltung kann im Anschluss an Bodenübungen ausgeführt werden. Im Anschluss ist eine Schlussentspannung sinnvoll, beispielsweise die Abfolge Schulterstand, Pflug, Fisch und Savasana.

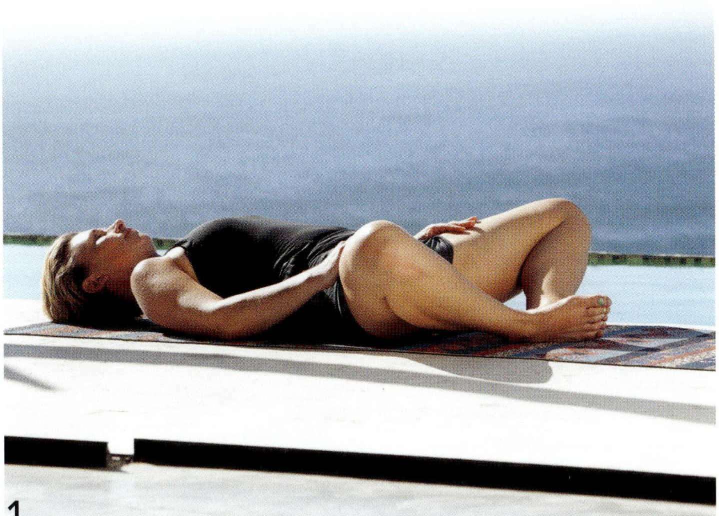

1.

Auf den Rücken legen. Beine beugen und die Fußsohlen aneinanderlegen, die Knie sanft nach außen sinken lassen. Hände auf die Leisten legen, ein paar Atemzüge in dieser Vorbereitungshaltung nehmen.

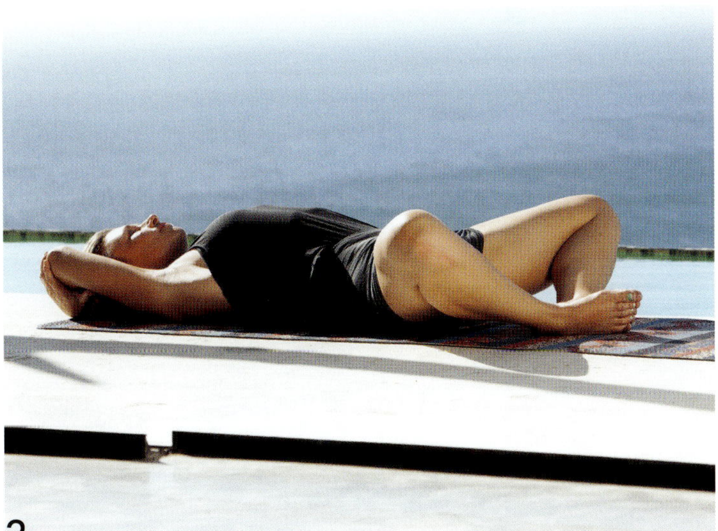

2.

Einatmen und die Arme senkrecht nach oben strecken. Die gegenüberliegenden Ellbogen greifen und die Unterarme über den Kopf ziehen, bis die Unterarme auf dem Boden liegen. Nach einigen Atemzügen die Unterarme heben, den Griff wechseln und wiederholen.

Besonderheiten

Beckenboden leicht aktivieren, um den unteren Rücken zu schützen.

Ist die Hüfte noch nicht beweglich genug, einfach Kissen oder Blöcke unter die Knie legen, um unangenehme Anspannung zu reduzieren.

Mein persönlicher Tipp

Diese Haltung kann auch vorbereitend eingesetzt werden für eine Yogapraxis, bei der Hüftöffner das Hauptthema sind. Dann absolviert man die Haltung vor dem Aufwärmen direkt nach der Meditation.

22 KANINCHEN: SHASHANKASANA

Kraft	★★★
Beweglichkeit	★★★
Ausdauer	★★
Koordination	★★★
Balance	★★
Körperspannung	★★★

All-over-Rating:

Leicht **Mittel bis Schwer**

Effekte

Die Wirbelsäule wird mobilisiert, Arme und Schultern gedehnt und gekräftigt.

Die Haltung im Flow

Die Haltung kann nach sitzenden Asanas, Übungen im Vierfüßlerstand oder aus der Planke kommend geübt werden. Anschließend sind sitzende oder liegende Asanas eine gute Wahl.

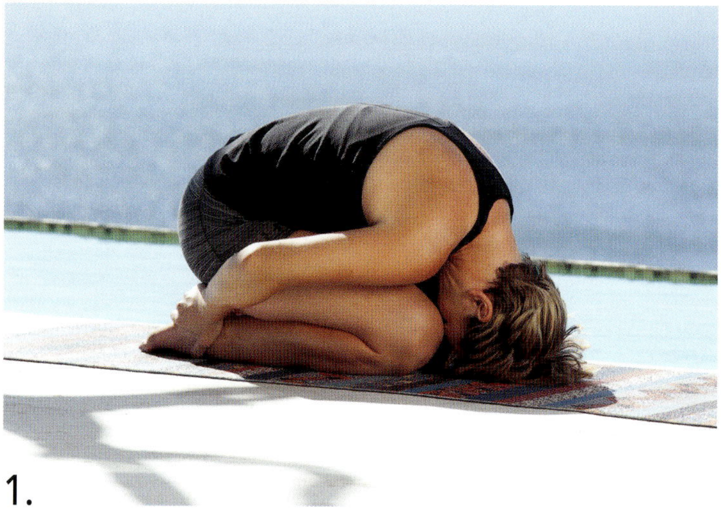

1.

Im Fersensitz beginnen. Einatmen. Die Hände nach hinten auf die Fersen legen und das Kinn zur Brust ziehen und mit der Ausatmung die Wirbelsäule einrollen, bis die Stirn direkt vor den Knien ist und der Scheitel den Boden berührt.

Besonderheiten

Es lastet wenig bis kein Gewicht auf dem Kopf! Die Arbeit verrichten Schultern und Arme.

Die Stirn bleibt an den Knien. Verrutscht sie beim Anheben des Gesäßes, bring sie wieder zu den Knien!

Das Kinn ist zur Brust gerundet, nicht abgekippt!

Mein persönlicher Tipp

Die Asana ist eine super Alternative zur Stehenden Einbeinigen Vorwärtsbeuge, da das Balance-Element komplett wegfällt.

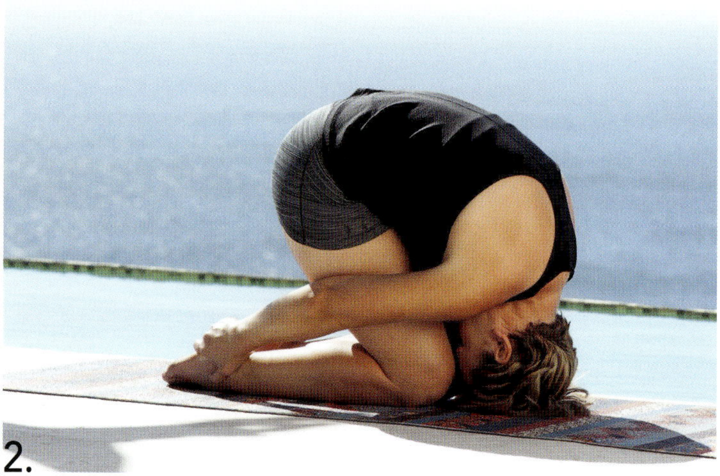

2.

Einatmen und die Fersen fest greifen, Spannung aufbauen. Mit der Ausatmung das Gesäß von den Fersen lösen und anheben, so weit es geht.

23 HELDENSITZ: VIRASANA

Kraft	****
Beweglichkeit	***
Ausdauer	**
Koordination	***
Balance	***
Körperspannung	***

All-over-Rating:

Leicht Mittel **Schwer bis sehr schwer**

Effekte

Hüften, Knie und Körpervorderseite werden gedehnt. Das spirituelle Herz wird geweitet.

Die Haltung im Flow

Die Haltung kann nach sitzenden Asanas eingeflochten werden. Anschließend folgt zwingend und mit viel Bedacht zuerst der Vierfüßlerstand, danach der Hinabschauende Hund.

Besonderheiten

Die Fersen sind unbedingt neben dem Gesäß zu platzieren!

Die Haltung ist anspruchsvoll, was die Beweglichkeit der Knie betrifft. Jeglicher Schmerz ist ein Stoppsignal!

Aufwärmen ist essenziell: Die Haltung ist nicht für das erste Drittel der Praxis geeignet!

Mein persönlicher Tipp

Sehr langsam aus der Haltung herauskommen: Die Beine müssen erst wieder durchblutet werden und brauchen etwas Zeit, um wieder auf Betriebstemperatur zu kommen.

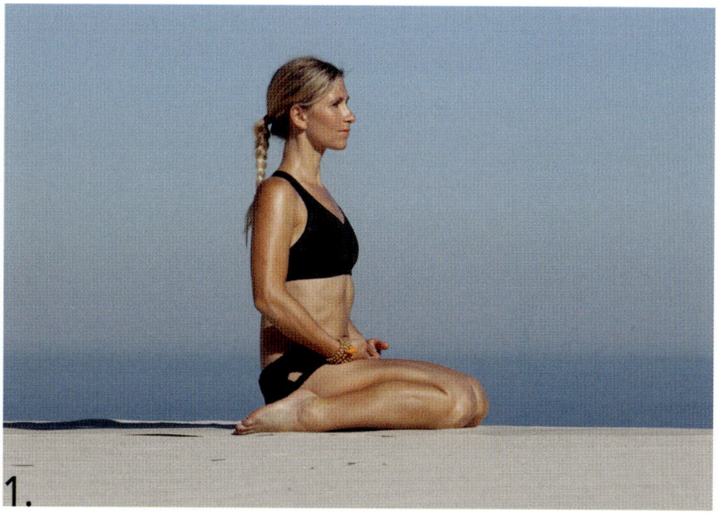

1.

Die Haltung beginnt im Fersensitz. Einatmen, das Gesäß anheben und die Füße zu den Seiten setzen, die Knie bleiben geschlossen. Das Gesäß zwischen die Füße setzen. Ist das nicht möglich, einen Block oder ein Kissen unterlegen und die Übung an dieser Stelle beenden!

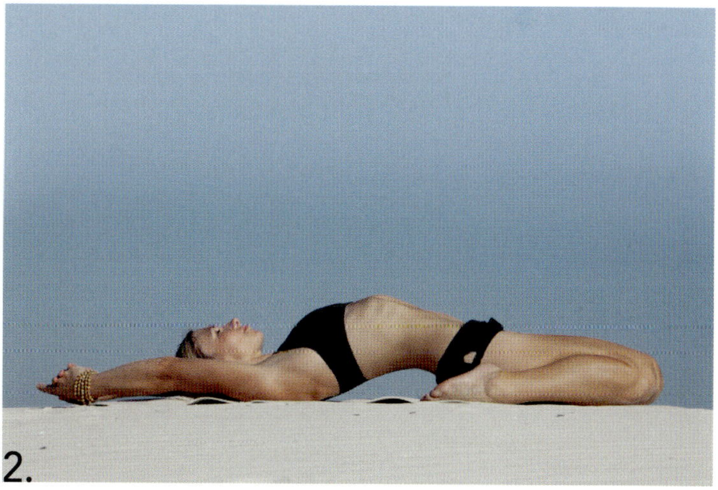

2.

Mit der Ausatmung zuerst die Unterarme nach hinten absetzen und das Steißbein nach vorn ziehen, den Beckenboden bewusst aktivieren. Dann auf den Rücken legen und die Arme nach oben heben. Hände verschränken und nur die Zeigefinger lösen und aneinanderlegen, dann die Arme nach hinten ziehen und auf dem Boden ablegen.

24 GEDREHTER HELDENSITZ: PARIVRTTA VIRASANA

KRAFT	**
BEWEGLICHKEIT	***
AUSDAUER	*
KOORDINATION	**
BALANCE	*
KÖRPERSPANNUNG	**

ALL-OVER-RATING:

LEICHT BIS MITTEL SCHWER

EFFEKTE

Die Knie und der Rücken werden mobilisiert.

DIE HALTUNG IM FLOW

Nach sitzenden Haltungen ist diese Asana gut geeignet, aber auch nach den Standhaltungen passt sie. Anschließend kann es sitzend oder liegend weitergehen.

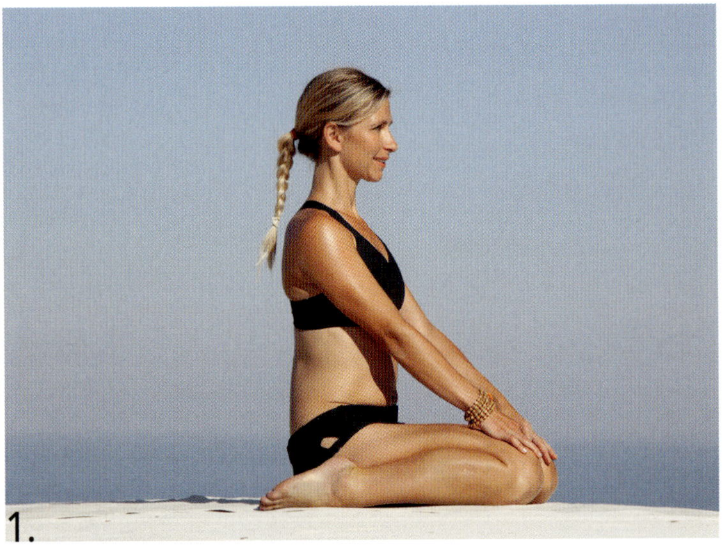

1.

Im Fersensitz starten. Das Gewicht nach vorn verlagern und die Füße öffnen, das Gesäß auf den Boden setzen und den Rücken aufrichten. Hände auf die Oberschenkel legen, Arme strecken und einen tiefen Atemzug nehmen.

BESONDERHEITEN

Eine großartige Haltung, um sich an Virasana heranzutasten!

Die Fersen sind unbedingt neben dem Gesäß zu platzieren!

MEIN PERSÖNLICHER TIPP

Zug und Schmerz bitte nicht verwechseln! Yoga ist definitiv manchmal unbequem, daher höre in dich hinein: Ist das einfach nur ungewohnt und unangenehm – oder schmerzt das tatsächlich? Spitzer, scharfer Schmerz ist immer ein Schmerz und muss vermieden werden. Dumpf, ziehend, drückend – diese Gefühle sind schwammiger, die Grenzen zum Schmerz sind fließend. Im Zweifel bei Virasana-Haltungen einen Block unter das Gesäß legen und an den tiefen Sitz herantasten.

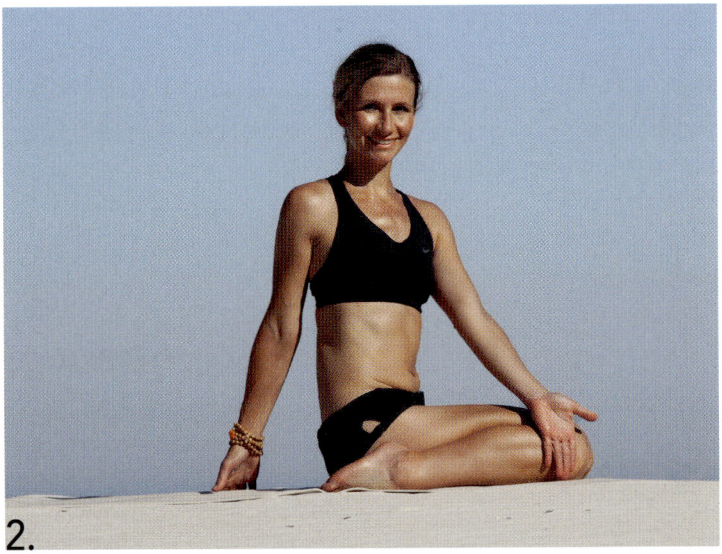

2.

Mit der Einatmung die linke Hand an die Außenseite des rechten Beins legen, die Handfläche zeigt nach vorn. Die linke Hand hinter dem Körper aufsetzen, ausatmen und die Wirbelsäule nach rechts hinten verdrehen, so weit es geht.

25 VARIANTEN DES HELDENSITZES: ARDHA VIRASANA

Deutlich leichter:

HALBER HELDENSITZ: ARDHA VIRASANA

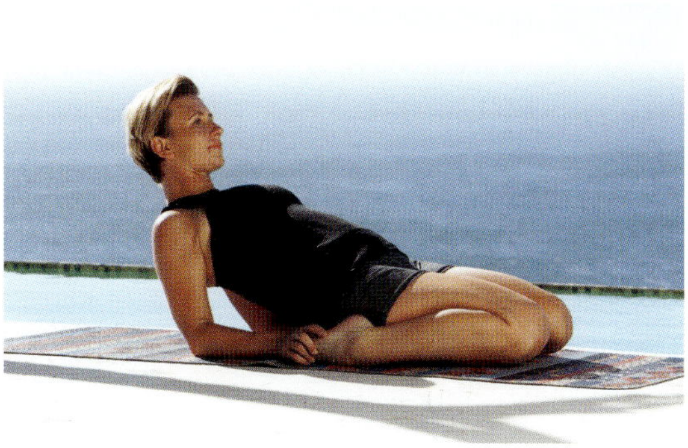

Die Haltung beginnt im Fersensitz. Einatmen, das Gesäß anheben und die Füße zu den Seiten setzen, die Knie bleiben geschlossen. Das Gesäß zwischen die Füße setzen. Mit der Ausatmung die Unterarme nach hinten absetzen und das Steißbein nach vorn ziehen, den Beckenboden bewusst aktivieren. In dieser Haltung bleiben, wenn diese das Maximum an Erträglichkeit für die Knie darstellt! Die Knie unbedingt geschlossen halten!

Vorbereitend, etwas einfacher:

HELDENSITZ »LIGHT«: SUPTA LAGHU VIRASANA

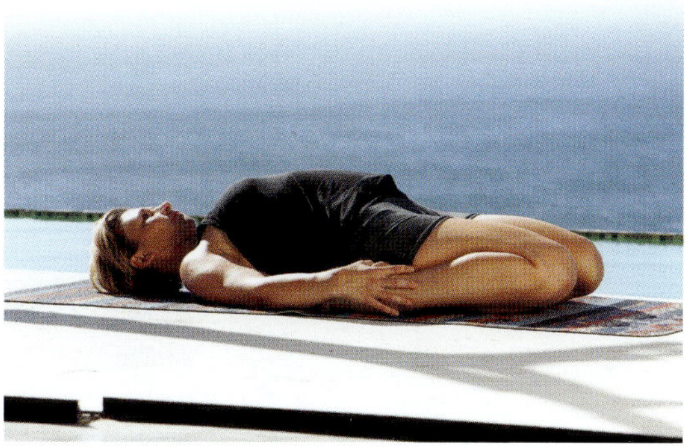

Auch diese Variante beginnt im Fersensitz. Einatmen, das Gesäß anheben und die Füße zu den Seiten setzen, die Knie bleiben geschlossen. Das Gesäß zwischen die Füße setzen. Mit der Ausatmung die Unterarme nach hinten absetzen und das Steißbein nach vorn ziehen, den Beckenboden bewusst aktivieren. Dann auf den Rücken legen und die Hände auf den Leisten ablegen, dabei die Knie weiterhin geschlossen halten und den Beckenboden bewusst aktivieren. Schultern und Nacken entspannen!

Anders:

GEBUNDENER HELDENSITZ: SUPTA BADDHA VIRASANA

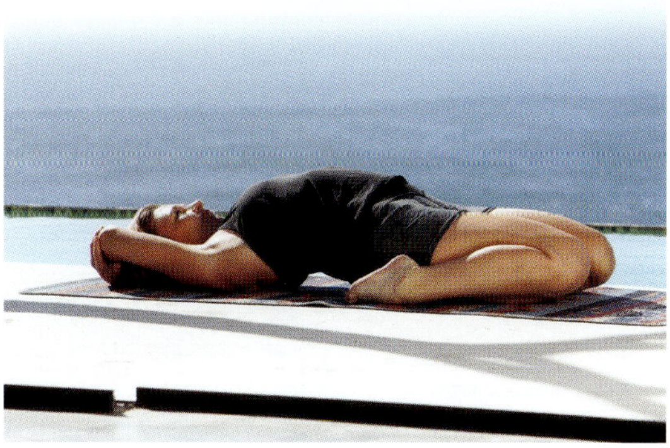

Im Fersensitz beginnen. Einatmen, das Gesäß anheben und die Füße zu den Seiten setzen, die Knie bleiben geschlossen. Das Gesäß zwischen die Füße setzen. Mit der Ausatmung die Unterarme nach hinten absetzen und das Steißbein nach vorn ziehen, den Beckenboden bewusst aktivieren. Dann auf den Rücken legen. Arme nach oben ausstrecken und die gegenüberliegenden Ellbogen greifen, dann die Unterarme hinter dem Kopf ablegen. Drei bis fünf Atemzüge nehmen, dann die Arme heben und andersherum greifen: Erneut ablegen und nochmal drei bis fünf Atemzüge nehmen, dann langsam aufrichten und in den Hinabschauenden Hund kommen.

MEIN PERSÖNLICHER TIPP

Virasana ist eine anspruchsvolle Haltung, die ohne jeglichen Ehrgeiz und mit sehr viel Körperfeingefühl angegangen werden sollte. Jede feine Veränderung muss erspürt und als machbar vom Übenden eingestuft werden, um verletzungsfrei und effektiv zu üben.

26 RÜCKENRELAX: PAVANMUKTASANA

Kraft	**
Beweglichkeit	**
Ausdauer	**
Koordination	**
Balance	*
Körperspannung	**

All-over-Rating:

Leicht — Mittel — Schwer

Effekte

Rücken und Hüftbeuger werden sanft gedehnt, die inneren Organe massiert.

Die Haltung im Flow

Die Haltung ist gegen Ende der Stunde nach einer Reihe sitzender oder liegender Asanas ideal. Anschließend sind ruhige Asanas im Liegen oder Savasana ein guter Anschluss.

1.

In der Rückenlage beginnen. Beide Knie zum Körper ziehen. Den Kopf heben und die Unterarme von außen über die Unterschenkel knapp unterhalb der Knie legen, die gegenüberliegenden Ellbogen greifen. Dann Kopf und Nacken wieder ablegen. Das Becken betont in den Boden drücken und mit dem Zug der Arme die Bewegung deutlich unterstützen, dabei drei bis fünf Atemzüge nehmen.

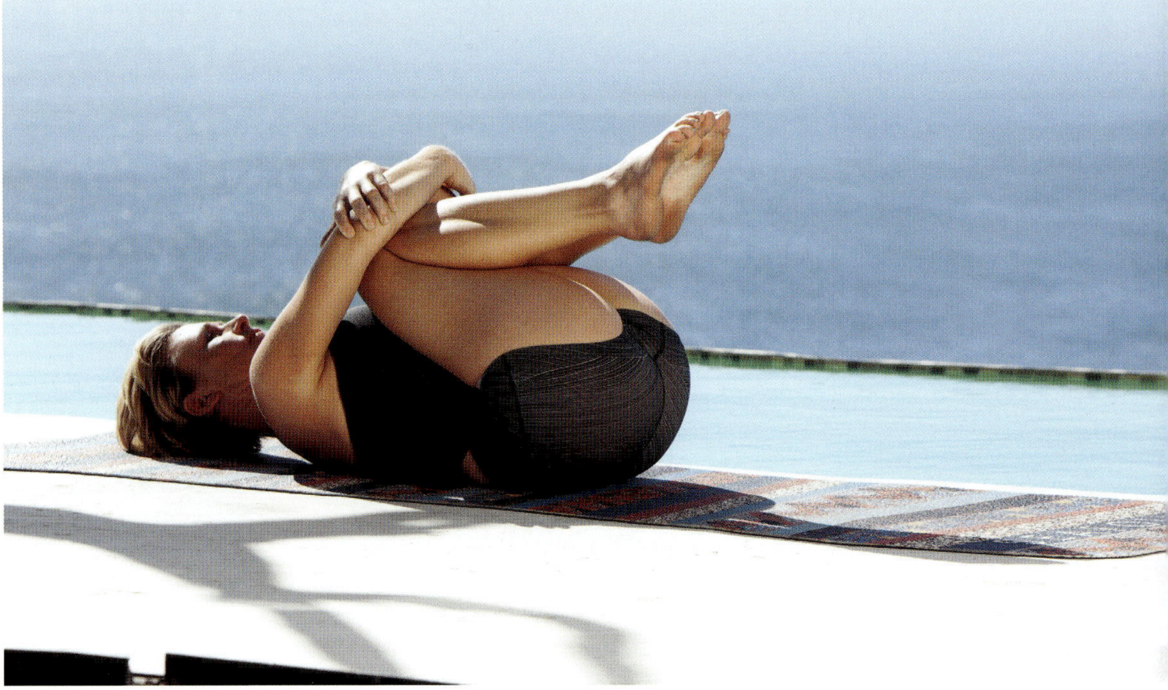

Besonderheit

Das ausgestreckte Bein bleibt aktiv, der Oberschenkel angespannt.

Mein persönlicher Tipp

Diese Haltung ist super, wenn man beim Essen mal über die Stränge geschlagen hat und die Verdauung unterstützen möchte. Sie kann auch ohne Aufwärmen als einzelne Übung absolviert werden.

2.

Beide Füße wieder abstellen. Mit der Einatmung nur das rechte Knie mit beiden Händen greifen und alle Finger (auch die Daumen) ineinander verschränken. Mit der Ausatmung das linke Bein ausstrecken und das rechte Knie am Brustkorb vorbei in Richtung der rechten Achsel, so weit es geht, zum Boden ziehen. Die linke Hüfte bleibt am Boden!

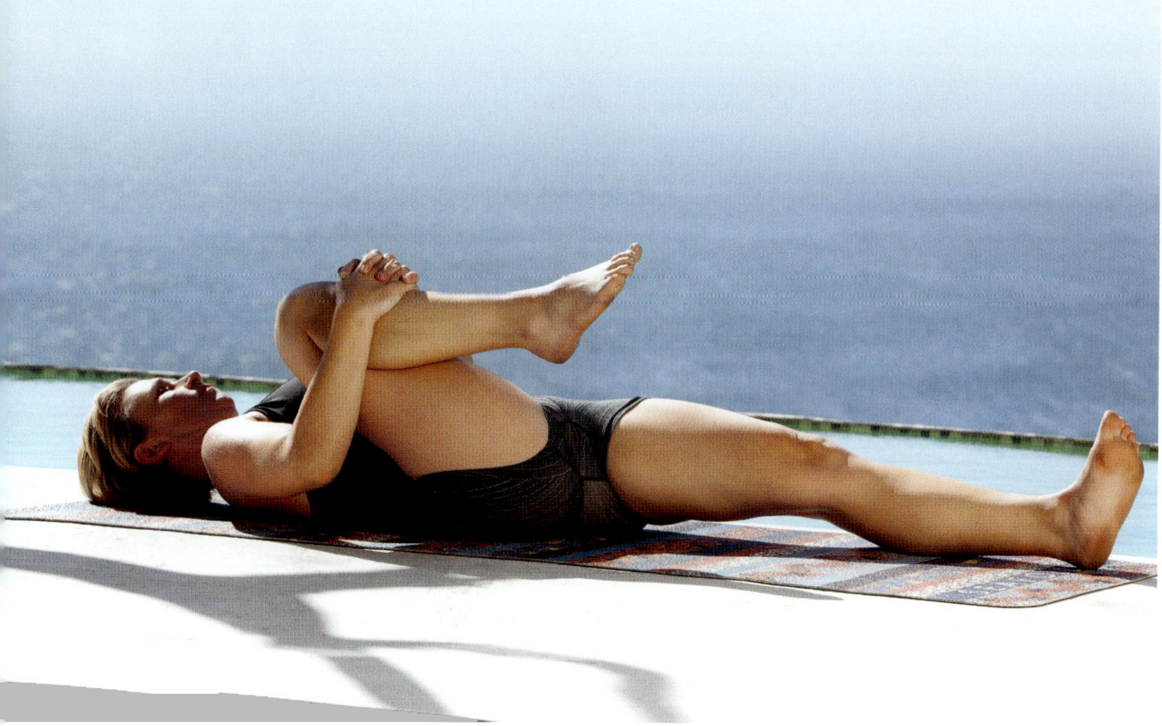

27 SITZENDER ENGEL: VIKASITA KAMALASANA

Kraft	★★★
Beweglichkeit	★★★★
Ausdauer	★★
Koordination	★★★★
Balance	★★★★★
Körperspannung	★★★★

All-over-Rating:

Leicht — Mittel — **Schwer**

Effekte

Die Balance wird trainiert, Bauch und Rücken gekräftigt. Die Beinrückseiten werden gedehnt.

Die Haltung im Flow

Davor können sitzende Haltungen, Armbalancen oder Stützhaltungen geübt werden. Anschließend sind Haltungen im Vierfüßlerstand oder im Liegen ideal.

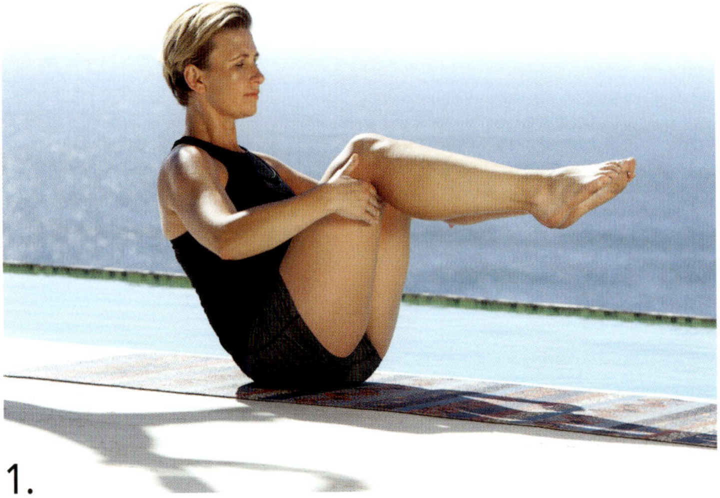

1.

Im Sitzen beginnen. Die Beine beugen, Füße flach auf den Boden stellen und die Kniekehlen greifen. Einatmen und das Gewicht nach hinten verlagern, bis sich die Füße vom Boden lösen.

Besonderheit

Bei Gleichgewichtsverlust den Rücken runden und einfach abrollen.

Mein persönlicher Tipp

Wer die Beine zu Beginn nicht ganz strecken kann, beugt sie einfach minimal.

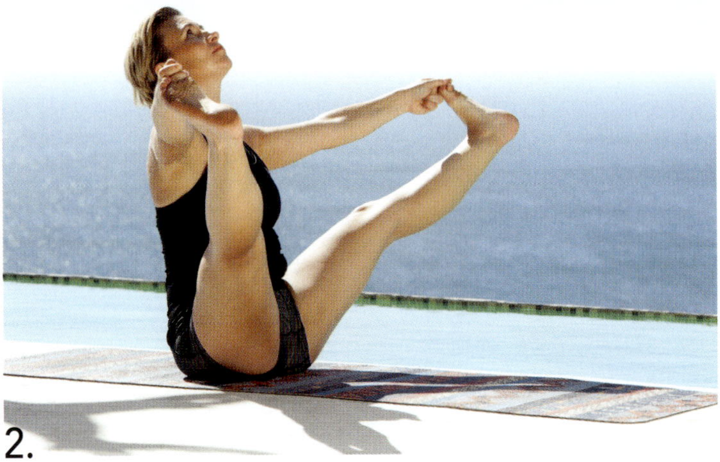

2.

Beide großen Zehen mit den ersten drei Fingern beider Hände fassen und die Beine mit der Ausatmung zuerst nach vorn strecken, dann zu den Seiten öffnen, so weit es geht. Das Brustbein stärker anheben, den Rücken strecken. Das Gewicht ruht lediglich auf den Sitzhöckern. Den Blick dabei heben.

28 GEBUNDENER SITZENDER ENGEL: ARDHA VIKASITA KAMALASANA

Kraft	★★★
Beweglichkeit	★★★
Ausdauer	★★
Koordination	★★★
Balance	★★★★
Körperspannung	★★★

All-over-Rating:

Leicht **Mittel** Schwer

Effekte

Die Balance wird trainiert, Bauch- und Rückenmuskulatur aktiviert.

Die Haltung im Flow

Davor können sitzende Haltungen, Armbalancen oder Stützhaltungen geübt werden. Anschließend sind der Sitzende Engel, Haltungen im Vierfüßlerstand oder im Liegen ideal.

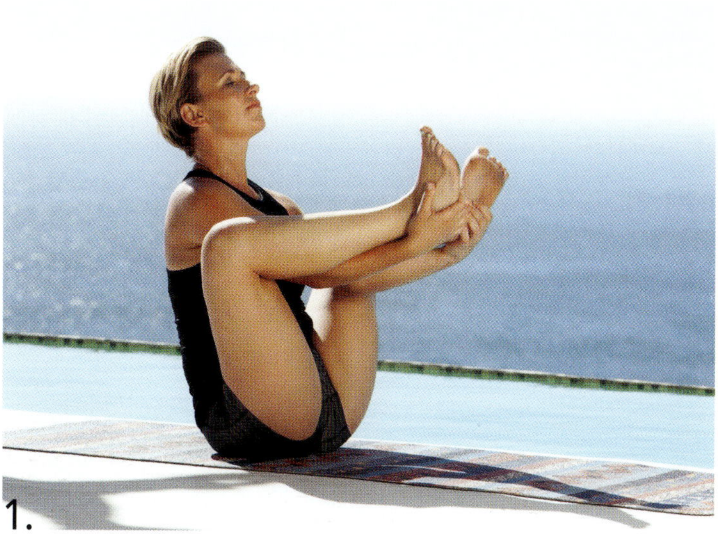

1.

Im Sitzen beginnen, Knie beugen. Unterschenkel anheben und die Arme von innen unter den Waden durchfädeln, die Fersen in die Hände legen. Einatmen.

Besonderheit

Eine gute Vorbereitung für Vikasita kamalasana.

Mein persönlicher Tipp

Die Haltung wirkt sehr beruhigend: Nach einem aufregenden Tag ist sie eine super Ergänzung, ganz egal, welchen Schwerpunkt die Praxis hat!

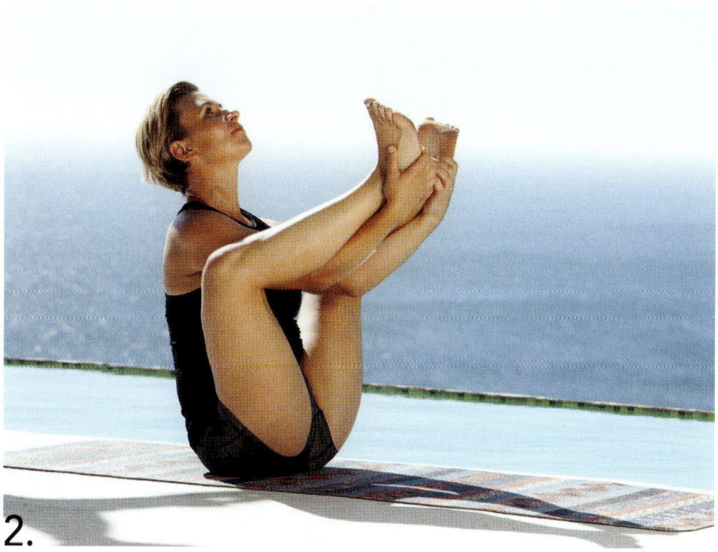

2.

Ausatmen, die Fersen aneinanderdrücken und anheben, das Brustbein und den Blick heben. Position halten.

29 RÜCKENTWIST: SUPTA JATHARA PARIVARTANASANA

KRAFT	*
BEWEGLICHKEIT	* * *
AUSDAUER	*
KOORDINATION	* * *
BALANCE	*
KÖRPERSPANNUNG	* *

ALL-OVER-RATING:

LEICHT BIS MITTEL SCHWER

EFFEKTE

Der Rücken wird mobilisiert und gedehnt.

DIE HALTUNG IM FLOW

Diese Asana ist nach intensiven Rück- oder Vorbeugen gut zum Neutralisieren der Wirbelsäule geeignet. Anschließend sollten sanfte Haltungen im Liegen oder eine abschließende Sequenz folgen.

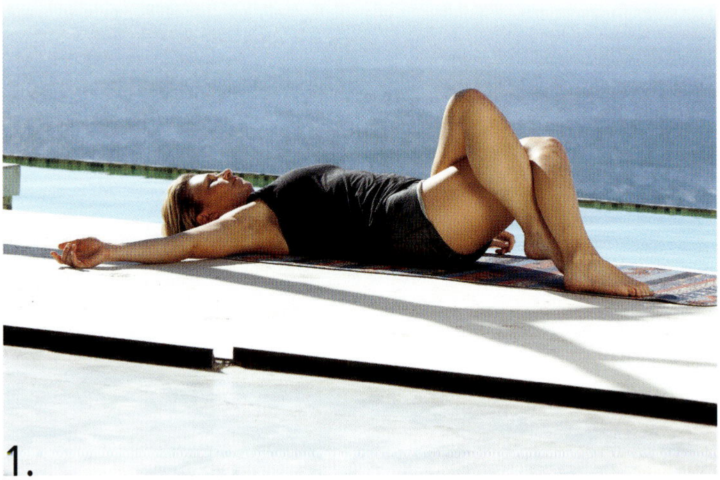

1.

Auf den Rücken legen, Beine beugen und Füße flach auf den Boden stellen. Das linke Bein über das rechte schlagen und, wenn möglich, den linken Fuß am rechten Fußgelenk verhaken. Einatmen.

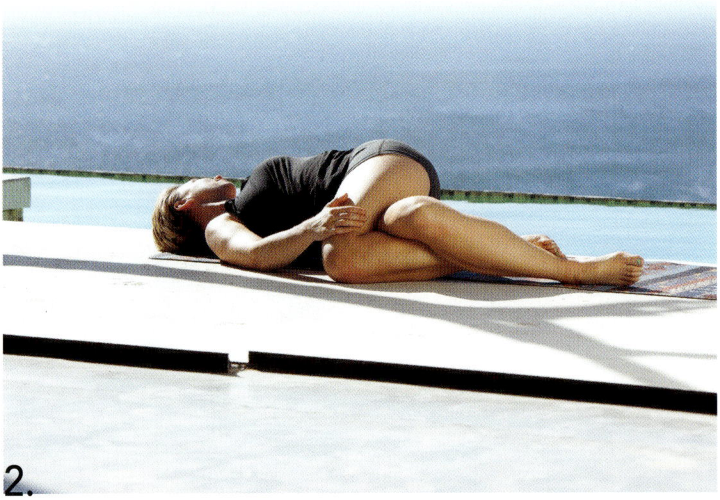

2.

Becken anheben und leicht nach rechts setzen. Ausatmen, Beine vom Boden lösen und die Knie, so weit es geht, zur Brust heranziehen. Dann die Beine nach rechts sinken lassen, bis sie auf dem Boden liegen. Rechte Hand über beide Knie legen, den linken Arm nach links ausstrecken und den Blick nach links richten.

Besonderheiten

Knie zum Boden sinken lassen und, wenn möglich, auch die linke Schulter zum Boden bringen. Wenn das nicht geht, haben die Knie Vorrang.

Der untere Rücken kann hierbei blockieren und knacken: nicht erschrecken!

Mein persönlicher Tipp

Die Haltung kann in einer Yogastunde mehrmals ausgeführt werden: Ich mache sie manchmal zu einem Schwerpunkt, da sie so befreiend auf den unteren Rücken wirkt!

Einfacher:

Anstatt die Beine zu überkreuzen, die Knie in der Rückenlage zur Brust heranziehen, das Becken mit wenig Schwung leicht nach links versetzen. Beide Knie nach rechts sinken lassen und die rechte Hand darüberlegen, linken Arm nach links strecken und Blick nach links richten.

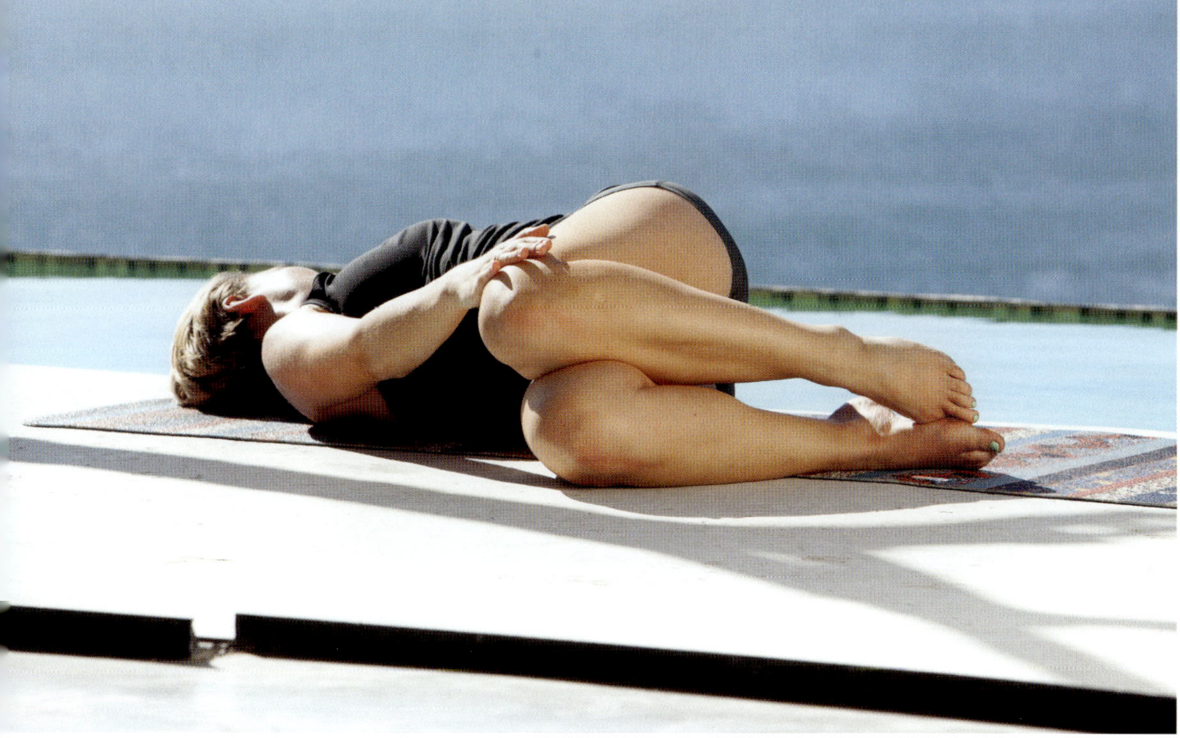

30 LIEGENDE GESÄSSDEHNUNG: SUPTA KAPOTASANA

Kraft	**
Beweglichkeit	***
Ausdauer	*
Koordination	**
Balance	*
Körperspannung	**

All-over-Rating:

Leicht *Mittel* *Schwer*

Effekte

Die Beinrückseiten und der untere Rücken werden gedehnt.

Die Haltung im Flow

Nach liegenden oder sitzenden Haltungen kann diese Asana gut durchgeführt werden, tendenziell im letzten Übungsdrittel. Anschließend sind liegende Haltungen oder Entspannungshaltungen empfehlenswert.

Besonderheiten

Die Asana wird leichter, wenn das linke Bein gebeugt bleibt, es sollte dann aber im 90-Grad-Winkel bleiben und eine gewisse Grundspannung behalten.

Die Haltung dehnt den Piriformis-Muskel, der ausschlaggebend bei vielen Ischiasbeschwerden ist.

Mein persönlicher Tipp

In der Rückenlage ist der Herzschlag bereits sehr entspannt. Ein anschließendes nochmaliges Üben würde einem Herz-Kreislauf-Training nahekommen: Kann man machen, muss man aber nicht.

In der Rückenlage beginnen. Beide Füße flach auf den Boden setzen. Den rechten Knöchel auf dem linken Knie ablegen und das rechte Knie entspannt zur Seite sinken lassen. Einatmen und den linken Fuß vom Boden lösen. Den linken Oberschenkel mit beiden Händen greifen und mit einer Ausatmung das linke Bein ausstrecken, den Fuß flexen und das Bein weiter zum Körper heranziehen. Gleichzeitig den unteren Rücken in die Matte drücken.

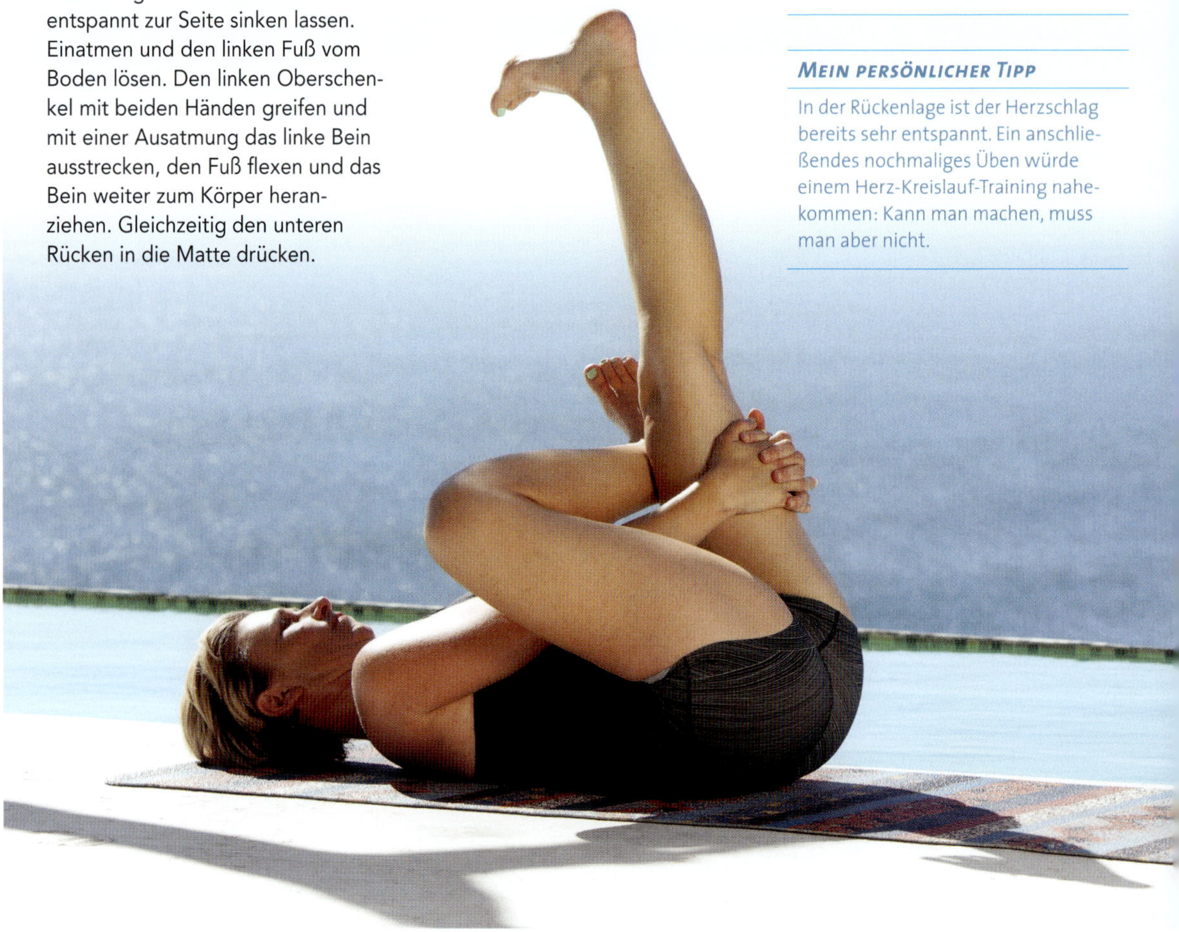

31 SCHULTERBRÜCKE: ARDHA URDHVA DHANURASANA

Kraft	★★★
Beweglichkeit	★★★
Ausdauer	★★
Koordination	★★★
Balance	★★★
Körperspannung	★★★

All-over-Rating:

Leicht **Mittel** Schwer

Effekte

Der Rücken wird mobilisiert, die Beine, Po und Beckenboden gekräftigt. Das Herz wird geweitet.

Die Haltung im Flow

Die Asana kann in einer Reihe von Rückbeugen zu Beginn geübt werden, da sie relativ einfach ist. Davor können sitzende oder stützende Haltungen geübt werden, anschließend intensivere Rückbeugen oder liegende Asanas.

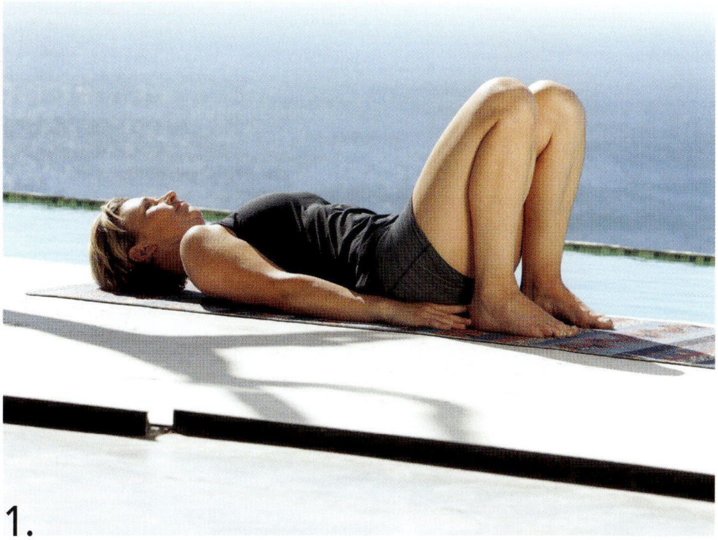

1.

Auf den Rücken legen, Füße hüftweit öffnen und eine Armlänge Abstand zu den Fersen ausmessen: Die Fingerspitzen berühren die Fersen gerade noch. Einatmen.

Besonderheiten

Knie hüftbreit halten und nicht nach außen kippen lassen.

Wer Schwierigkeiten hat, den Beckenboden bewusst anzuspannen, kann einen Yogablock oder ein Kissen zwischen die Oberschenkel klemmen.

Nach der Haltung die Arme öffnen und Wirbel für Wirbel abrollen.

Mein persönlicher Tipp

Spannung in den Armen hilft, den Körper aktiv und stabil zu halten: Die Schultern sollten zueinander gezogen werden.

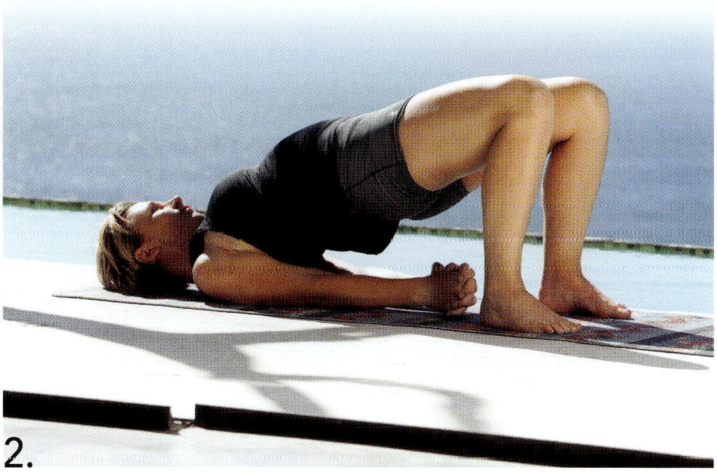

2.

Mit der Ausatmung den Beckenboden anspannen und das Becken anheben. Hände unter dem Gesäß ineinander verschränken, auch die Daumen, und die Handballen aneinanderdrücken. Brustbein Richtung Kinn schieben.

(32) TIPTOE FISH: VARDHA MATSYASANA

Kraft	***
Beweglichkeit	*****
Ausdauer	**
Koordination	****
Balance	*****
Körperspannung	****

All-over-Rating:

Leicht — Mittel — **Schwer bis sehr schwer**

Effekte

Die Oberschenkel, Hüftbeuger und Körpervorderseite werden gedehnt, die Balance intensiv geschult.

Die Haltung im Flow

In einer Reihe von Rückbeugen kann diese Haltung eine Peak Pose darstellen. Davor lassen sich das Halbe Rad und das Rad üben, anschließend können liegende und entspannende Asanas geübt werden.

1.

In der Rückenlage beginnen. Füße flach auf den Boden setzen, Beine geschlossen halten. Becken anheben und die Fersen unter die Sitzknochen stellen, mit beiden Händen die Fußrücken halten und die Zehen weit spreizen.

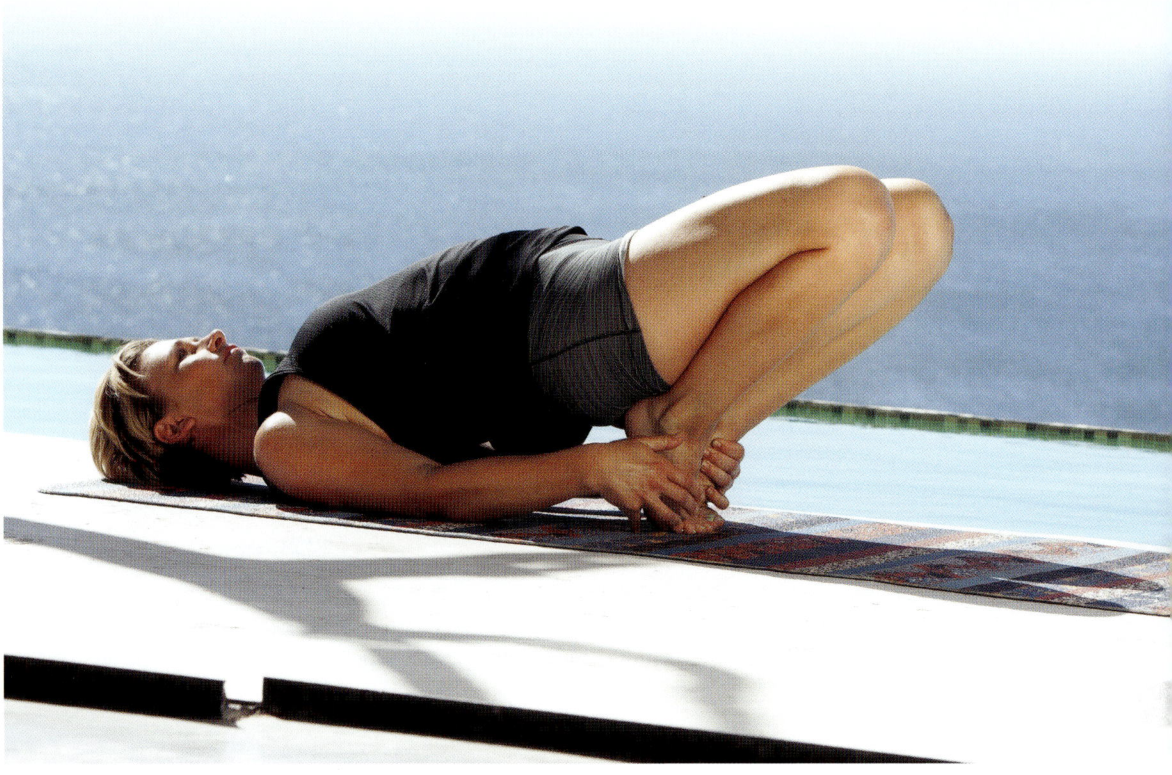

Besonderheit

Sehr erfahrene Yogis können die Knie zum Boden sinken lassen.

Mein persönlicher Tipp

Streck die Arme in dieser Haltung aus, sonst verschenkst du den besten Effekt, die Brustdehnung! Es ist nicht schlimm, wenn du umkippst: Dann versuchst du es einfach nochmal.

2.

Einatmen und die Hände neben den Ohren auf den Boden setzen. Mit der Ausatmung den Scheitel aufsetzen, Knie Richtung Boden ziehen. Die Hände verschränken und nur die Zeigefinger aneinanderlegen, Arme über dem Kopf ausstrecken.

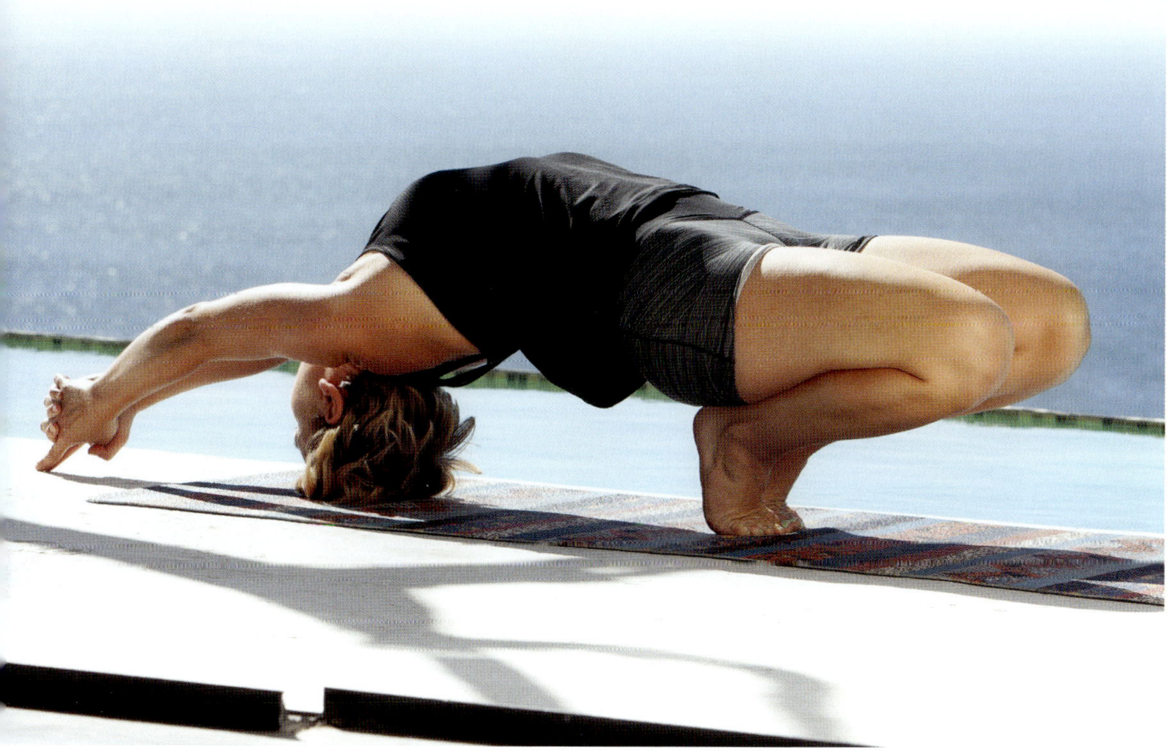

33 EINSINKEN:
ARDHA SAVASANA

Kraft	*
Beweglichkeit	*
Ausdauer	*
Koordination	*
Balance	*
Körperspannung	*

All-over-Rating:

Leicht Mittel Schwer

Effekte

Der Herzschlag kann sich beruhigen, die Lendenwirbelsäule entspannt sich.

Besonderheit

Die perfekte kleine Pause nach intensiven Rückbeugen!

Die Haltung im Flow

Diese Asana kann nach Rückbeugen am Boden geübt werden. Anschließens passt die Sitzende Vorbeuge oder eine Abschlusssequenz.

Mein persönlicher Tipp

In dieser Position auf die Atmung fokussieren, sonst geht der Geist gedanklich Gassi!

Auf den Rücken legen und die Knie beugen, Füße mattenbreit öffnen. Knie zueinander sinken lassen. Gleichzeitig die Handflächen aneinanderlegen und die Daumenballen auf die Stirn legen, die Augen schließen. Durchatmen.

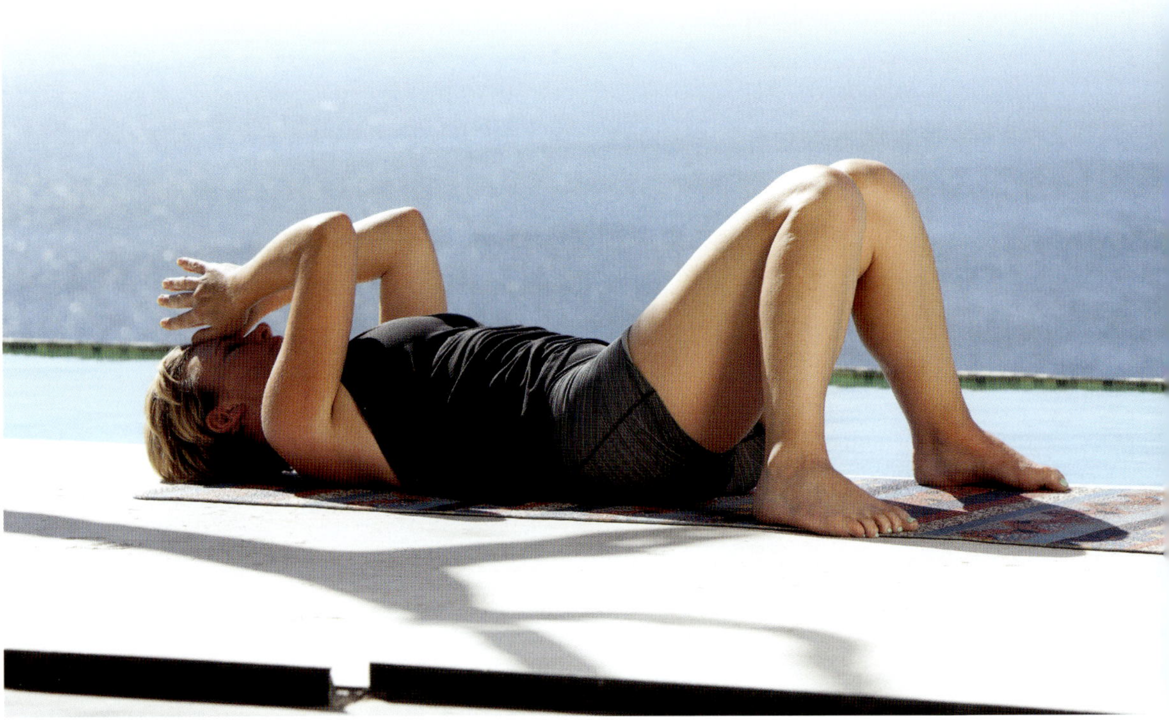

34 SCHULTERSTAND: SARVANGASANA

Kraft	★★★
Beweglichkeit	★★★
Ausdauer	★★★
Koordination	★★★
Balance	★★★
Körperspannung	★★★

All-over-Rating:

Leicht **Mittel** Schwer

Effekte

Die Schilddrüse wird angeregt, sich auszubalancieren. Die Balance wird geschult, der Blutfluss zum Herzen erleichtert.

Die Haltung im Flow

Die Asana kann in einer Reihe von Rückbeugen zu Beginn geübt werden, da sie relativ einfach ist. Davor können sitzende oder stützende Haltungen geübt werden, anschließend intensivere Rückbeugen oder liegende Asanas.

Besonderheiten

Diese Asana ist eine tolle Umkehrhaltung, die auch von Beginnern gut ausgeführt werden kann.

Der Schulterstand sollte mindestens zehn, besser 20 Atemzüge lang gehalten werden.

Wer Nackenbeschwerden hat oder unsicher ist, kann seine Matte umklappen: Mattenkante und Schulterkante sollten dann gemeinsam abschließen. Es sollte noch genug Platz auf dem umgeklappten Teil der Matte für die Schulterblätter sein.

Mein persönlicher Tipp

Eine gewohnte Abschlussfolge hat sich bewährt: Das schafft Routine, und jeder Übende hat genug Zeit, sich innerlich auf Savasana vorzubereiten.

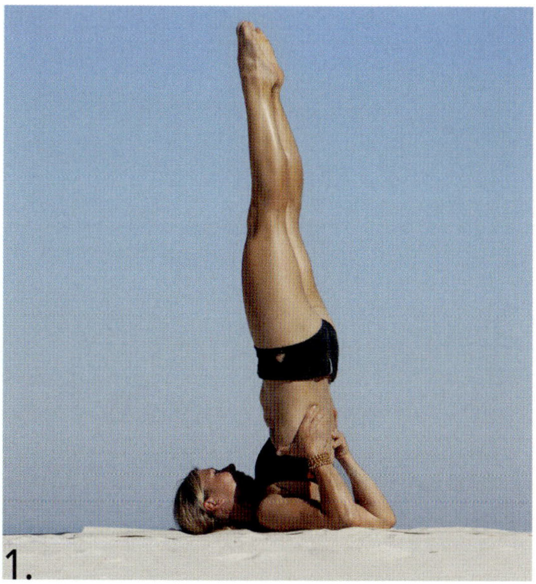

1.

In der Rückenlage beginnen. Knie beugen und einatmen. Mit etwas Schwung mit der Ausatmung den Rücken aufrollen und die Hände zunächst an den unteren Rücken legen. Dann die Schultern näher zueinander ziehen. Jetzt die Beine nacheinander nach oben ausstrecken und die Hände an den oberen Rücken legen, bis die Beine und der Oberkörper in einer Linie sind. Das Gewicht ruht hauptsächlich auf den Schultern und dem Hinterkopf.

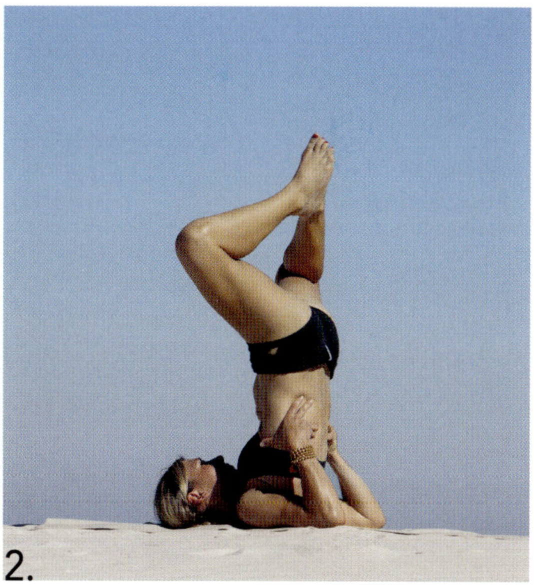

2.

Als Variante können nach einigen Atemzügen die Fußsohlen aneinandergelegt werden. Knie nach außen ziehen und die Fersen in Richtung Schritt absenken, nochmals einige Atemzüge halten.

(35) PFLUG: HALASANA

Kraft	★★
Beweglichkeit	★★★★
Ausdauer	★★
Koordination	★★★★
Balance	★★★
Körperspannung	★★★

All-over-Rating:

Leicht **Mittel** Schwer

Effekte

Die Schilddrüse wird aktiviert, die Beinrückseiten und der Schulterbereich gedehnt.

Die Haltung im Flow

Die Haltung folgt nach dem Schulterstand. Anschließend kann der Fisch geübt werden.

Besonderheiten

Diese Asana sollte zehn, besser 20 Atemzüge gehalten werden.

Die Füße sind etwa hüftweit geöffnet.

Zur Auflösung der Haltung die Arme öffnen und mit gestreckten oder leicht gebeugten Beinen kontrolliert auf den Rücken abrollen.

Mein persönlicher Tipp

Sobald die Füße zum Boden kommen können, sollte diese Haltung gewählt werden. Sie ist länger durchzuhalten und die Dauer der Asana ist beim Pflug entscheidend.

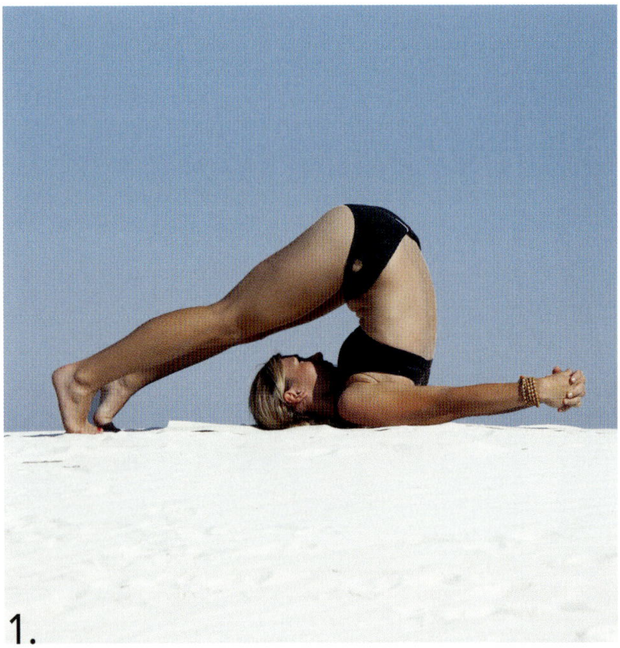

1.

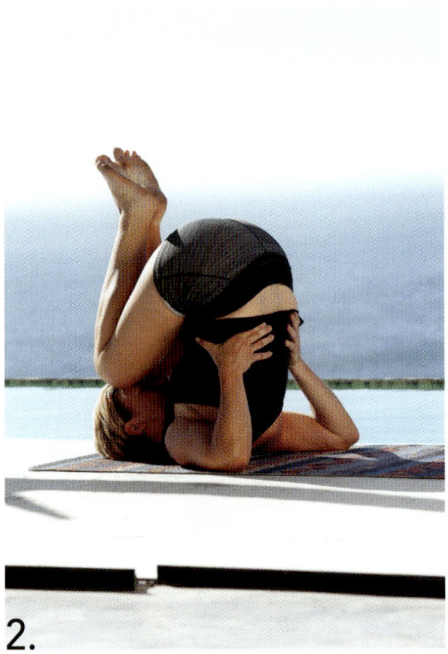

2.

Aus dem Schulterstand heraus mit der Ausatmung die Beine nacheinander hinter dem Kopf absenken und die Fußballen auf den Boden setzen. Dann erst die Hände vom Rücken lösen und die Hände ineinander verschränken, die Arme strecken und zum Boden ziehen.

Wer die Füße nicht zum Boden bringen kann, beugt stattdessen die Beine und setzt die Knie geschlossen auf der Stirn für einige Atemzüge ab. Die Hände bleiben am unteren Rücken.

36 FISCH: MATSYASANA

Kraft	★★
Beweglichkeit	★★
Ausdauer	★★
Koordination	★★★
Balance	★★★
Körperspannung	★★★

All-over-Rating:

Leicht *bis* *Mittel* Schwer

Effekte

Das Herz wird geöffnet, der Brustbereich gedehnt.

Die Haltung im Flow

Die Asana kann in einer Reihe von Rückbeugen zu Beginn geübt werden, da sie relativ einfach ist. Davor können sitzende oder stützende Haltungen geübt werden, anschließend intensivere Rückbeugen oder liegende Asanas.

Besonderheit

Die Atmung sollte ruhig und kontrolliert weiterfließen.

Mein persönlicher Tipp

Die Löwenatmung in der Endposition ausprobieren: Bei jeder Ausatmung den Mund öffnen, die Zunge herausstrecken und ein fauchendes Geräusch machen. Etwas crazy, aber sehr befreiend!

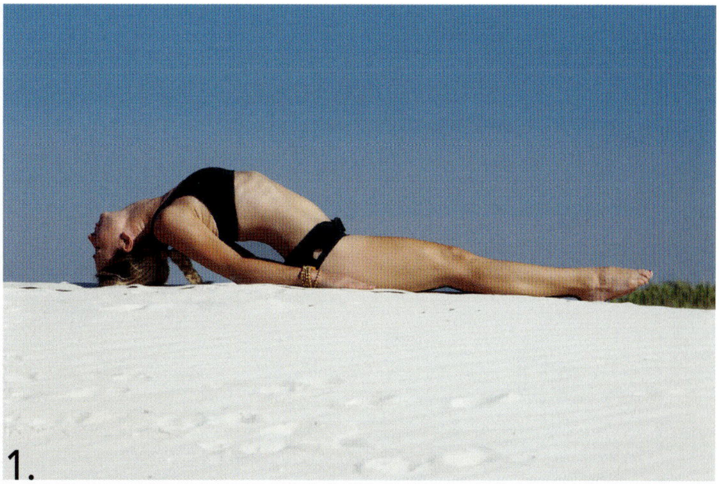

1.

In der Rückenlage die Hände seitlich unters Gesäß schieben. Den Blick und Oberkörper heben, auf die Unterarme stützen, einatmen. Mit der Ausatmung den Brustkorb aufbäumen und den Scheitel auf den Boden setzen. Das Gewicht lastet auf den Unterarmen, der Scheitel trägt nur wenig Gewicht!

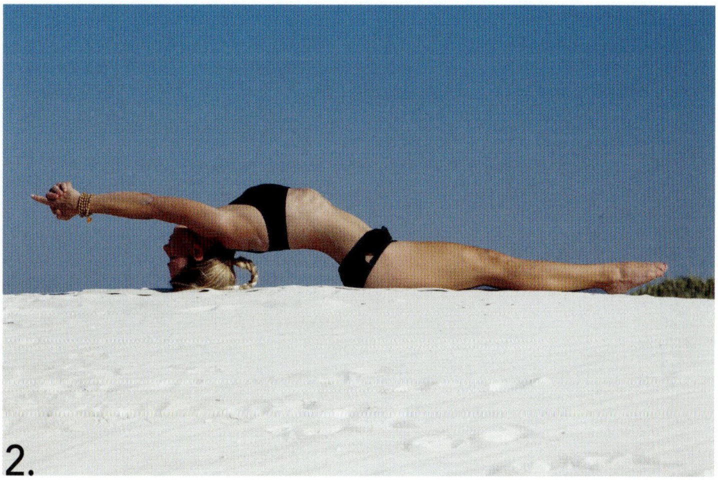

2.

Geübte Yogis können die Hände unter dem Gesäß herausziehen, die Hände verschränken und die Zeigefinger aneinanderlegen. Die Arme gestreckt über dem Kopf nach hinten in Richtung Boden ziehen: Das Körpergewicht wird von der aktiven Rückenmuskulatur getragen, auf dem Scheitel lastet nur wenig Gewicht.

37 HERZENTSPANNUNG:
VIPARITA KARANI

Kraft	★★★★
Beweglichkeit	★★★
Ausdauer	★★
Koordination	★★★
Balance	★★★
Körperspannung	★★★

All-over-Rating:

Leicht Mittel Schwer

Effekte

Der Blutfluss zum Herzen wird erleichtert, der Körper entspannt.

Die Haltung im Flow

Diese Asana kann nach der Übungspraxis vor Savasana eingesetzt werden.

Besonderheiten

Zehn bis 20 Atemzüge halten.

Wer menstruiert, sollte diese Haltung anstelle des Schulterstandes und des Pflugs machen.

Mein persönlicher Tipp

Eine schöne Alternative, wenn die Praxis sehr anstrengend war oder frau ihre Tage hat.

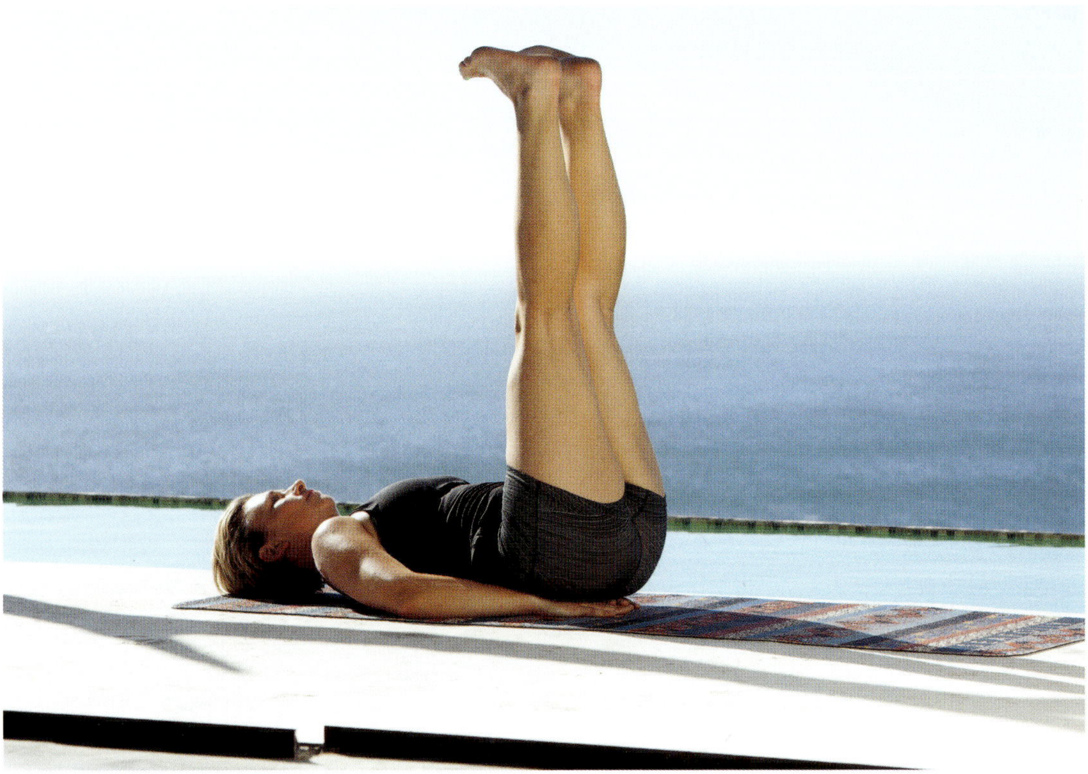

In der Rückenlage beginnen. Die Knie beugen, das Becken heben und die Hände unters Becken schieben. Alternativ kann auch ein Kissen, ein Yogablock oder eine Decke untergelegt werden. Dann die Knie heranziehen und die Beine nacheinander nach oben ausstrecken.

38 TOTENHALTUNG: SAVASANA

KRAFT
BEWEGLICHKEIT
AUSDAUER
KOORDINATION
BALANCE
KÖRPERSPANNUNG

ALL-OVER-RATING:

SEHR LEICHT — MITTEL — SCHWER

EFFEKT

Die energetische Wirkung der Praxis setzt ein: Eine tiefe muskuläre und geistige Entspannung ist die Folge.

DIE HALTUNG IM FLOW

Diese Haltung stellt den Schluss der Yogapraxis dar.

BESONDERHEIT

In dieser Haltung erntest du die Früchte deiner Anstrengung: Energetisch und körperlich darf der Körper hier Anpassungen vornehmen und das Geübte energetisch anwenden.

MEIN PERSÖNLICHER TIPP

Auch, wenn du wenig Zeit hast: Diese Haltung ist ein Muss für jede Übungsrunde!

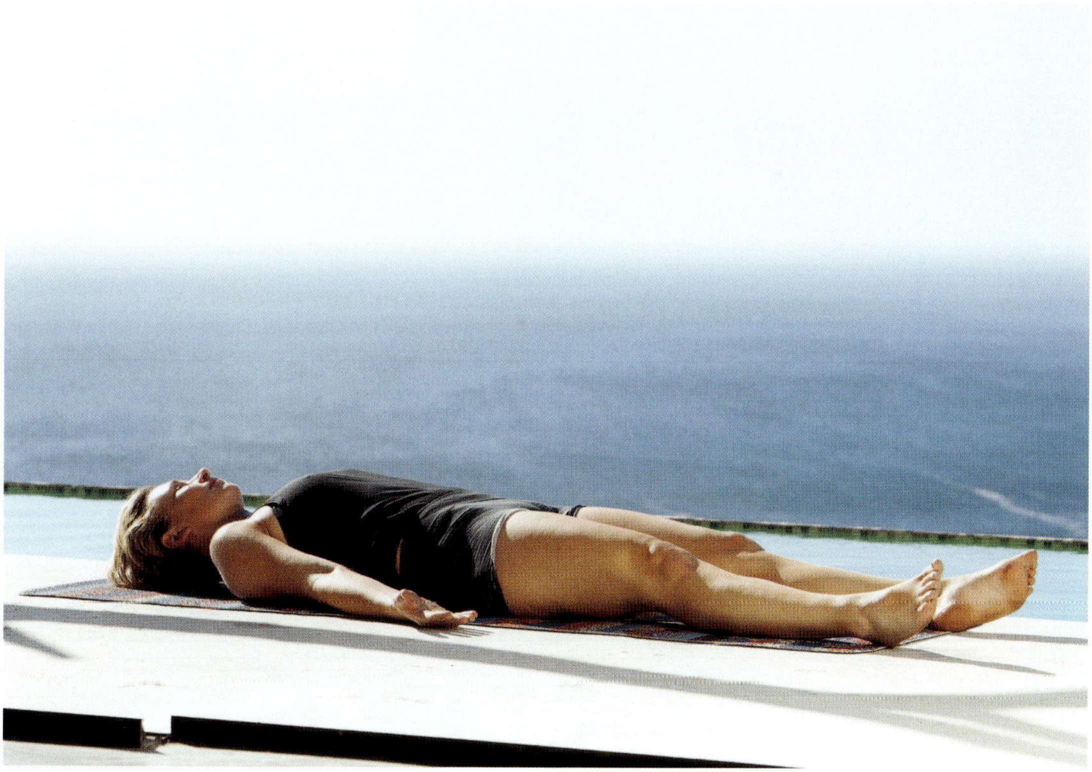

Auf den Rücken legen, die Füße locker zu den Seiten sinken lassen. Die Arme neben dem Körper ablegen, die Handflächen nach oben drehen. Augen schließen. Den Körper bewusst Muskel für Muskel entspannen und schließlich in einen meditativen Zustand zurückkehren.

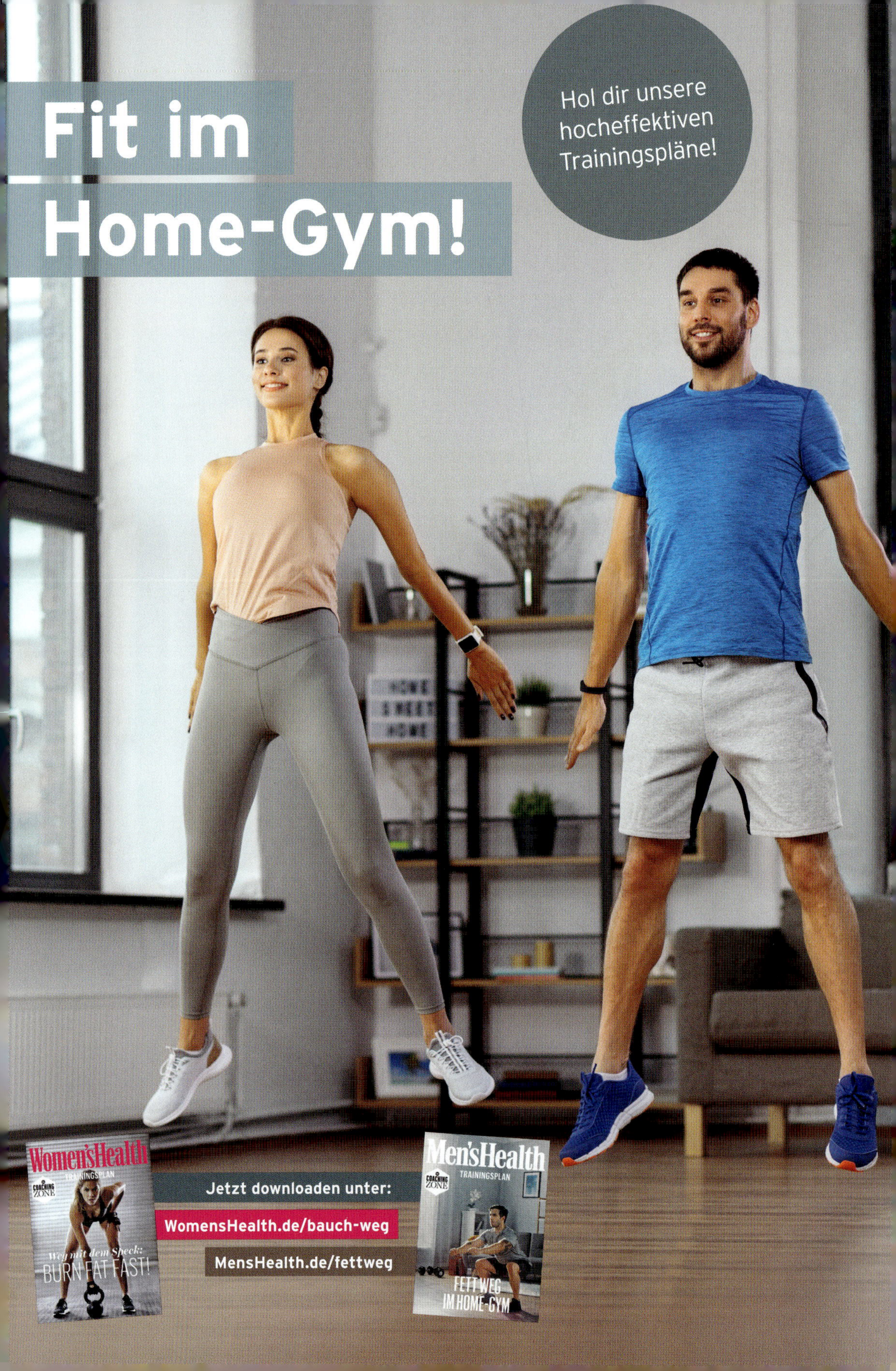
Fit im
Home-Gym!
Hol dir unsere hocheffektiven Trainingspläne!
Women'sHealth
TRAININGSPLAN
COACHING ZONE
Weg mit dem Speck:
BURN FAT FAST!
Jetzt downloaden unter:
WomensHealth.de/bauch-weg
MensHealth.de/fettweg
Men'sHealth
TRAININGSPLAN
COACHING ZONE
FETT WEG
IM HOME-GYM